AF140973

Single-Photon-Emissions-Computertomographie
(SPECT) des Gehirns

Springer
Berlin
Heidelberg
New York
Barcelona
Budapest
Hong Kong
London
Mailand
Paris
Tokyo

H.J. Wieler (Hrsg.)

Single-Photon-Emissions-Computertomographie (SPECT) des Gehirns

Mit 65, vorwiegend farbigen Abbildungen

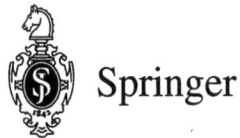 Springer

Priv.-Doz. Dr.med. H.J. Wieler
Leitender Arzt der Abt. Nuklearmedizin
Bundeswehrzentralkrankenhaus Koblenz
Rübenacherstr. 170
56072 Koblenz

ISBN-13: 978-3-642-79223-6   e-ISBN-13: 978-3-642-79222-9
DOI: 10.1007/ 978-3-642-79222-9

Die Deutsche Bibliothek - CIP-Einheitsaufnahme
Single-Photon-Emissions-Coputertomographie (SPECT) des
Gehirns; mit 10 Tabellen/H. Wieler (Hrsg.). - Berlin;
Heidelberg; New York; London; Paris; Tokyo; Hong Kong;
Barcelona; Budapest: Springer, 1995

NE: Wieler, Helmut J. [Hrsg.]

Dieses Werk ist urheberrechtlich geschützt. Die dadurch begründeten Rechte, insbesondere die
der Übersetzung, des Nachdrucks, des Vortrags, der Entnahme von Abbildungen und Tabellen,
der Funksendung, der Mikroverfilmung oder der Vervielfältigung auf anderen Wegen und der
Speicherung in Datenverarbeitungsanlagen, bleiben, auch bei nur auszugsweiser Verwertung,
vorbehalten. Eine Vervielfältigung des Werkes oder von Teilen dieses Werkes ist auch im Einzelfall
nur in den Grenzen der gesetzlichen Bestimmungen des Urheberrechtsgesetzes der Bundesrepublik
Deutschland vom 9. September 1965 in der jeweils geltenden Fassung zulässig. Sie ist grundsätzlich
vergütungspflichtig. Zuwiderhandlungen unterliegen den Strafbestimmungen des Urheberrechtsgesetzes.

© Springer-Verlag Berlin Heidelberg 1995
Softcover reprint of the hardcover 1st edition 1995

Die Wiedergabe von Gebrauchsnamen, Handelsnamen, Warenbezeichnungen usw. in diesem Werk
berechtigt auch ohne besondere Kennzeichnung nicht zu der Annahme, daß solche Namen im Sinne
der Warenzeichen- und Markenschutz-Gesetzgebung als frei zu betrachten wären und daher von
jedermann benutzt werden dürften.

Produkthaftung: Für Angaben über Dosierungsanweisungen und Applikationsformen kann vom
Verlag keine Gewähr übernommen werden. Derartige Angaben müssen vom jeweiligen Anwender im
Einzelfall anhand anderer Literaturstellen auf ihre Richtigkeit überprüft werden.

Satz: Best-set Typesetter Ltd., Hong Kong

SPIN: 10473988   21/3130/SPS – 5 4 3 2 1 0 – Gedruckt auf säurefreiem Papier

Vorwort

Der Kongreß der Vereinigten Staaten von Amerika und Expräsident George Bush erklärten Anfang des Jahrzehnts die neunziger Jahre in bezug auf Medizintechnologie und -forschung zur "decade of the brain". Entsprechend wurden und werden die dortigen Forschungsinstitute in massiver Weise finanziell unterstützt, um die Positronenemissionstomographie (PET) zu fördern. Es wurden PET-Zentren etabliert, um die Biochemie und den Stoffwechsel des menschlichen Gehirns zu erforschen und Erkrankungen wie Alzheimer, Huntington, Parkinson, Epilepsien, Schlaganfall und Hirntumoren diagnostisch und therapeutisch näherzukommen. Die daraus resultierende Dynamik in den Bereichen Radiochemie, Radiopharmakologie und Nuklearmedizin hat sich auf die Single-Photon-Emissions-Computertomographie (SPECT) übertragen.

Das vorliegende Buch will den (mutigen) Versuch unternehmen, vornehmlich dem Neurologen, Psychiater und Neurochirurgen die in den letzten Jahren erfolgten Fortschritte und Entwicklungen der SPECT des Gehirns aufzuzeigen. Die Entwicklung neuer Radiopharmaka erfolgt so schnell, daß selbst Nuklearmediziner in ihrem eigenen Fachgebiet Schwierigkeiten haben, ihren Wissensstand zu halten. Die Autoren des Buches sind seit Jahren eng und unmittelbar mit der Entwicklung und Verbreitung der von ihnen beschriebenen Methodik vertraut und – alle einer Altersstufe angehörend – zumeist in oberärztlicher Funktion in ihren Kliniken "vor Ort" tätig.

Ich danke allen Mitarbeitern für die zügige redaktionelle Arbeit und die freundschaftlich-kollegiale Kooperation.

Koblenz, im Herbst 1994   H.J. Wieler

Inhaltsverzeichnis

Mitarbeiterverzeichnis

Bartenstein, P., Priv.-Doz. Dr.
Nuklearmedizinische Klinik und Poliklinik, Klinikum rechts der Isar,
Ismaninger Straße 22, 81675 München

Durwen, H.F., Priv.-Doz. Dr. med.
Neurologische Universitätsklinik, Knappschaftskrankenhaus,
Ruhr-Universität Bochum, In der Schornau 23–25, 44892 Bochum

Feistel, H., Dr.
Nuklearmedizinische Klinik mit Poliklinik
der Friedrich-Alexander-Universität Erlangen-Nürnberg,
Krankenhausstraße 12, 91054 Erlangen

Frank, J., Dipl.-Ing.
Abteilung Nuklearmedizin, Bundeswehrzentralkrankenhaus,
Rübenacher Straße 170, 56072 Koblenz

Grünwald, F., Priv.-Doz. Dr.
Klinik und Poliklinik für Nuklearmedizin, Universität Bonn,
Sigmund-Freud-Straße 25, 53127 Bonn

Herzog, H., Priv.-Doz. Dr.
Institut für Medizin, Forschungszentrum Jülich GmbH, 52425 Jülich

Kaiser, K.P., Dr. med.
Abteilung Nuklearmedizin, Bundeswehrzentralkrankenhaus,
Rübenacher Straße 170, 56072 Koblenz

Kiwit, J.C.W., Priv.-Doz. Dr.
Neurochirurgische Klinik der Heinrich-Heine-Universität
Düsseldorf, Moorenstraße 5, 40225 Düsseldorf

Kuwert, T., Priv.-Doz. Dr. med.
Klinik und Poliklinik für Nuklearmedizin, Westfälische Wilhelms-
Universität Münster, Albert-Schweitzer-Straße 33, 48129 Münster

Langen, K.-J., Priv.-Doz. Dr.
Institut für Medizin, Forschungszentrum Jülich GmbH, 52425 Jülich

Marienhagen, J., OA Dr. med.
Abteilung für Nuklearmedizin, Klinikum der Universität
Regensburg, Franz-Josef-Strauß-Allee 11, 93042 Regensburg

Newiger, H.
Siemens AG, Bereich Medizintechnik, Henkestraße 127,
91052 Erlangen

Pávics, L., Dr. med. habil.
Klinik und Poliklinik für Nuklearmedizin, Universität Bonn,
Sigmund-Freud-Straße 25, 53127 Bonn

Reichmann, K., Priv.-Doz. Dr. med.
Klinik und Poliklinik für Nuklearmedizin, Universität Bonn,
Sigmund-Freud-Straße 25, 53127 Bonn

Schlegel, S., Priv.-Doz. Dr. med.
Psychiatrische Klinik der Universität, Untere Zahlbacher Straße 8,
55131 Mainz

Stein, K.
MTRA, Abteilung Nuklearmedizin, Bundeswehrzentralkrankenhaus,
Rübenacher Straße 170, 56072 Koblenz

Tatsch, K., Priv.-Doz. Dr.
Klinik und Poliklinik für Nuklearmedizin, Klinikum Großhadern,
Marchioninistraße 15, 81377 München

Wieler, H.J., Priv.-Doz. Dr. med.
Abteilung Nuklearmedizin, Bundeswehrzentralkrankenhaus,
Rübenacher Straße 170, 56072 Koblenz

1 Technische Grundlagen der SPECT

1.1 Bildrekonstruktion bei der Single-Photon-Emissions-Computertomographie (SPECT)

J. Frank

1.1.1 Grundlagen

Die planare Szintigraphie mit der von Hal Anger 1958 entwickelten Gammakamera erbringt aufgrund ihrer Eigenschaft als Projektionsaufnahmegerät nur eine Aufsummation der Aktivitätsverteilung des Körperquerschnitts. Diese Anger-Kamera besteht aus einem großflächigen Kristall (NaJ), diversen Photomultipliern mit entsprechender Elektronik zur Lokalisation der Lichtblitze und dem Kollimator zur Abbildung der Aktivitätsverteilung auf dem Kristall. Planare Darstellungen enthalten nur begrenzte Informationen über die tatsächliche Verteilung des Radionuklids und leiden darüber hinaus unter geringem Bildkontrast, weil die Aktivität im interessierenden Organ von Hintergrundaktivität überlagert wird [1].

Die aus der Röntgendiagnostik bekannte Transmissionscomputertomographie mißt die Schwächung von Röntgenstrahlen nach dem Durchgang durch das Objekt. Die Abbildungseigenschaften der Transmissionscomputertomographie sind besser als die der nuklearmedizinischen Verfahren, weil zur Durchstrahlung des Objekts ein Röntgenstrahl mit bekannter Intensität benutzt wird. Die SPECT nutzt dagegen die aus dem Körper emittierte Gammastrahlung zur Bilddarstellung, allerdings bei wesentlich schlechterer räumlicher und zeitlicher Auflösung (Abb. 1.1). Durch die niedrige Energie des am meisten verwendeten Radionuklids ^{99m}Tc (140 keV) kommt es zudem zu einer richtungsabhängigen Schwächung aufgrund der unterschiedlichen Gewebetiefen.

1.1.2 Die rotierende Szintillationskamera

Eine SPECT-Anlage besteht aus einer rotierenden Einzel- oder Mehrdetektor-Gammakamera, die um eine Achse senkrecht zur optischen Achse des Kollimators um 360° drehbar ist, einem Computer mit entsprechender Software für die Bildrekonstruktion und einer Steuerung zur Drehung des Detektors. In Winkelschritten von 5°–12° über einen Bereich von 180° bzw. 360° werden die einzelnen Projektionsdaten akquiriert. Pro Schritt dauert die Akquisitionszeit meist zwischen 10 s und 50 s.

SPECT reagiert sehr viel empfindlicher auf Inhomogenitäten und Nichtlinearitäten als die koventionellen planaren Abbildungsverfahren. Detektoren mit

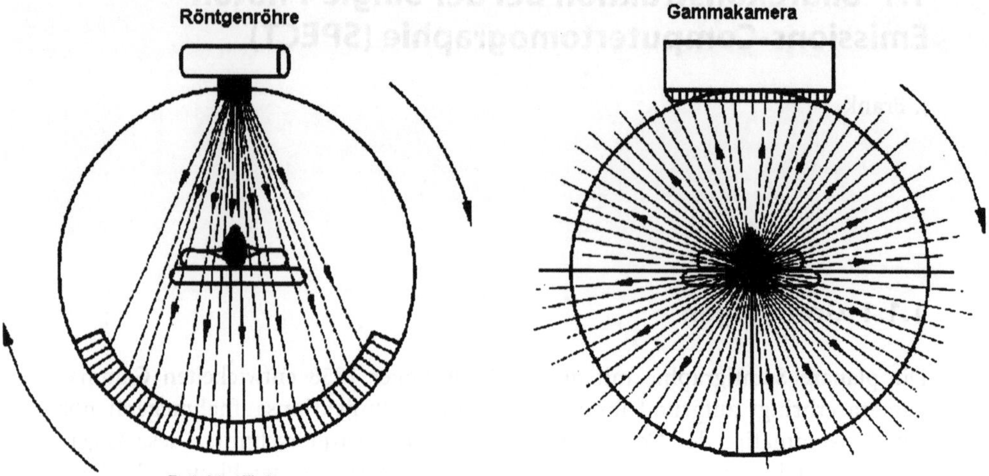

Röntgenröhre   Gammakamera

Detektorfächer

Abb. 1.1. Prinzip der Transmissions- und Emissionstomographie

einer guten inneren Homogenität und Linearität sind eine Voraussetzung für qualitativ hochwertige SPECT-Bilder. Da jedoch örtliche Empfindlich-keitsschwankungen sowohl vom Detektor als auch vom Kollimator verursacht werden, muß eine zusätzliche Homogenitätskorrektur an den Rohbilddaten vorgenommen werden.

Aber auch die Anzahl der Projektionen und die Impulszahl pro Projektion haben ihre Auswirkungen auf die Bildqualität der SPECT. Geringe Impulszahl bedeutet hohes Quantenrauschen, und eine geringe Projektionsanzahl führt zu Artefakten bei der Rekonstruktion der Rohdaten. In der Praxis verschlechtert sich die Bildqualität auch durch die häufig relativ lange dauernde SPECT-Untersuchung (20–60 min) und die dabei auftretenden Patienten- bzw. Organ-bewegungen.

Der Einfluß der Compton-Streuung und deren Korrektur ist eines der schwierigsten Probleme der SPECT. Ein Teil der Photonen wird bei Gewebepenetration gestreut und gibt unter Veränderung der Richtung einen Teil der Energie ab. Diese Photonen werden dann vom Detektor registriert, wenn ihre Energie noch oberhalb der unteren Schwelle des Energiefensters liegt, wegen der vorausgehenden Streuung wird aber ein falscher Ursprungsort angenommen. Sie werden somit zu den vom tatsächlichen Ort ausgehenden Photonen summiert. Da die gestreuten Quanten auch an Stellen registriert werden, von denen keine Aktivität ausgeht, verschlechtert sich der Bildkontrast. Diese Kontrastverschlechterung pflanzt sich dann auch bis zum rekonstruierten Bild fort [2].

Alles dies sind Gründe, warum SPECT nur dann gute Ergebnisse liefern kann, wenn eine mit Akribie exakt und häufig durchgeführte Qualitätskontrolle erfolgt. Auf dieses Thema wird in Abschn. 1.2 näher eingegangen.

1.1.3 Verfahren zur Bildrekonstruktion

Mit der Einführung des Transmissionscomputertomographen durch Hounsfield wurde das Interesse an den Rekonstruktionsverfahren in der Radiologie und der Nuklearmedizin geweckt. Im wesentlichen gibt es 3 Verfahren, um in der digitalen Bildverarbeitung aus einem dreidimensionalen Objekt eine zweidimensionale Projektion zu rekonstruieren.

Die *gefilterte Rückprojektion* ist das Standardverfahren, das meistens verwendet wird. Die Projektionsdaten werden für jede Zeile in verschiedenen Winkeln über einen Filter gefaltet. Dabei werden die höchsten Ortsfrequenzen abgeschnitten, um das Rauschen zu unterdrücken.

Die *iterative Rekonstruktion* versucht eine Approximation der in einer Schicht bestimmten Verteilung an die tatsächlich gemessenen Projektionsdaten durch rechnerische Projektionen und iterative Korrektur.

Die *Fourier-Rekonstruktion* besteht in einer Fourier-Transformation $F(P(x)) = F(\Phi)$ der Projektionsdaten $P(x)$ für jeden gemessenen Winkel δ, wobei eine Funktion $F(\Phi, \delta)$ entsteht, deren Rücktransformation in den Ortsraum die gesuchte Verteilung in der Schichtebene darstellt.

Die beiden letzten, sehr rechenintensiven Verfahren erfordern den Einsatz spezieller Array-Prozessoren. Die Rechenzeiten sind trotzdem noch sehr lang [3].

Die grundlegende Beziehung zwischen außerhalb eines Objektes registrierten Projektionsdaten und der Aktivitätsverteilung im Inneren wurde bereits 1917 durch den deutschen Mathematiker Radon formuliert [4]:

$$P(r, \delta) = \int_{L(r,\delta)} I(x, y) \, dl(r, \delta)$$

Bei der gefilterten Rückprojektion wird aus jedem Projektionswinkel ein planares Bild des Objekts aufgenommen. Diese Bilder werden in einen digitalen Speicher eingelesen und aufsummiert. Durch diese additive Überlagerung erhält man ein topographisch richtig rekonstruiertes Bild mit einer untragbaren Unschärfe (Abb. 1.2).

Durch die Einführung geeigneter Filter wird eine Wichtung jeder Projektion vorgenommen. Das linear ansteigende Ramp-Filter ergibt die beste geometrische Auflösung, verstärkt jedoch das Rauschen, da deren Anteile sehr hochfrequent sind. Die von Shepp und Logan entwickelten Filter sind wesentlich weicher und werden für die meisten klinischen Untersuchungen empfohlen (Abb. 1.3).

Beim algebraischen Ansatz geht man davon aus, daß das Objekt ebenso wie die Projektionen in einer endlichen Anzahl diskreter Pixel vorliegen. Wegen der hohen Anzahl an Unbekannten ist eine Lösung der Bildrekonstruktion nur auf iterativem Wege möglich. Ausgehend von einer Anfangsschätzung wird versucht, diese Schätzung schrittweise zu verbessern (Abb. 1.4).

Grundlage ist der Vergleich zwischen gemessenen Werten und den aus der Schätzung der Objektwerte resultierenden theoretischen Werten. Aus diesem Vergleich werden Korrekturterme abgeleitet, die zu einer neuen Schätzung führen.

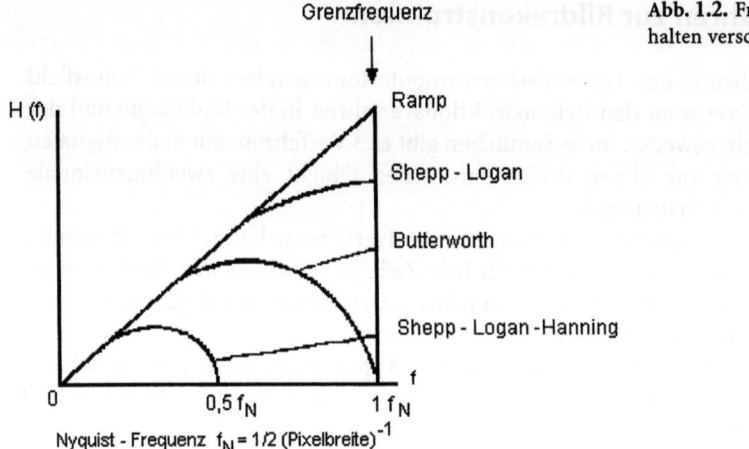

Abb. 1.2. Frequenzverhalten verschiedener Filter

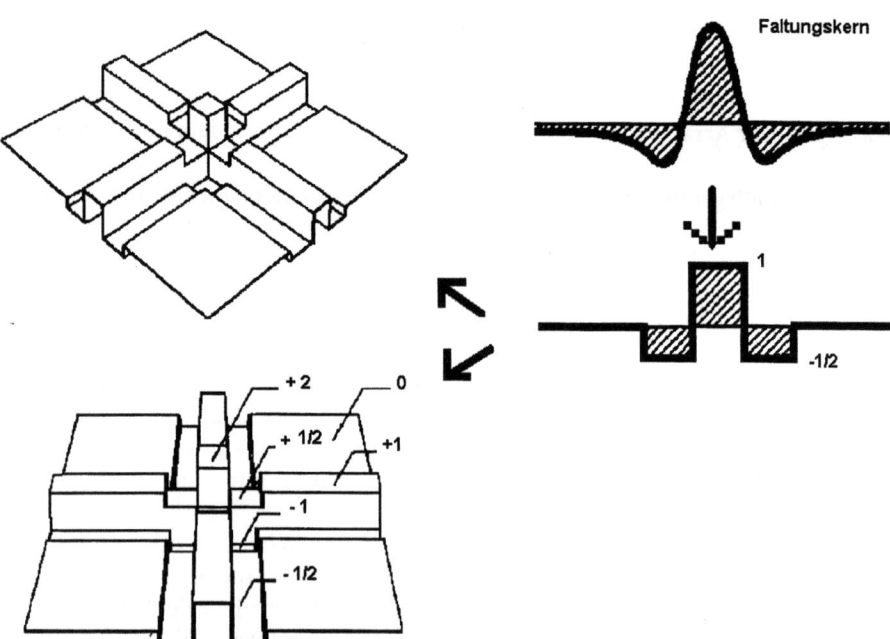

Abb. 1.3. Gefilterte Rückprojektion

Da in der Regel nicht alle Werte in einem Schritt so korrigiert werden können, daß das gesamte Gleichungssystem gleichzeitig erfüllt ist, muß das ganze Verfahren zyklisch wiederholt werden, bis sich das "Bild" stabilisiert hat [5].

Das Fourier-Theorem geht davon aus, daß jede Funktion der Zeit oder des Ortes periodisch oder nichtperiodisch durch eine Reihe von Sinusfunktionen beschrieben werden kann. Jede dieser Sinusfunktionen ist gekennzeichnet durch eine spezifische Amplitude und Schwingungsphase.

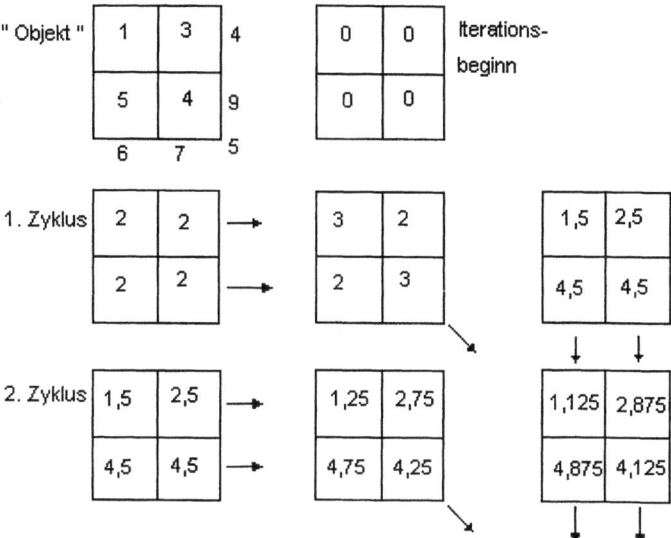

Abb. 1.4. Beispiel der iterativen Methode

1.1.4 Systeme in praxi

Das *Abtasttheorem* fordert für digitale Bildverfahren, daß die Pixelauflösung doppelt so hoch ist wie die maximal erreichbare Systemauflösung. Die Auflösung wird auch mit Hilfe der sog. *Nyquist-Frequenz* beschrieben, wobei diese definiert wird als die Hälfte der reziproken Pixelbreite. Sie stellt auch den Grenzpunkt für die Ortsfrequenzen dar. Diese Ortsfrequenzen müssen in einem Mindestabstand von 2 Pixeln auftreten, um noch aufgelöst werden zu können [6].

Zwei andere Probleme, die das Auflösungsvermögen nuklearmedizinischer Systeme beeinträchtigen, sind das Gammakamera-Kollimator-System, das wie ein Tiefpaßfilter wirkt, und die Tatsache, daß das System einem statistischen Rauschen unterliegt. Das Rauschen wird als "weißes" Rauschen bezeichnet, da das Spektrum bei allen Frequenzen eine nahezu konstante Amplitude aufweist.

Der Einfluß der verschiedenen Filter soll in Abb. 1.5 verdeutlicht werden. Im linken oberen Teilbild wird ein Schnitt durch ein Hirnphantom mit dem *Ramp-Filter* rekonstruiert. Dieses Filter ist das schärfste der allgemein benutzten, und man erhält mit ihm die beste geometrische Auflösung. Es betont jedoch das Rauschen und sollte daher nur bei Untersuchungen mit hoher Impulszahl eingesetzt werden.

Die *Shepp-Logan-Hanning-Filter* im unteren Bildteil – es wurde der gleiche Schnitt rekonstruiert – sind wesentlich weicher und werden für die meisten klinischen Untersuchungen verwandt. Ein Teil des Auflösungsvermögens geht dabei verloren. Die Erkennbarkeit und Beurteilung pathologischer Strukturen wird davon nicht unbedingt negativ beeinflußt [7].

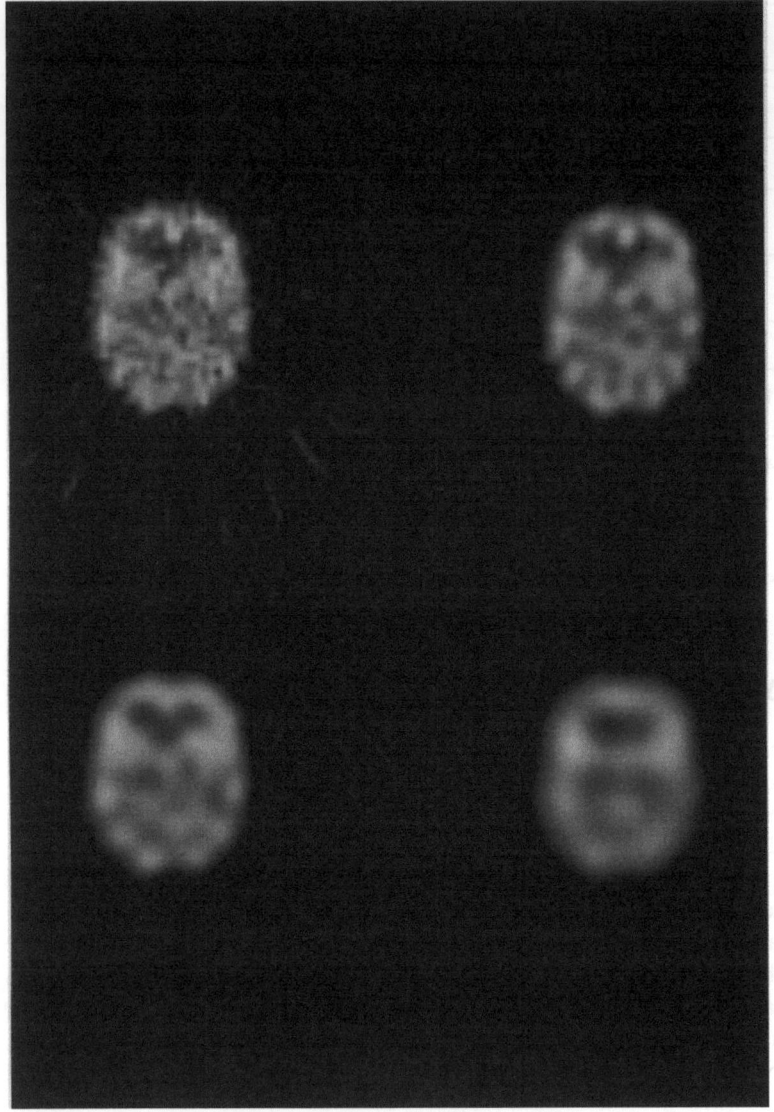

Abb. 1.5. Hirnphantom, rekonstruiert mit verschiedenen Filtern

Ein Kompromiß stellt der im oberen rechten Bildabschnitt verwandte *Butterworth-Filter* dar. Eine gute geometrische Auflösung ist hier kombiniert mit guter Beurteilungsmöglichkeit pathologischer Strukturen.

Photonen, die aus der Mitte eines Objekts kommen, werden stärker geschwächt als die aus Randnähe. Die Schwächung folgt dem bekannten Exponentialgesetz

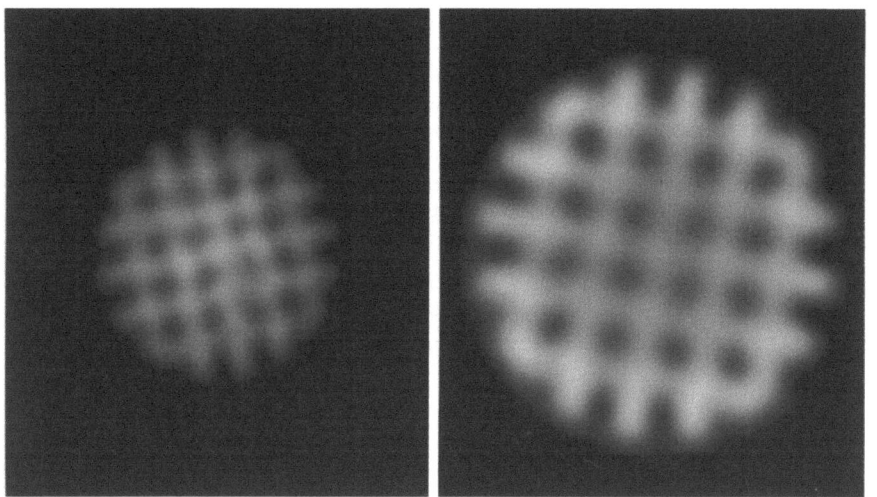

a   b

Abb. 1.6. Gitterphantom mit (b) und ohne (a) Schwächungskorrektur nach Chang

$$I = I_0 \cdot e^{-\mu \cdot l},$$

wobei μ der Schwächungskoeffizient ist. Als Folge der Abschwächung zeigt der Transversalschnitt eines SPECT-Bildes eine höhere Aktivität am Rand und eine verringerte in der Mitte, bei gleichförmiger Aktivitätsverteilung (Abb. 1.6).

Das Ziel der Schwächungskorrektur ist die Wiederherstellung der Gleichförmigkeit im rekonstruierten SPECT-Bild. Die Methode nach *Chang* geht davon aus, daß der lineare Schwächungskoeffizient im Absorbermedium eine Konstante darstellt. Diese Methode korrigiert jedes Pixel in der transversalen Matrix mit einem Korrekturfaktor. Mit der Methode nach Chang werden mehrere Korrekturmatrizen generiert, die jeden Schnitt und die entsprechenden Pixel mit den erforderlichen Korrekturfaktoren multiplizieren [8].

Ohne exakte Überprüfung der Qualitätsmerkmale einer SPECT-Anlage und ohne Kenntnis der technologischen und physikalischen Hintergründe, die zur Generierung einer Bildserie führen, ist eine exakte nuklearmedizinische Diagnostik nicht möglich.

Literatur

1. Anger HO (1967) Radioisotope cameras. In: Hines G (ed) Instrumentation in nuclear medicine, vol 1. Academic Press, New York
2. Diethelm L, Hundeshagen H (Hrsg) (1987) Emissionscomputertomographie. In: Nuklearmedizin. Springer, Berlin Heidelberg New York Tokyo (Handbuch der medizinischen Radiologie, Bd XV, Teil 1B)
3. Shepp LA, Logan BF (1974) The Fourier reconstruction of a head section. IEEE Trans Nucl Sci NS–21

4. Radon J (1917) Über die Bestimmung von Funktionen durch ihre Integralwerte längs gewisser Mannigfaltigkeiten. Ber Verk Sächs Akad
5. Eschner W (1991) Entwicklung eines Verfahrens zur räumlichen Bestimmung der Verteilung des inkorporierten Radiopharmakons bei der Szintigraphie mit einer rotierenden Gammakamera (SPECT). Dissertation, Mathematisch – Naturwissenschaftliche Fachbereiche der Georg-August-Universität Göttingen
6. Haerten RL, Hernandez T (1984) Einzelphotonen-Emissionscomputertomographie (SPECT): Grundlagen, Technik und klinische Anwendung. electromedica
7. Shepp LA, Vardi YM (1982) Maximum likelihood reconstruction for emission tomography. Trans Med Imag
8. Chang LT (1979) Attenuation correction and incomplete projection in single photon emission computed tomography. IEEE Trans Nucl Sci NS-26
9. Krestel E (Hrsg) (1988) Bildgebende Systeme für die medizinische Diagnostik. Siemens, Erlangen

1.2 Qualitätskontrolle einer SPECT-Kamera

K. Stein

1.2.1 Einleitung

Die Benutzung einer Gammakamera zur Single-Photon-Emissions-Tomographie erfordert eine engmaschige Überwachung der gesamten Betriebsparameter des Systems. Die am 01.06.1993 in Kraft getretene *Richtlinie Strahlenschutz in der Medizin* [1] schreibt die Qualitätssicherung der Untersuchungsgeräte verbindlich vor und verweist zu deren Durchführung auf die *DIN-Norm 6855, Teil 2 und 3* [2, 3]. Die Durchführung der Qualitätskontrolle an einer SPECT-Kamera stellt hohe Anforderungen bezüglich Sorgfalt und zeitlichem Aufwand an das technische Personal und ist die Vorraussetzung für eine optimierte Durchführung nuklearmedizinischer Untersuchungen.

1.2.2 Abnahmeprüfung

Bei der Inbetriebnahme einer SPECT-Kamera bzw. nach größeren Reparaturen wird die Leistung der Kamera quantitativ erfaßt. Diese Abnahmeprüfung liefert Referenzwerte für die zukünftige Konstanzprüfung der Kamera und dient somit als Bezugspunkt für die vom Betreiber durchzuführende Qualitätskontrolle.

1.2.3 Konstanzprüfung

Die Konstanzprüfung einer Kamera umfaßt die Überprüfung verschiedener Leistungsparameter mit einfachen Methoden durch den Betreiber und erlaubt so, Veränderungen des Systems gegenüber dem Ausgangszustand aufzuzeigen. Das Ergebnis der Konstanzprüfungen ist aufzuzeichnen, die Aufzeichnungen sind 10 Jahre aufzubewahren [4].

Übersicht der notwendigen Konstanzprüfungen

Häufigkeit	*Art der Prüfung*
arbeitstäglich	Energiefenster
	Untergrundzählrate
	Kippwinkel

wöchentlich	Ausbeute
	Systeminhomogenität
	Rotationszentrum
halbjährlich	Abbildungsmaßstab
	Rastermaßstab
	Ortsauflösung, Linearität
	Dokumentationseinrichtung
	Tomographische Inhomogenität
	Kontrast

Prüfung der planaren Abbildungseigenschaften

Energiefenster Arbeitstäglich ist für jedes verwendete Isotop eine Kontrolle des Energiespektrums erforderlich, d.h., es ist die korrekte Lage des oder der Peaks eines Isotops zu überprüfen. Mit Hilfe einer nicht kollimierten Punktquelle, z.B. einer für einen Patienten bestimmten Spritze des jeweiligen Radionuklids, wird ein Energiespektrum aufgenommmen.

Untergrundzählrate Die Untergrundzählrate (Nulleffekt) ist im meistbenutzten niederenergetischen Energiefenster, üblicherweise also im ^{99m}Tc-Fenster, arbeitstäglich zu überprüfen und zu dokumentieren. Hierzu wird eine statische Aufnahme mit stets gleicher Meßgeometrie (gleiche Kamera- und Aufnahmeparameter) und ausreichender Zählstatistik (z.B. 120 s) angefertigt. Erhöhte Meßwerte können auf einer Kontamination des Raums oder des Kamerasystems, auf Fremdquellen im Raum oder einer Fehlfunktion des Kamera-Rechner-Systems beruhen.

Ausbeute Die Ausbeute bezeichnet das Verhältnis zwischen gemessener und bekannter Impulsrate einer radioaktiven Quelle. Sie wird wöchentlich mit einem Referenzstrahler, dessen Energie kleiner gleich 200 keV ist, bei stets gleicher Meßgeometrie geprüft [3]. Hierbei ist die Quelle senkrecht zur Detektorachse anzuordnen. Die so ermittelte Ausbeute wird mit einem Referenzwert verglichen und hat nur Gültigkeit für einen bestimmten Kollimator, ein bestimmtes Radionuklid und ein bestimmtes Energiefenster. Bei der Verwendung langlebiger Radionuklide wie z.B. ^{57}Co als Referenzstrahler ist der radioaktive Zerfall der Quelle bei der Berechnung der Ausbeute unbedingt zu berücksichtigen. Eine Abweichung der Ausbeute kann u.a. folgende Ursachen haben: Fehler im Szintillationskristall, Defekt eines oder mehrerer Photomultiplier, dejustierte Photomultiplier, unzureichende Energieauflösung und Fehler in der nachgeschalteten Elektronik.

Inhomogenität Unter der Inhomogenität einer Kamera versteht man, daß bei der Bestrahlung mit einer homogenen Quelle ein nichthomogenes Bild entsteht. Hier wird zwischen *integraler* und *differentialer Feldinhomogenität* unterschieden.

Erstere bezeichnet Veränderungen der Homogenität bezogen auf das gesamte Gesichtsfeld der Kamera. Betrachtet wird die höchste und niedrigste Impulszahl. Aus diesen beiden Werten wird die integrale Inhomogenität nach folgender Formel als Prozentwert berechnet:

$$\text{Integrale Inhomogenität} = 100 \cdot \frac{\text{Max} - \text{Min}}{\text{Max} + \text{Min}}$$

Sie sollte unter 5% liegen.

Die differentiale Inhomogenität bezeichnet die maximale Abweichung der registrierten Impulszahl innerhalb benachbarter Pixel. Ermittelt wird sie mittels einer ROI von z.B. 5 Pixeln, die über allen Anteilen des Gesichtsfeldes je einmal ausgewertet wird. Anhand der ROI mit der größten Abweichung wird die differentiale Inhomogenität nach folgender Formel berechnet [5]:

$$\text{Differentiale Inhomogenität} = 100 \cdot \frac{\text{Max} - \text{Min}}{\text{Max} + \text{Min}}$$

Die Homogenität des Kamerafeldes ist vermutlich das wichtigste Qualitätsmerkmal der SPECT-Bildgebung. Homogenitätsschwankungen der einzelnen Projektionen werden bei der Rekonstruktion der tomographischen Schichten verstärkt und sind häufig die Ursache für Ringartefakte in den rekonstruierten Schnitten. Die Homogenität wird von einer Reihe kamerainhärenter und kameraunabhängiger Faktoren beeinflußt, wie z.B. Energiesignalschwankungen, Nichtlinearitäten des Kollimators, Schwankungen der Photomultiplier, unkorrekte Energiefensterlage und Fehler des Bildregistriersystems.

Die Richtlinie Strahlenschutz in der Medizin schreibt zur Korrektur der Inhomogenität die Erstellung von Korrekturmatrizen vor, die eine ausreichende statistische Sicherheit (30 Mio. cts/Aufnahme bei einer 64×64 Matrix oder 120 Mio. cts/Aufnahme bei einer 128×128 Matrix) aufweisen. Eine solche Matrix ist für jeden Kollimator und jedes Radionuklid separat anzufertigen. Die erstellten Korrekturmatrizen erlauben eine rechnerische Korrektur der Patientendaten. Bezüglich der Qualitätskontrolle wird für eine Kamera mit rotierendem Meßkopf die wöchentliche Bestimmung der System-Inhomogenität, d.h. die Bestimmung der Inhomogenität mit Kollimator gefordert.

Die DIN-Norm schreibt hier die Verwendung einer homogenen Flächenquelle vor, deren Maße 20 mm größer sind als die des Sichtfeldes der Kamera. Die Gesamtdicke der Quelle (aktive Flüssigkeit, Boden und Deckel) muß größer als 8 cm sein, um einen ausreichend hohen Streustrahlenanteil entsprechend einer Patientenstudie zu gewährleisten. Bei homogener Aktivitätsverteilung in der Flüssigkeitsschicht muß die Dicke der Flüssigkeitsschicht auf ±1% konstant sein. Das Phantom ist dicht vor dem Kamerakopf zu positionieren. Als Radionuklid wird jenes gewählt, das auch am Patienten eingesetzt wird. Die Fensterbreite ist auf ±10% einzustellen. Mindestens 10 000 Impulse pro Pixel sollte die anzufertigende statische Aufnahme enthalten, wobei die Impulsrate nicht größer als $20\,000\,s^{-1}$ sein sollte (Totzeit der Kamera) [3]. Die integrale Inhomogenität muß laut IEC 789 bei

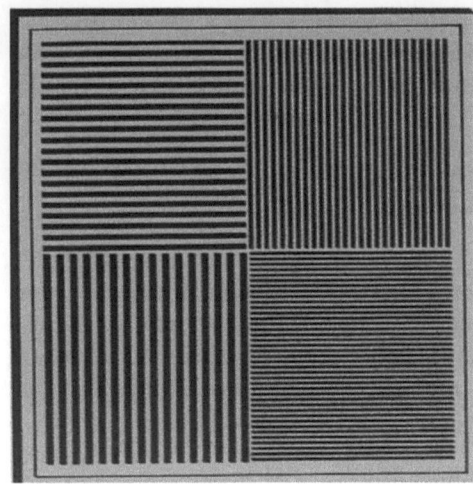

Abb. 1.7. 90°-Bleistreifen-Quadranten-Phantom

einer Gammakamera mit nachgeschalteter Datenverarbeitung quantitativ bestimmt werden [6, 7].

Abbildungsmaßstab Bei dieser halbjährlich durchzuführenden Überprüfung wird das Verhältnis der Entfernung zweier Punktquellen im Objekt zum Abstand der dazugehörigen Bildpunkte im dokumentierten Bild (Röntgenfilm, Farbausdruck) bestimmt. Dieser Maßstab, der in Pixel pro cm angegeben wird, wird in einer 256 × 256 Matrix für die x- und y-Achse der Kamera bestimmt. Diese Kontrolle kann mit Hilfe zweier Punkt- oder Linienquellen, die in definiertem Abstand auf der Detektoroberfläche parallel angeordnet werden, bestimmt werden. Bei der Verwendung eines Parallellochkollimators ist weiterhin die Überprüfung mit einem Bleistreifen- oder Orthogonal-Lochphantom möglich. Bei bekanntem Abstand der Löcher bzw. Streifen des Phantoms wird der Abbildungsmaßstab berechnet.

Rastermaßstab Der Rastermaßstab ist der Quotient aus der Anzahl von Pixeln, die dem Abstand der Bilder zweier Punktquellen in der Bildmatrix des Rechners entspricht, und dem tatsächlichen Abstand der dazugehörigen Punktquellen im Objekt [3]. Die halbjährliche Berechnung des Rastermaßstabs für jedes Energiefenster kann leicht zusammen mit der Überprüfung des Abbildungsmaßstabs erfolgen.

Ortsauflösung und Linearität Im Gegensatz zur Richtlinie Strahlenschutz fordert die DIN-Norm eine halbjährliche Kontrolle der inhärenten · Auflösung und Linearität der Kamera. Ein einfaches optisches Verfahren stellt die Messung sogenannter Transmissionsphantome dar. Geeignet sind ein Bleistreifenphantom (Abb. 1.7 und 1.8) und ein Orthogonal-Lochphantom. Das Phantom wird direkt auf den Detektorkopf ohne Kollimator aufgelegt und von einer Punktquelle in großem Abstand (mindestens das 5fache der Diagonalen des Kamera-

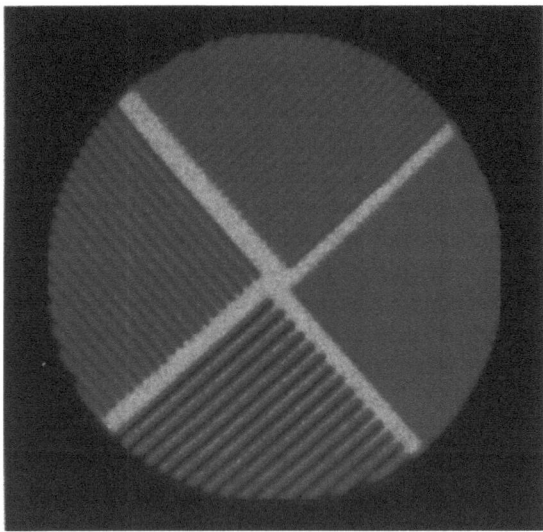

Abb. 1.8. Kontrolle von Ortsauflösung und Linearität unter
Verwendung eines Bleistreifen-
phantoms

gesichtsfeldes) oder von einer Flächenquelle (z.B. ^{57}Co Flächenphantom) bestrahlt
[3]. Unlinearitäten stellen sich als Krümmungen und Verzerrungen der Streifen
bzw. Löcher des Phantoms dar. Je kleiner die dargestellten Strukturen sind,
um so besser ist die Auflösung. Im Durchschnitt reicht das inhärente
Auflösungsvermögen einer Kamera zur Darstellung der 2,5 mm breiten
Bleistreifen eines Phantoms aus.

Dokumentationseinrichtung Dokumentationseinrichtungen der Kamera wie
Röntgenfilmbelichter und Drucker bedürfen aufgrund der sich langsam einschlei-
chenden Verschiebung ihrer Einstellwerte (Veränderung der Grau- und Farbskala,
Verzeichnungen) einer halbjährlichen Kontrolle. Sie wird mit entsprechenden
computergenerierten Testbildern oder auch einer einfachen Testaufnahme unter
Verwendung eines Stufen- oder Keilphantoms durchgeführt [3].

Prüfung der mechanischen und elektronischen Eigenschaften

Kippwinkel Die genaue Ausrichtung des Kamerakopfes parallel zur Rota-
tionsachse des Systems ist von großer Bedeutung für die Qualität der
tomographischen Bilder. Gegenüberliegende Projektionsdaten einer kreis-
förmigen 360°-Bewegung werden bei der anschließenden Rekonstruktion
kombiniert. Schon ein Justierungsfehler von 2° führt zu erheblichen Informa-
tionsverlusten [8].

Rotationszentrum   Zunächst sollen hier die zwei für SPECT wichtigen Achsen des
Systems erläutert werden. Die mechanische Drehachse wird bestimmt durch das
Stativ und das motorische Antriebssystem der Kamera. Sie wird bei der Instal-
lation der Kamera genau ausgerichtet und fixiert. Durch die Elektronik des

Meßkopfes, die Analog-Digital-Konverter und die nachgeschaltete Datenverarbeitung wird die elektrische Drehachse festgelegt.

Mechanische Schwankungen bei der Rotationsbewegung, Abnutzung von Getriebe, Ketten und Lagern im Laufe der Zeit, Verschiebungen von Kristall, Kollimator und Photomultipliern in verschiedenen Meßkopfpositionen und elektronische Instabilitäten führen jedoch zu einer Verschiebung der Drehachsen. Das Zentrum der mechanischen Rotation wird nicht mehr im Mittelpunkt der Bildmatrix dargestellt. Wichtiger ist, daß entsprechende Punkte der komplementären Projektionen bei einer Verschiebung der Drehachsen nicht mehr übereinstimmen. Bei der nachfolgenden Bildrekonstruktion entstehen sog. "verwaschene Bilder" durch einen hohen Verlust an Auflösung und Kontrast. Eine angleichende Korrektur des Rechners kompensiert diese Fehlpositionierung bei bekannter Verschiebung der Achsen [9].

Die Messung der Parallelverschiebung des Rotationszentrums (Offset) wird in der DIN-Norm monatlich gefordert. Es empfiehlt sich jedoch eine wöchentliche Kontrolle für jeden in der SPECT-Bildgebung verwendeten Kollimator durchzuführen. Mit Hilfe einer Punkt- oder Linienquelle, die azentrisch zur Systemachse (Abstand etwa 5 cm) angeordnet wird, sind mindestens 32 Projektionsaufnahmen über einen Rotationswinkel von 360° aufzunehmen. Dabei ist unbedingt darauf zu achten, daß die Meßkopfneigung 0° beträgt. Der berechnete Offset sollte nicht mehr als 6 mm betragen. Die Sinogrammdarstellung der Akquisition erlaubt eine Beurteilung des mechanischen Rundlaufs und eventueller Schwankungen der Sensitivität der Kamera. Da Pixelgröße, Offset und Matrixmittelpunkt computerbezogen das Rotationszentrum beeinflussen, ist sowohl nach Kamera- als auch nach Computerservice eine neue Bestimmung des Offsets erforderlich.

Prüfung der tomographischen Eigenschaften

Tomographische Inhomogenität Die halbjährliche visuelle Prüfung der Inhomogenität in den rekonstruierten Schichten ist als eine übergeordnete Kontrolle zu bewerten. Ein homogen mit radioaktiver Flüssigkeit gefülltes Volumenphantom wird in tomographischen Schichten dargestellt und mit einer Referenzaufnahme verglichen. Äußerst wichtig sind hier exakt gleiche Aufnahmeparameter wie Impulsdichte, Position des Phantoms, Rotationsradius, Abtastwinkel und Kollimator und exakt gleiche Rekonstruktionsbedingungen wie Schwächungskorrektur und Filterung [2].

Kontrast. Zur qualitativen Prüfung des Kontrastes wird ein Volumenphantom (Abb. 1.9 und 1.10) eingesetzt, in dem sich inaktive Kugeln von unterschiedlichem Durchmesser (10–40 mm) befinden. Die visuelle Auswertung der Aufnahme, die bei stets gleichen Meßbedingungen anzufertigen ist, erfolgt durch den Vergleich mit einer Referenzaufnahme und liefert einen Hinweis auf den Durchmesser der kleinsten noch darstellbaren Kugel. Der Kontrast sollte halbjährlich beurteilt werden [2, 3].

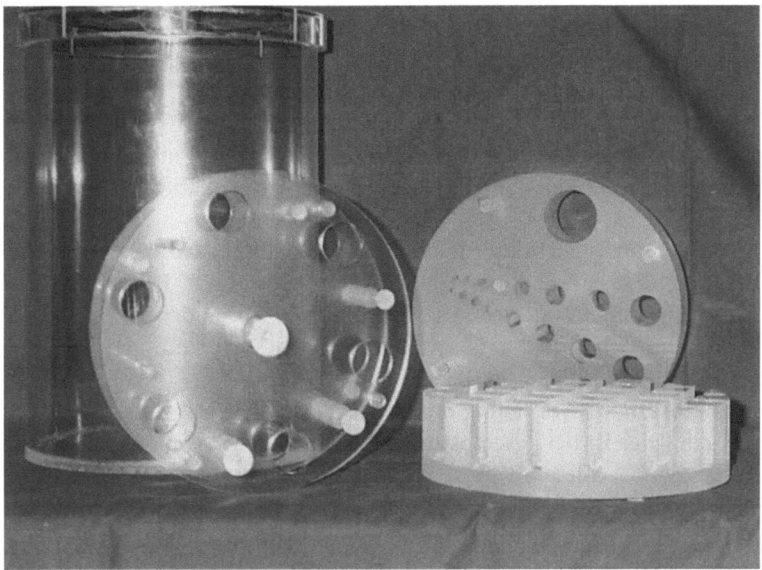

Abb. 1.9. SPECT-Volumenphantom – Plexiglaszylinder mit verschiedenen Einsätzen

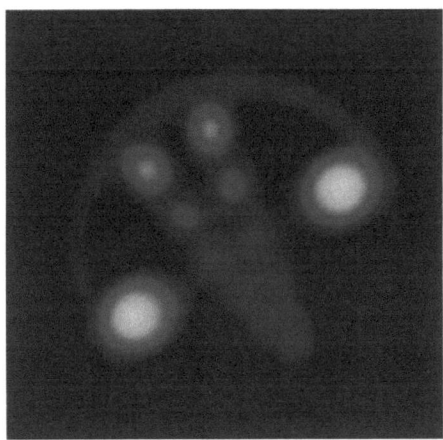

Abb. 1.10. Kontrolle der tomographischen Eigenschaften mit Hilfe eines SPECT-Volumenphantoms

1.2.4 Phantome zur Qualitätskontrolle

Während bei einer Kamera, die nur im planaren Betrieb genutzt wird, die Qualitätskontrolle mit einfachen Hilfsmitteln durchgeführt werden kann, ist bei einer Kamera im SPECT-Betrieb ein größerer Aufwand auch bezüglich der Kosten für benötigte Hilfsmittel erforderlich.

Zur aufwendigen Bestimmung der Systeminhomogenität wird ein *Flächenphantom* gefordert, dessen Maße allseitig mindestens 2 cm größer sind als die des

Kameragesichtsfeldes. Hierdurch wird sichergestellt, daß es nicht zu einer Veränderung des Energiespektrums im Randbereich des Gesichtsfeldes kommt. Zudem erlaubt diese Mindestanforderung Toleranzen in der Positionierung des Phantoms. Ein weiteres Kriterium der Quelle muß sein, daß die Gesamtdicke (aktive Flüssigkeit, Boden und Deckel) größer als 8 cm ist, um einen ausreichend hohen Steustrahlenanteil entsprechend einer Patientenstudie zu gewährleisten.

Die homogene Durchmischung der Flüssigkeitsschicht (Aqua dest. und Aktivität) bereitet häufig Probleme. Sie wird erreicht durch Hilfsmittel wie elektrische Umwälzpumpen, ausgiebiges Schütteln mit vorhandenen Luftblasen oder durch Durchmischung der aktiven Flüssigkeit z.B. mit Hilfe eines Magnetrührers vor dem Einfüllen in das Flächenphantom.

Bei homogener Aktivitätsverteilung muß die Dicke der Flüssigkeitsschicht auf ±1% konstant sein. Dies ist bei geschlossenen Phantomen z.T. von der Stärke des Plexiglases abhängig, bei offenen Küvetten in der Regel nur von der horizontalen Ausrichtung des Phantoms [10].

Wegen des erheblichen Gewichts der Plexiglasphantome ist eine fahrbare Transportvorrichtung, möglichst mit Höhenverstellbarkeit und Schwenkvorrichtung, erforderlich. Diese sollte jedoch nicht aus magnetischem Material bestehen, um eine verändernde Einwirkung eines Magnetfeldes auf die Kamerahomogenität zu vermeiden.

Zur Überprüfung von Ortsauflösung und Linearität werden sog. *Linearitätsphantome* gemessen. Diese sind Loch- oder Bleistreifenphantome, die auf die Detektoroberfläche aufgelegt und von einer Punktquelle in großem Abstand oder von einer Flächenquelle bestrahlt werden. Letztere hat den Nachteil der kostenintensiven Anschaffung und eines regelmäßig erforderlichen Austauschs aufgrund des radioaktiven Zerfalls des verwendeten Nuklids. Das 90°-Bleistreifen-Quadranten-Phantom (s. Abb. 1.7) besteht aus unterschiedlich breiten Bleistreifen, die in den 4 Quadranten der quadratischen Phantomfläche in Kunststoff eingebettet sind. Bei der Bestrahlung der Transmissionsphantome mit einer Punktquelle kann die Schwierigkeit des geforderten Abstandes (mindestens das 5fache der Diagonalen des Gesichtsfeldes der Kamera) durch Anbringen einer Spritzenhalterung an der Decke überwunden werden.

Zum Schluß soll hier noch das *SPECT-Volumenphantom* erwähnt werden, das zur Überprüfung des Kontrasts und der Homogenität im tomographischen Bild erforderlich ist. Es handelt sich hierbei um einen Plexiglaszylinder, in den verschiedene Einsätze (Stäbe und Kugeln unterschiedlichen Durchmessers) eingebracht werden können. Das gesamte Phantom wird mit radioaktiver Flüssigkeit homogen gefüllt (s. Abb. 1.9).

Die korrekte Durchführung von Phantomprüfungen ist ein Vorgang, der mit erheblichem konzentrativem und zeitlichem Aufwand für das durchführende Personal verbunden ist. Die Strahlenexposition ist nicht unbeträchtlich, und es wird sich zeigen, ob die gesetzlichen Vorgaben tätsächlich in praxi überall umgesetzt werden können.

Literatur

1. Kemmer W (Barb) (1992) Die Neufassung der Richtlinie Strahlenschutz in der Medizin. Hoffmann, Berlin
2. DIN 6855, Teil 2 (1993) Qualitätsprüfung nuklearmedizinischer Meßsysteme – Meßbedingungen für die Einzelphotonen-Emissions-Tomographie mit Hilfe rotierender Meßköpfe einer Gamma-Kamera. Beuth, Berlin
3. DIN 6855, Teil 3 (1992) Qualitätsprüfung nuklearmedizinischer Meßsysteme – Einkristall-Gamma-Kamera zur planaren Szintigraphie und Systeme zur Meßdatenaufnahme und -auswertung. Beuth, Berlin
4. Verordnung über den Schutz vor Schäden durch ionisierende Strahlen (Strahlenschutzverordnung – StrlSchV) Stand 1.5.90. König, München
5. Philips Systems Technical Service Manual. Philips, Hamburg
6. International Standard IEC 789 (1992) Characteristics and test conditions of radionuclide imaging devices, anger type camera. Bureau Central de la Commission Electrotechnique Internationale, Genf
7. DIN EN 60789 (1994) Merkmale und Prüfbedingungen für bildgebende Systeme in der Nuklearmedizin – Einkristall-Gamma-Kamera. Beuth, Berlin
8. Roedler HD (1993) Qualitätskontrolle nuklearmedizinischer Meßgeräte. Z Med Phys 3:110–115
9. Siemens (1988) Benutzerhandbuch für MicroDelta/MaxDelta. Siemens, Erlangen
10. Jordan K, Knopp B, Harke H (1994) Qualitätssicherung nuklearmedizinischer Meßsysteme: Was sagen die neuen Vorschriften? Nucl Med 33:49–60

1.3 Entwicklung und Zukunftsperspektiven der SPECT-Technologie

H. Newiger

1.3.1 Einleitung

Das Gehirn bietet eine besondere Herausforderung, die Möglichkeiten der SPECT-Technik auszunutzen: Der im Vergleich zum Rumpf des Patienten kleine Umfang des Kopfs gestattet einen geringen Abstand zwischen Detektor und untersuchter Struktur bei der zur Vermeidung von Artefakten notwendigen 360°-Akquisition. Gleichzeitig ist es möglich, den Kopf während der Datenaufnahme zu fixieren, so daß Bewegungsartefakte minimiert werden können. Beides führt zusammen mit einer im Vergleich zum Körperrumpf geringen Absorption und Streuung der emittierten Strahlung zu optimalen Abbildungseigenschaften.

Auch wenn seit Einführung der SPECT-Technik in die klinische Routine Spezialsysteme zur Hirn-SPECT entwickelt wurden, sollen diese in den folgenden Abschnitten nur kurz erwähnt werden. Das Hauptaugenmerk wird auf Gammakameras vom Anger-Typ liegen, bei denen die Detektoren um den Patienten rotieren.

1.3.2 Örtliche Auflösung

Die erreichbare örtliche Auflösung bei SPECT-Studien hängt neben der inhärenten Auflösung der Gammakamera hauptsächlich vom verwendeten Kollimator und vom Rotationsradius ab. Bei den am häufigsten verwendeten Parallellochkollimatoren verschlechtert sich die Kollimatorauflösung R (Halbwertsbreite) linear mit dem Abstand B von der Kollimatoroberfläche [1]:

$$R = R(B = 0) + kB \qquad (1.3.1)$$

Mit der Konstanten k wird der Einfluß des Kollimatorlochdurchmessers, der Kollimatorlänge und des Kollimatormaterials auf die Auflösungsveränderung berücksichtigt: Die Auflösungsvariation fällt um so geringer aus, je länger der Kollimator und je dichter das Kollimatormaterial ist, und um so stärker, je größer die Kollimatorlöcher sind. Der Einfluß der inhärenten Auflösung R_i der Gammakamera auf die Systemauflösung R_g ($R_g^2 = R_i^2 + R^2$) liegt üblicherweise unter 15% und hat damit wenig Einfluß auf die Abbildungseigenschaften des Gesamtsystems.

Bei einer SPECT-Studie mit 360°-Abtastung ist nach Gl. (1.3.1) die Auflösung in erster Näherung durch den Rotationsradius definiert, da durch die Summation gegenüberliegender Projektionen die Auflösungsvariation mit dem Abstand praktisch herausgemittelt wird. Je geringer der Abstand von Kollimatoroberfläche und Kopf ist, um so bessere Ergebnisse sind zu erzielen. Allerdings verhindern bei zu breitem Detektorrand die Schultern des Patienten eine kollimatornahe Patientenpositionierung. Aber auch unter optimalen Bedingungen lassen sich kaum Rotationsradien unter 15–20 cm erreichen.

Spezielle Kollimatoren können hier helfen: Da wegen der leichten Fixierung des Kopfs und des praktisch unbewegten Hirns auch längere Aufnahmezeiten möglich sind, können auch hochauflösende Kollimatoren, die allerdings i.allg. eine schlechtere Empfindlichkeit besitzen, eingesetzt werden. Neben einer besseren Auflösung bieten diese häufig auch längeren Kollimatoren eine geringere Variation der Auflösung mit der Tiefe, so daß auch größere Rotationsradien akzeptiert werden können [2].

Weitere Spezialkollimatoren wie z.B. der Neurofokalkollimator, die Fanbeam- oder die Slant-hole-Kollimatoren können durch ein entsprechendes Design entweder den Abstand zum Objekt verringern oder bei gegebenem Abstand die Auflösung verbessern, ohne allzugroße Kompromisse bezüglich der Empfindlichkeit einzugehen. Auf diese und weitere Spezialkollimatoren soll weiter unten noch eingegangen werden.

Nicht zu unterschätzen ist die Verschlechterung des Auflösungsvermögens durch das verwendete Rekonstruktionsfilter. Soll die bestmögliche Auflösung erreicht werden, so ist die Rekonstruktion mit dem Rampenfilter und maximaler Frequenz durchzuführen. Jede veränderte Grenzfrequenz oder Filterfunktion führt zu weniger gut aufgelösten Rekonstruktionen, allerdings mit dem Vorteil besserer Bildstatistik. Dies gilt insbesondere für Studien mit geringer Anzahl von gemessenen Ereignissen.

1.3.3 Empfindlichkeit

Die Empfindlichkeit eines SPECT-Systems bestimmt die während der Aufnahmezeit gemessene Anzahl von Ereignissen und ist damit entscheidend für die Bildgüte und den Patientendurchsatz. Eine hohe Empfindlichkeit gestattet zum Beispiel die Rekonstruktion der Daten mit der besten Auflösung, kurze Aufnahmezeiten, Spätaufnahmen bei langsamer Tracerkinetik oder geringe Patientenbelastung durch verminderte injizierte Aktivität. Schnelle SPECT-Studien erlauben die Erfassung kurzlebiger Tracer, schneller dynamischer Vorgänge oder einen erhöhten Patientendurchsatz.

Die Empfindlichkeit einer SPECT-Kamera hängt sowohl von ihrem Kollimator als auch vom erfaßten Raumwinkel ab. Die Empfindlichkeit eines Parallellochkollimators ist um so höher, je größer der Lochdurchmesser und je kürzer der Kollimator ist [1]. Daher läßt sich die Empfindlichkeit nicht unabhängig von der Auflösung optimieren. Abhilfe können hier nur

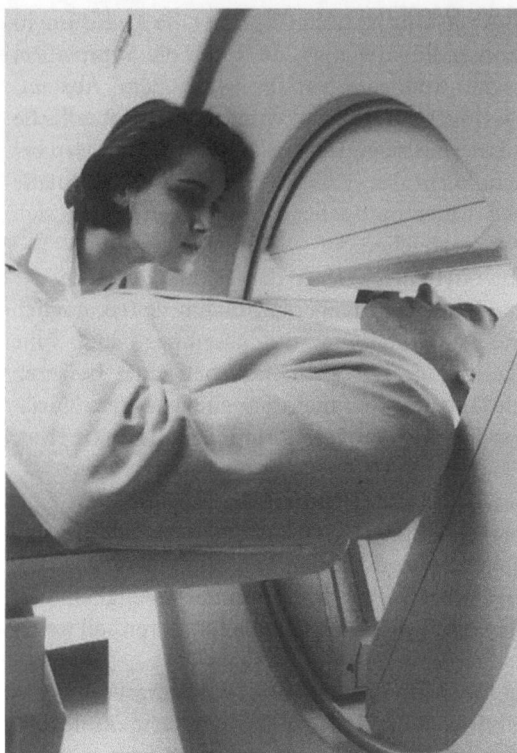

Abb. 1.11. Die Siemens Multispect 3 erlaubt mit ihren 3 Detektorköpfen schnelle und hochauflösende SPECT-Aufnahmen, genau wie auch die Zweikopfkamera Multispect 2

fokussierende Kollimatoren schaffen, wie z.B. der Neurofokal- oder der Fan-beam-Kollimator. Bei diesen beiden Kollimatoren wird die Empfindlichkeit dadurch erhöht, daß das untersuchte Gehirn vergrößert auf dem Detektor abgebildet wird und damit eine größere Fläche des Detektors zur Datenerfassung zur Verfügung steht.

Eine weitere Möglichkeit zur Erhöhung der Empfindlichkeit ist die Verwendung von mehr als einem Meßkopf. So werden inzwischen SPECT-Systeme mit 2 oder 3 Meßköpfen angeboten (Abb. 1.11). Bei gleichen Kollimatoren erhöht sich die Empfindlichkeit um den Faktor 2 oder 3. Die höhere Empfindlichkeit kann dazu verwendet werden, die Aufnahmezeit auf die Hälfte oder ein Drittel zu verkürzen oder die Statistik der Aufnahme entsprechend zu verbessern. Mit den 3-Kopf-Systemen rücken dynamische SPECT-Studien in den Bereich der möglichen Anwendung, so daß auch schnellere Tracerkinetiken in der Zukunft meßbar sein wird durch die bessere Zeitauflösung dieser Systeme.

Spezialsysteme, die sich bisher noch nicht auf dem Markt durchgesetzt haben, vergrößern den Raumwinkel der Messung durch viele Einzeldetektoren oder durch Detektorringe. Aber auch hier kann das Hirn nur durch die Bewegung der Detektoren oder der Kollimatoren vollständig erfaßt werden.

1.3.4 Quantifizierung

Das Ziel einer SPECT-Studie ist die dreidimensionale lokale Erfassung der Tracerverteilung im Gehirn. Damit Rekonstruktionsartefakte vermieden werden und quantitative Ergebnisse möglich sind, müssen folgende Parameter berücksichtigt bzw. nachstehende Korrekturen durchgeführt werden:

Homogenitätskorrektur

Eine der wichtigsten Korrekturen bei der SPECT-Rekonstruktion ist die Homogenitätskorrektur. Unterschiede in der lokalen Sensitivität, hervorgerufen durch Fehler im Kollimator, Variation der Empfindlichkeit des Kamerakopfs oder durch zu große Nichtlinearität der Kamera, führen bei kreisförmig um den Patienten gefahrenen SPECT-Studien zu Ringartefakten. Während die Nichtlinearitäten durch den Kamerahersteller auf ein Minimum zu reduzieren sind, können die verbleibenden Effekte innerhalb vernünftiger Grenzen durch Homogenitätsaufnahmen korrigiert werden.

Korrektur des Rotationszentrums

Die Kenntnis des Rotationszentrums der Projektionsdaten ist für eine fehlerfreie Rekonstruktion entscheidend. Schon kleine Abweichungen (<1/4 Pixel) können Artefakte produzieren, die zu Fehldiagnosen führen können, da sie nur sehr schwer als Artefakte zu erkennen sind. Daneben verschlechtern diese Abweichungen die erreichbare Auflösung.

In modernen SPECT-Systemen wird deshalb viel Aufwand getrieben, die Gammakameraköpfe stabil zu montieren. So bleibt z.B. durch die Vierpunktaufhängung der Köpfe bei der Multispect 2 und Multispect 3 nur ein minimaler Fehler, der problemlos durch die Rotationszentrumskorrektur eliminiert wird. Daneben bewirkt diese Art der Detektorbefestigung, daß auch der axiale Winkelfehler minimiert wird. Dieser Fehler kann im Rekonstruktionsverfahren nicht korrigiert werden und führt zu einer Verschlechterung der räumlichen Auflösung.

Matrixgröße und Anzahl der Projektionen

Die gewählte Matrixgröße der Projektionen bestimmt die minimal erreichbare Auflösung. Nach dem Abtasttheorem gilt, daß bei einer gegebenen Matrix nur Strukturen aufgelöst werden können, die größer als 2 Pixel sind. Eine gute Auflösung ist daher nur mit größerer Matrix oder durch gezoomte Aufnahmen zu erzielen. Gezoomte Aufnahmen beinhalten allerdings die Gefahr, daß das untersuchte Objekt nicht vollständig erfaßt und dadurch Artefakte erzeugt werden, die nicht mehr korrigiert werden können. Zur Vermeidung von Artefakten muß in jeder Projektion das gesamte Objekt erfaßt werden. Werden größere Matrizen verwendet, so ist zu berücksichtigen, daß die

Anzahl der notwendigen Projektionen M auf 360° von der Matrixgröße N abhängt:

$$M = \pi N \tag{1.3.2}$$

In der klinischen Praxis wird diese Forderung praktisch nie erfüllt, da sich hieraus resultierende Fehler zuerst nur am äußeren Rande der rekonstruierten Bilder bemerkbar machen. Aus Gl. (1.3.2) läßt sich bei gegebener Matrixgröße und Anzahl der Projektionen der Durchmesser D des Gebiets im rekonstruierten Bild berechnen, der Daten mit der durch die Pixelgröße gegeben Minimalauflösung enthält:

$$D = M/\pi \tag{1.3.3}$$

Das bedeutet, daß bei einer 128 × 128 Matrix und 128 Projektionen auf 360° der zentrale Bereich mit einem Durchmesser von 40 Pixels optimal rekonstruiert wird. Die gleiche gute Auflösung erreicht man für den zentralen Bereich mit 40 Pixels Durchmesser, wenn eine 64 × 64 Matrix mit Zoomfaktor 2 bei der Aufnahme verwendet wird (wieder 128 Projektionen).

Absorption und Streuung

Ein Teil der Strahlung, die beim Zerfall der Gammaemitter entsteht, wird im Patienten gestreut oder absorbiert. Zur Bestimmung der Tracerverteilung im Patienten ist es daher notwendig, diese Effekte zu korrigieren.

Im Gegensatz zur Positronenemissionstomographie ist es leider nicht möglich, die Absorption analytisch zu berücksichtigen, da die Rekonstruktion der Tracerverteilung nicht unabhängig von der Verteilung des absorbierenden Mediums erfolgen kann [3]. Dies ist aus Gl. (1.3.4) für die gemessenen Projektionen $p(l, \theta)$ zu ersehen:

$$p(l, \theta) = \int\int_{-\infty}^{+\infty} \left\{ f(x, y) \cdot \exp\left[-\int\int_{xy}^{Detektor} \mu(x', y')\delta(l - x' \cos\theta - y' \sin\theta)\,dx'\,dy' \right] \right. $$

$$\left. \cdot \delta(l - x \cos\theta - y \sin\theta) \right\} dx\,dy \tag{1.3.4}$$

Die SPECT-Rekonstruktion beruht auf der Invertierung dieser Gleichung. $f(x, y)$ ist die gesuchte Aktivitätsverteilung und $\mu(x', y')$ die zu berücksichtigende Verteilung des Schwächungskoeffizienten.

Näherungsweise läßt sich die Absorption korrigieren, wenn von einem homogenen Absorber und homogener Aktivitätsverteilung ausgegangen wird. Entsprechende Verfahren wurden von Sorensen [4] und Chang [5] vorgestellt. Während Sorensen die gemessenen Projektionen korrigiert, wirkt die Chang-Korrektur auf die rekonstruierten Datensätze. In der Praxis wird häufig das Chang-Verfahren eingesetzt – allerdings i. allg. nur die erste Iteration dieses

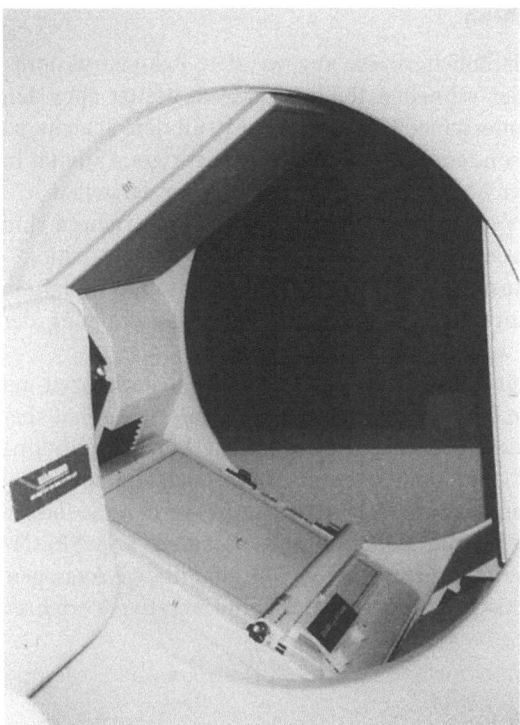

Abb. 1.12. Mit Hilfe dieser Transmissionsquelle können simultan mit der Emissionsmessung die Absorptionsdaten erfaßt werden (WIP der Fa. Siemens)

prinzipiell iterativen Verfahrens. Das Chang-Verfahren läßt sich erweitern, indem statt der oben angegebenen Näherungen die wahre Verteilung des Schwächungskoeffizienten $\mu(x', y')$ eingesetzt wird.

Moderne Mehrkopfkameras bieten heute die Möglichkeit, die Verteilung des Schwächungskoeffizienten simultan mit der Emissionsmessung zu erfassen [6]. Mit Hilfe einer Linienquelle wird in einer Transmissionsmessung der lokale Schwächungsfaktor bestimmt. Um während einer 360°-Akquisition das gesamte Meßfeld zu erfassen, wird bei dieser zum Patent angemeldeten Methode die Linienquelle leicht exzentrisch im Fokus des gegenüberliegenden Offset-fan-beam-Kollimators angebracht (Abbildung 1.12). Wenn auch dadurch ein Kamerakopf zur Messung der Aktivitätsverteilung im Patienten ausfällt, so erlaubt diese Methode eine genauere Quantifizierung der Tracerverteilung.

Durch eine genaue Schwächungskorrektur werden die Effekte durch Streustrahlung verstärkt. Ihre Korrektur ist daher zwingend notwendig, wenn quantifiziert werden soll. Eine einfache und zufriedenstellende Korrektur wird durch die Methode von Berberich et al. [7] und Jaszczak et al. [8] erreicht. In einem zweiten Fenster wird die lokale Verteilung der Streustrahlung erfaßt und anschließend von der im Photopeakfenster gemessenen Information subtrahiert.

Iterative Rekonstruktionsverfahren

Die gefilterte Rückprojektion, das üblicherweise angewendete Rekonstruktionsverfahren, bietet den Vorteil einer schnellen Rekonstruktion, besitzt aber den
Nachteil, daß starke Aktivitätsunterschiede in der rekonstruierten Schicht zu
Artefakten führen können. Insbesondere lassen sich Details niedriger Aktivität in
der Nähe von Bereichen mit hoher Aktivitätsanreicherung schwer darstellen.

Abhilfe können hier iterative Verfahren schaffen [3]. Iterative Verfahren sind
zudem in der Lage, die suboptimalen Bedingungen bei der SPECT-Akquisition –
zumindest annäherungsweise – auszugleichen. Daneben sind iterative Verfahren
zwingend notwendig, wenn quantitative Aussagen unter Berücksichtigung der
Schwächungskorrektur getroffen werden sollen.

In der Vergangenheit wurde üblicherweise wegen der langen Rechenzeit auf
iterative Verfahren verzichtet. Die Entwicklung auf dem Computersektor hat aber
inzwischen dazu geführt, daß diese Verfahren auch für die klinische Routine
sinnvoll sein können. Dies gilt insbesondere dann, wenn auch die speziellen
Abbildungseigenschaften der Gammakamera berücksichtigt werden. So lassen
sich mit dem Programm CARe [9] die Abbildungseigenschaften von SPECT-
Systemen deutlich verbessern (WIP der Fa. Siemens). Für quantitative Aussagen,
bei denen die Absorption berücksichtigt werden muß, sind iterative Verfahren
zwingend notwendig.

1.3.5 Spezialkollimatoren

In der SPECT des Gehirns werden Spezialkollimatoren eingesetzt,

– um die Empfindlichkeit zu erhöhen bei gleichzeitig guter Auflösung,
– um Transmissionsaufnahmen des gesamten Meßobjektes zu erlauben,
– um spezielle Tracer einzusetzen.

Neurofokalkollimator

Der Neurofokalkollimator ist ein in 2 Ebenen fokussierender Kollimator, der das
Gehirn so auf der Kamera abbildet, daß möglichst die gesamte Kristallfläche erfaßt
wird. Bei gleicher Auflösung ergibt sich eine um den Faktor 2,3 höhere
Empfindlichkeit als beim LEAP-Kollimator [10, 11].

Fan-beam-Kollimator

Der Fan-beam-Kollimator verzichtet auf die Fokussierung in axialer Richtung,
bewirkt aber durch den transversalen Fokus einen Empfindlichkeitsgewinn von
50% bei gleicher Auflösung wie beim LEUHR-Kollimator [12].

Kollimatoren zur Transmissionsmessung

Die Kollimatoren zur Transmissionsmessung müssen so ausgelegt sein, daß das
gesamte Meßobjekt abgetastet wird. Dies ist nur möglich, wenn sowohl die Quelle

als auch der Fokus des Kollimators exzentrisch angeordnet sind [6]. Anderenfalls werden Teile des Kopfs nicht erfaßt, die bei der Rekonstruktion zu Artefakten führen, die nicht korrigiert werden können. Eine andere Möglichkeit wäre die Bewegung der Quelle, während die jeweilige Projektion akquiriert wird.

511-keV-Kollimator

Mit dem 511-keV-Kollimator kann mit einer Gammakamera die Verteilung von Positronenstrahlern gemessen werden [13]. Wenn auch die Vorteile der Positronenemissionstomographie wie gute Auflösung und Empfindlichkeit und einfache Quantifizierung nicht erreicht werden können, so lassen sich in der SPECT mit diesem Kollimator die besonderen Eigenschaften der PET-Tracer ausnutzen. Insbesondere ist hier die Tracerkinetik zu erwähnen, deren biologisches Konzept im Gegensatz zu SPECT-Tracern für eine Reihe von PET-Tracern im Detail bekannt ist. Das bessere Zeitauflösungsvermögen der Mehrkopfkameras ist hierbei in jedem Fall ein Vorteil.

Literatur

1. Newiger H (1987) Kollimatoren für planare und tomographische Szintigraphie mit einer Gammakamera: Simulation, Messung und Optimierung. Dissertation, MHH, Hannover
2. Mueller SP et al. (1986) Collimator selection for SPECT brain imaging: the advantage of high resolution. J Nucl Med 27:1729–1738
3. Jordan K (1988) Meßtechnik in der Emissions-Computertomographie. In: Diethelm L, Heuck F, Olsson O, Strnad F, Vieten H, Zuppinger A (Hrsg) Emissions-Computertomographie. Springer, Berlin Heidelberg New York Tokyo (Handbuch der medizinischen Radiologie, Bd XV/1B, S 149–313)
4. Sorensen JA (1974) Methods for quantitative measurements of radioactivity in vivo by whole body counting. In: Hine GJ, Sorensen JA (eds) Intrumentation in nuclear medicine, vol 2. Academic Press, New York, pp 311–348
5. Chang LT (1978) A method for attenuation correction in radionuclide computed tomography. IEEE Trans Nucl Sci NS-26/2:2780–2789
6. Hawman EG, Ficaro EP, Hamill JJ, Schwaiger M (1994) Fan beam collimation with off center focus for simultaneous emission/transmission SPECT in multi-camera SPECT systems. J Nucl Med 35[Suppl]:92P
7. Berberich R, Schmidt EL, Brill G (1984) Bildverbesserung durch gewichtete Subtraktion des Comptonanteils. In: Schmidt HAE, Adam WE (Hrsg) Nuklearmedizin 1983. Schattauer, Stuttgart, S86–90
8. Jaszczak RJ; Greer KL, Carey CF, Harris CC, Coleman RE (1984) Improved SPECT quantification using compensation for scattered photons. J Nucl Med 25:893–900
9. Kramp D, Laurtisch G, Ruehrnschopf EP, Schwierz G (1993) SPECT: Kamera-adaptive Rekonstruktion. Nucl-Med 32:A123
10. Feistel H, Platsch G, Wolf F (1991) Tc-99m-HMPAO-SPECT des Gehirns mit einer neuen Kollimatorform. Nuklearmed 30:A75
11. Feistel H (1991) SPECT in der Gehirndiagnostik. Der Nuklearmediziner 5:306–323
12. Siemens AG (1994) Produktmitteilungen. Siemens, Erlangen
13. Holle LH, Schaefer A, Oberhausen E (1994) Untersuchungen mit 18-Fluordeoxyglucose und einer Gamma-Kamera in der Tumor- und Myokarddiagnostik. Electromedica 62:2–6

2 Entwicklung von Blutflußmarkern

2.1 Messung der Gehirndurchblutung mit ⁹⁹ᵐTc-d,l-HMPAO

K. Reichmann

2.1.1 Einleitung

Zur tomographischen Aufnahme der Gehirndurchblutung müssen ca. 200 000 Counts (Cts) pro Schicht aufintegriert werden, um einen guten Kompromiß zwischen Auflösungsvermögen und Rauschen zu erhalten. Bei einer tolerierbaren Applikation von 500–800 MBq ⁹⁹ᵐTc und einem Uptake von einigen Prozent in das Gehirn beträgt die Aufnahmedauer ca. 30 min. Voraussetzung der transaxialen Tomographie ist jedoch, daß während der gesamten Aufnahmedauer das Muster der Aktivitätsanreicherung konstant bleibt. Eine Pharmakokinetik, die das Muster der Gehirndurchblutung für nur wenige Sekunden oder Minuten aufrechterhält, ist daher für hochauflösende Tomogramme nicht geeignet.

Als ideal für die Messung der Gehirnduchblutung mit rotierender Gamma-kamera wird daher, jedenfalls vom Modell her, die Kinetik der Mikrosphären angesehen. Zum besseren Verständnis des Mikrosphärenmodells sowohl mit Mikrosphären selbst als auch mit nicht inerten, diffusiblen Tracern (z.B.: HMPAO) soll jedoch zunächst die Anatomie und Physiologie der Mikrozirkulation und der Blut-Hirn-Schranke (BBB) behandelt werden.

2.1.2 Anatomie der Mikrozirkulation – Blut-Hirn-Schranke (BBB)

Die Versorgung des Körpergewebes über das Blut findet hauptsächlich über die Kapillaren statt. Zur Erlangung einer großen Austauschfläche zwischen Blut und interstitieller Flüssigkeit haben Kapillaren den sehr kleinen Durchmesser von 5–7 µm bei einer gleichzeitig hohen Dichte von 250 mm/mm³. Wegen der Länge der einzelnen Kapillaren von 0,5–1 mm und einer Strömungsgeschwindigkeit von 0,3–0,5 mm/s erscheint eine Austauschdauer von ca. 3 s realistisch [1–4].

Das Fehlen von Lymphgefäßen im Zentralnervensystem hat zur Folge, daß ihm die Schutzfunktion des Lymphsystems mit den ihm eigenen Mechanismen zum Abtransport nicht verwertbarer Substanzen fehlt. Die Konsequenz daraus wären Entzündungen und Ödeme, gäbe es nicht die BBB. Das Organ der BBB ist die die Kapillare fest umschließende Endothelzelle. Verantwortlich für die Barrierewirkung der BBB sind bilamelläre Lipid-Protein-

Doppelschichten. Ihre Zusammensetzung und ihr Aufbau entscheidet über die Austauschvorgänge zwischen Kapillarblut und interstitieller Flüssigkeit des Gehirngewebes [5].

Das Grundgerüst der Lipid-Protein-Doppelschicht ist die Lipiddoppelschicht selbst. Sie besteht aus der symmetrischen Aneinanderreihung von in der Hauptsache Phospholipiden mit sowohl lipophilen als auch hydrophilen Eigenschaften. Der Lipiddoppelschicht auf- und eingelagert sind sehr unterschiedliche Membranproteine. Der Stofftransport durch solch eine Lipid-Protein-Doppelschicht kann auf verschiedene Wege erfolgen:

1. Die passive, einfache Diffusion findet entlang eines Konzentrationsgradienten ohne äußere Energiezufuhr und ohne vermittelnde Enzyme statt.
2. Die erleichterte Diffusion findet ebenfalls entlang eines vorhandenen Konzentrationsgradienten statt. An ihr sind jedoch Poren und Carrierproteine beteiligt.
3. Der aktive Transport findet gegen einen Konzentrationsgradienten und deshalb unter äußerer Energiezufuhr statt. An diesem Transportmechanismus sind Membranproteine beteiligt, die in Analogie zur technischen Variante als "Pumpen" bezeichnet werden.

Die höchste Transportkapazität besitzt die passive, einfache Diffusion, da sie durch die großflächige Lipiddoppelschicht selbst stattfindet und ohne die Mitwirkung der "rar gesäten" Proteine auskommt. Die Forderung nach einer linearen (= durchblutungslimitierten) Kinetik (s.unten) ist daher praktisch gleichzusetzen mit der Forderung nach einer Substanz, die die BBB durch passive, einfache Diffusion durchdringen kann. Die Beteiligung des aktiven Transports und der erleichterten Diffusion ist unerwünscht, da diese durch die Begrenzung der Transportkapazität (Sättigungseffekte) nichtlineare Elemente in die Kinetik einbringen.

Die geringste Transportkapazität durch eine experimentelle Lipiddoppelschicht (also ohne Membranproteine) besitzen geladene Moleküle (auch wenn sie sehr klein sind). Der Grund hierfür sind die polaren Köpfe der Phospholipide. Mittlere Permeabilität besitzen große und kleine polare, aber ungeladene Moleküle.

Die größte Permeabilität besitzen kleine, lipidlösliche Substanzen. Für Propylenaminoxim-(PnAO-)Derivate wurde als Grenze eine Größe von 468–524 D (Dalton) ermittelt [6]. In Experimenten mit ^{11}C-markierten Substanzen wurde jedoch auch ermittelt, daß hochlipophile Substanzen geringere Permeabilität besitzen als Substanzen mittlerer Lipophilie. Nimmt man den Oktanol/Puffer-Verteilungskoeffizienten als Maß für die Lipophilie P, so lag bei den getesteten Substanzen ein deutliches Optimum bei P = 8–300 [log(P) = 0,9–2,5] [7]. Die abnehmende Permeabilität hochlipophiler Substanzen wird mit ihrer zunehmenden Proteinbindung begründet.

2.1.3 Mikrosphärenmodell

Mikrosphären

Die Applikation der radioaktiv markierten Mikrosphären [8] erfolgt über einen arteriellen Katheter in den linken Ventrikel des Herzens. Dort findet eine homogene Vermischung der Mikrosphären mit dem arteriellen Blut statt. Der Transport der Mikrosphären in die peripheren Organe ist daher eng gekoppelt mit der jeweiligen Durchblutung: Ist die Durchblutung einer Region doppelt so hoch wie die einer anderen, so ist die Menge an Mikrosphären, die in diese Region gelangen, ebenfalls doppelt so hoch (diese Eigenschaft wird als linear bezeichnet und ist erwünscht).

Da der Durchmesser der Mikrosphären mit 15 µm ca. doppelt so groß ist wie der Durchmesser der Hirnkapillaren, embolisieren sie dort dauerhaft. Die Menge der in der jeweiligen Region embolisierten Mikrosphären kann deshalb als Maß für die Durchblutung herangezogen werden.

Das bis hierhin beschriebene Mikrosphärenmodell ist ausreichend, um die Durchblutung in semiquantitativen Einheiten (z.B.: Links-rechts-Vergleich) angeben zu können. Ist man jedoch an absoluten Durchblutungswerten (ml/100 g/ min) interessiert, so fehlt uns noch der Proportionalitätsfaktor zwischen der gemessenen Anzahl der Mikrosphären und der Durchblutung. Zum Beispiel würde eine im gesamten Körper gleichmäßig verdoppelte Durchblutung nichts an der Anzahl der Mikrosphären verändern, die im Gehirn embolisieren. Der fehlende Proportionalitätsfaktor kann während der Untersuchung durch ein "extrakorporales Organ" ermittelt werden. Im Prinzip simuliert man hierbei die Durchblutung eines Organs mit einer an einem arteriellen Katheter angeschlossenen, mit konstanter Pumpgeschwindigkeit rückwärts laufenden Infusionspumpe. Die Organdurchblutung kann schließlich sehr einfach berechnet und in ml/100 g/min angegeben werden.

Chemische Mikrosphäre

Verständlicherweise können Mikrosphären nicht in der klinischen Routine verwendet werden:

1. Die Applikation in den linken Ventrikel ist invasiv und daher unerwünscht.
2. Die Embolisierung der Mikrosphären in den Kapillaren des Gehirns ist prohibitiv.

Aus diesem Grunde werden Mikrosphären zur Messung der Gehirndurchblutung ausschließlich im Tierexperiment als Referenzmethode verwendet. Das Modell der Mikrosphären wurde dennoch als Vorlage verwendet, um die Kinetik der Hirndurchblutungsmessung auf chemischem Wege mit diffusiblen Tracern zu lösen. In Verbindung mit der Substanz HMPAO wurde deshalb der Begriff der "chemischen Mikrosphäre" verwendet.

Diffusible Tracer sind radioaktiv markierte Substanzen, die den Kapillarraum durch passive, einfache Diffusion in das Gehirngewebe verlassen können. Abhängig davon, ob sich diese Tracer im Gehirngewebe chemisch träge verhalten oder eine chemische Reaktion eingehen, werden sie eingeteilt in inerte und nichtinerte diffusible Tracer.

Bekanntestes Beispiel eines inerten Tracers ist das Edelgas ^{133}Xe [9, 10]. Wegen seiner chemischen Trägheit bleibt Xenon auch nach Diffusion in das Gehirngewebe frei diffusibel und kann wegen der Symmetrie der Lipiddoppelschicht wieder ausgewaschen werden. Die Auswaschgeschwindigkeit ist durchblutungsabhängig und wird als Maß für die Gehirndurchblutung herangezogen. Da der Auswaschvorgang praktisch innerhalb einiger Minuten abgeschlossen ist, ist ^{133}Xe nur für nichttomographische oder für spezielle Systeme der dynamischen SPECT (dSPECT) geeignet. Als chemische Mikrosphäre mit konventioneller rotierender Gammakamera kommt ^{133}Xe daher nicht in Frage.

Diffusible, chemisch nicht inerte Tracer sind Substanzen, die den Kapillarraum durch einfache Diffusion verlassen und im Extravasalraum eine chemische Reaktion eingehen können. Führt die chemische Reaktion dazu, daß die Substanz (oder zumindest das an sie gebundene Radionuklid) nicht wieder zurückdiffundieren kann, so hat man vom Prinzip her die Kinetik der Mikrosphäre imitiert. Die Embolisierung der Mikrosphäre wurde durch ein "Festhalten" des chemischen Tracers ersetzt. Dieses Festhalten muß nicht zwangsläufig durch chemische Bindung erfolgen, sondern kann auch durch Umwandlung der ursprünglich diffusiblen in eine nichtdiffusible Substanz erfolgen. Erster Vertreter einer solchen Substanz ist ^{99m}Tc-d,l-Hexamethylpropylenaminoxim (HMPAO). Sie dient in diesem Aufsatz als Beispiel für die Kinetik diffusibler, nichtinerter Tracer [6, 11]. Die hier beschriebenen Prinzipien gelten aber auch für andere nichtinerte, diffusible Tracer.

2.1.4 Kinetik nichtinerter, diffusibler Tracer

Die für die Qualität einer chemischen Mikrosphäre wichtige Kinetik kann in 3 unterschiedliche Zeitphasen eingeteilt werden: Extraktion, Retention und Redistribution.

Extraktion

Um eine möglichst lineare Beziehung zwischen wahrer und gemessener Durchblutung zu erhalten, wird eine sehr rasche und hohe Extraktion in das Gehirngewebe gefordert. Sehr rasch heißt, sie hat während der Dauer der ersten Passage des Tracers durch die Gehirnkapillaren zu erfolgen, also innerhalb von etwa 3 s. Vom Anteil der in das Gehirngewebe extrahierten diffusiblen Substanz wird gefordert, daß er über 90% hoch ist (Abb. 2.1). Ein derart leistungsfähiger Transport des Tracers durch die BBB gewährleistet, daß nicht eine Transportsättigung, sondern allein die Konvektion des Blutes die Aktivität im

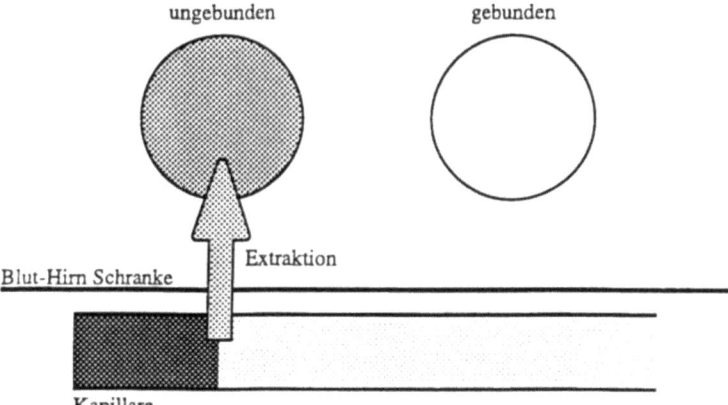

Abb. 2.1. Die durchblutungslimitierte Messung der Gehirndurchblutung wird dann gewährleistet, wenn während der ersten Passage durch die Mikrozirkulation über 90% des lipophilen Tracers in das Gehirn extrahiert werden. Die Extraktion wird üblicherweise mit der kinetischen Konstanten K_1 bezeichnet

Gehirn begrenzt. Ein solcher Transport wird deshalb als "durchblutungslimitiert" bezeichnet.

Es existieren jedoch 2 Mechanismen, die die idealerweise über 90%ige Extraktion in das Gehirngewebe reduzieren:

1. Die Diffusion eines Moleküls im Plasma des Blutes hin zur Kapillarwand wird durch (intermediäre) Proteinbindung an Plasmamoleküle verzögert und damit der kurzen Verweildauer in den Kapillaren (3 s) wegen teilweise verhindert.
2. Die einfache passive Diffusion durch die Kapillarwand wird durch einen niedrigen Permeabilitätskoeffizienten behindert.

Für das kinetische Modell ist es unerheblich, ob die Extraktion durch Proteinbindung oder durch niedrige Permeabilität reduziert wird. Aus diesem Grund werden in der Praxis beide Mechanismen in eine "effektive Permeabilität" zusammengefaßt. Der Theorie folgend lautet die Beziehung zwischen Extraktion E, (effektiver) Permeabilität P (nicht zu verwechseln mit der in der Literatur und in diesem Artikel ebenfalls als P bezeichneten Lipophilie), Kapillarenoberfläche S und Durchblutung F:

$$E = 100(1 - e^{-PS/F}). \qquad [12]$$

Die Extraktion E wird in Prozent angegeben und sollte, dies ist die Forderung nach Durchblutungslimitierung, unabhängig von der Durchblutung F [ml/g/min] sein. Um dies zu erreichen, läßt man am besten das Glied $e^{-PS/F}$ verschwinden oder zumindest sehr viel kleiner als 1 werden. Dies erreicht man dadurch, daß man für

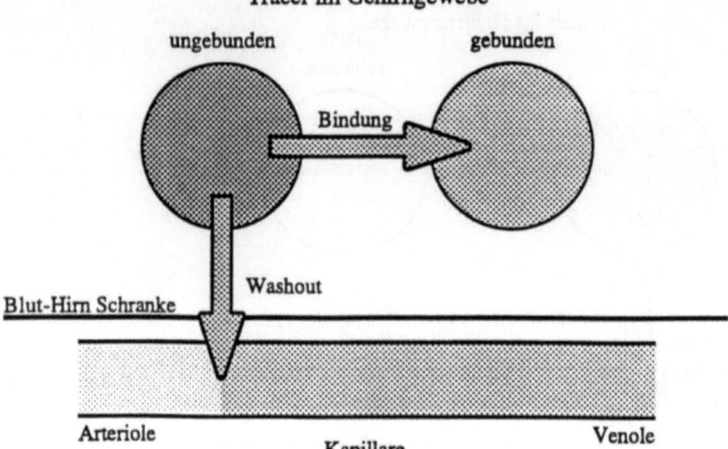

Abb. 2.2. Der nach erfolgter Extraktion ungebundene nichtinerte Tracer hat 2 konkurrierende Möglichkeiten: Er kann, solange er noch nicht gebunden ist, mit der kinetischen Konstanten k_2 ausgewaschen werden, oder er wird mit der Konstanten k_3 gebunden. Bei CERETEC findet die Bindung duch Verlust der Lipophilie statt

die gewählte Substanz ein hohes "permeability surface (PS) product" wählt. Da die Kapillarenoberfläche S nicht beeinflußbar ist, muß für ein hohes PS-Produkt eine Substanz gewählt werden, die eine hohe Permeabilität durch die Kapillarwand besitzt. Um einen guten Kompromiß zwischen Proteinbindung und Extraktion zu erhalten, sollte die Substanz einen Oktanol-Puffer-Verteilungskoeffizienten von $P = 8{-}300$ besitzen [7].

Retention

Die in das Gehirngewebe extrahierte lipophile Substanz befindet sich zumindest für kurze Zeit in einem ungebundenen und lipophilen Zustand (s. Abb. 2.1), denn ihre Bindung findet nicht unendlich schnell statt. Die endliche Geschwindigkeit der Bindung wird durch die kinetische Zeitkonstante k_3 angegeben [13].

Für das mathematische Modell ist es zunächst unerheblich, wie der Bindungsmechanismus aussieht. Solange der Bindungsvorgang noch nicht abgeschlossen ist, befindet sich zwangsläufig noch lipophile und diffusible Substanz im Gewebe, die mit der kinetischen Konstanten k_2 in das Kapillarenblut ausgewaschen werden kann (Abb. 2.2). Läuft Bindung oder Wash-out nicht sehr viel schneller ab als der jeweils andere Mechanismus, sind also die Zeitkonstanten k_3 und k_2 ähnlich groß, so stehen sie eine gewisse Zeit lang in Konkurrenz miteinander. Das bedeutet, daß, während der Bindungsvorgang abläuft, auch ein mehr oder weniger signifikanter Wash-out stattfindet. Der Anteil der nach Extraktion im Gehirngewebe verbleibenden Substanz Q_r läßt sich aus der extrahierten Substanz Q_E und den Konstanten k_2 und k_3 berechnen:

$$Q_r = k_3 / (k_2 + k_3) \cdot Q_E$$

Der wie bei ^{133}Xe durchblutungsabhängige Wash-out lipophiler Substanz hat zur Folge, daß der Zusammenhang zwischen wahrer und gemessener Durchblutung nicht linear wird. Da diese Nichtlinearität im Sinne einer Kennlinie aus der Kinetik her bekannt ist, kann sie nach erfolgter Messung (also im rekonstruierten Tomogramm) linearisiert werden [13]. Eine solche Linearisierung geht natürlich davon aus, daß die kinetischen Konstanten im gesamten Gehirn konstant sind.

Redistribution

Die im hydrophilen Kompartiment des Gehirns angelangte und damit getrappte Substanz hat ihrerseits ebenfalls 2 Möglichkeiten: Entweder sie wird mit der kinetischen Zeitkonstanten k_4 lipophil und kann wieder ausgewaschen werden, oder sie kann trotz ihrer Hydrophilie direkt mit der kinetischen Konstanten k_5 ausgewaschen werden. Bei idealer chemischer Mikrosphäre verschwinden diese beiden Konstanten vollständig.

2.1.5 Suche nach der chemischen Mikrosphäre

Die Entwicklung chemischer Lösungen zur Messung der Gehirndurchblutung nach dem Mikrosphärenmodell begann in den frühen 80er Jahren durch die Einführung mit ^{123}J markierter Amphetamine [14, 15]. Die Produktion von ^{123}J in einem Zyklotron und die anschließende massenspektrometrische Entfernung von Verunreinigungen ließ den Wunsch nach einer kostengünstigen und jederzeit verfügbaren Substanz offen. Wegen seiner Herstellung in einem Generator und wegen seiner physikalisch günstigen Eigenschaften war die Markierung mit dem Nuklid ^{99m}Tc wünschenswert.

Bereits 1983 existierte die mit ^{99m}Tc markierbare Substanz PnAO [16, 17], die vielversprechend für die Messung der Gehirndurchblutung war. Hauptsächlicher Nachteil der Substanz ^{99m}Tc-PnAO war, daß das Aktivitätsmuster der Durchblutung nicht ausreichend lange stabil war, um die Durchblutungsmessung mit rotierender Gammakamera durchführen zu können. Daraufhin begann die Fa. Amersham Int., London, nach PnAO-Derivaten von ^{99m}Tc-PnAO zu suchen, die für die SPECT der Gehirndurchblutung geeignet waren [6].

Nach den in den vorherigen Abschnitten gestellten Forderungen mußte das geeignete PnAO-Derivat folgende Eigenschaften besitzen:

– Der Tracer mußte in der Lage sein, die Kapillaren durch passive, einfache Diffusion zu durchdringen, um in das Gehirngewebe zu gelangen. Hierzu mußte er neutral, lipophil und klein sein. Der Oktanol/Puffer-Verteilungskoeffizient mußte im Bereich zwischen P = 8–300 liegen und die Größe mußte kleiner als etwa 520 D sein.

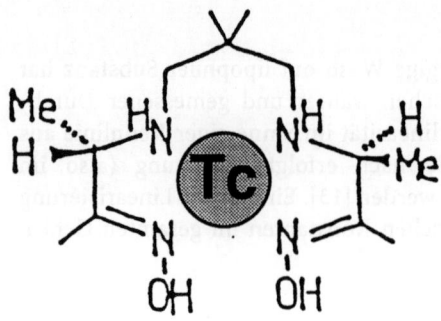

Abb. 2.3. Chemische Formel des Komplexes ^{99m}Tc-d,l-HMPAO (Hexamethylpropylena-minoxim, Exametazim). Handelsname: CERETEC

- Um nicht, wie die Substanz PnAO selbst, innerhalb weniger Minuten aus dem Gehirngewebe in das Blut zurückzudiffundieren, mußte es einen Retentions-mechanismus im Gewebe geben. Je rigider dieser Retentionsmechanismus war, desto geringer konnte die Redistribution gehalten werden.
- Für die klinische Routine war es wichtig, eine Substanz zu besitzen, die jederzeit verfügbar und einfach zu handhaben war. Als Radionuklid der Wahl bot sich ^{99m}Tc an, da es physikalisch günstige Eigenschaften besitzt und in jedem nuklearmedizinischen Routinebetrieb aus einem Generator eluiert werden kann.

Das Ergebnis der Suche war das heute als "CERETEC" im Handel erhältliche PnAO-Derivat ^{99m}Tc-d,l-HMPAO (Abb. 2.3). Es wurde aus einer engeren Auswahl von 6 PnAO-Derivaten ausgewählt, die alle mehr oder weniger geeignet erschienen [18]. Allen diesen Substanzen gemeinsam war, daß sie in den ersten zwei Minuten nach i.v.-Injektion im Versuchstier (Paviane) ein Aktivitäts-maximum im Gehirn von 3–4% der injizierten Aktivität durchliefen. Nach einem signifikanten Wash-out bis etwa 10 min p.i. zeigte sich jedoch in allen Versuchstieren ein stabiles Aktivitätsplateau von 1–3%. Selbst ein Gemisch der Stereoisomere (meso + d,l)-HMPAO zeigte dieses Verhalten. Allein das isolierte Isomer d,l-HMPAO zeigte ein Aktivitätsmaximum im Gehirn von über 4%, mit in diesen Versuchen bis zum Abbruch des Experiments nach 15 min kaum zu beobachtender Auswaschphase. Von allen getesteten Derivaten wurde deshalb das Stereoisomer d,l-HMPAO als Substanz zur Messung der Gehirndurchblutung ausgewählt.

Dieser Vergleich legte es nahe, den Begriff der "chemischen Mikrosphäre" für d,l-HMPAO anzuwenden: Wie bei Mikrosphären zu erwarten, konnte man einen sehr raschen Anstieg der Gehirnaktivität, verbunden mit sehr stabilem Aktivitätsplateau, beobachten. Eine über dem menschlichen Gehirn aufgenom-mene Aktivitätssequenz nach i.v.-Applikation von HMPAO zeigte zwischen dem Aktivitätsmaximum und dem anschließenden Plateau einen Wash-out von nur etwa 15% [19]. Ein entsprechendes Experiment am Affen, nur mit dem Unterschied, daß die Applikation nicht i.v., sondern in die A. carotis interna erfolgte, zeigte eine deutliche Auswaschphase von ca. 3 min. Dies deutete darauf hin, daß Wash-out und Retention ähnlich schnell stattfanden (s.unten).

2.1.6 Eigenschaften, Zusammensetzung und Anwendung von ^{99m}Tc-d,l-HMPAO

Die Substanz d,l-HMPAO (Exametazim) [20] wird als Trockensubstanz im Fläschchen geliefert. 5 mg Trockensubstanz enthalten 0,5 mg HMPAO und 7,6 μg Zinn(II)-chlorid·2H$_2$O und Natriumchlorid. Die Markierung erfolgt durch einfaches Hinzufügen von 370–1110 MBq (= 10–30 mCi) ^{99m}Tc in 5 ml physiologischer Kochsalzlösung. Der Anteil des bei der Markierung in Konkurrenz tretenden Technetiums im Grundzustand (^{99m}Tc), sog. kaltes Technetium, wird dadurch klein gehalten, daß nur Zweiteluat 2 h nach vollständiger Ersteluierung verwendet wird. Nach Schütteln des HMPAO-Eluat-Gemisches von 10 s steht das Präparat zur Applikation zur Verfügung.

Die Qualitätskontrolle wird mit Hilfe der Dünnschichtchromatographie (3 Laufsysteme) durchgeführt. Dieses System trennt den lipophilen HMPAO-Primärkomplex von HMPAO-Sekundärkomplexen, reduziertes, hydrolysiertes Technetium und Pertechnetat. Das Ergebnis der radiochemischen Reinheit ist normalerweise besser als 85%.

^{99m}Tc-d,l-HMPAO erfüllt die wesentlichen Voraussetzungen für die chemische Mikrosphäre: Das Molekül ist klein (384 D), neutral und lipophil. Das Isomer d,l-HMPAO hat zum Zeitpunkt des Ansatzes einen Oktanol/Puffer-Verteilungskoeffizienten (pH = 7,4) von 64,0. Im Verlauf der ersten 8 min fällt er auf 60,8 und nach 8 h auf 15,8 [19].

Der Verlust der Lipophilie findet durch eine langsame Konversion der primären lipophilen Komplexe in sekundäre, schwach lipophile Komplexe und Pertechnetat statt. Wegen dieser In-vitro-Instabilität der Substanz muß die Applikation innerhalb der ersten 30 min nach Markierung erfolgen. Dies garantiert eine radiochemische Reinheit von mindestens 80%.

Es gibt jedoch Gruppen, die die In-vitro-Instabilität von markiertem HMPAO von 30 min auf etwa 5 h nach Ansatz verlängern. Erreicht wird dies durch die Zugabe von 200 μg Kobaltchlorid-Hexahydrat in 2 ml Wasser. Die Laborlösungen sind erfolgversprechend, da die primären lipophilen Komplexe nicht verändert werden. Die biologische Verifizierung steht jedoch noch aus.

Die Extraktion von HMPAO in das Gehirn von Patienten mit Normaldurchblutung ist mit 72% [21] etwas niedriger, als von der Lipophilie her zu erwarten, und damit durchblutungsabhängig. Für die weiße Hirnrinde (20 ml/100 g/min) errechnet sich eine Extraktion von 84% und für die graue von 67%. Entsprechend werden die hohen Durchblutungen gegenüber den niedrigen unterbewertet. Diese erniedrigte Extraktion wird mit einer intermediären Proteinbindung von HMPAO begründet.

Der langsame In-vitro-Verlust der Lipophilie ist bei weitem nicht schnell genug, um die Retention von HMPAO im Gehirn zu erklären. Der Wash-out (k_2) würde in diesem Fall sehr viel schneller ablaufen als die Bindung (k_3). Vielmehr findet nach Applikation ein in vivo sehr viel rascherer Zerfall der Lipophile statt. Er wird durch die Anwesenheit des Enzyms Glutathion erklärt [22]. Die im Gewebe in hydrophile

Komplexe oder Pertechnetat konvertierte Substanz ist nicht mehr in der Lage, die BBB zu passieren und ist daher getrappt.

Wesentlich für die Kinetik von HMPAO ist die Geschwindigkeit, mit der dieses Trapping (k_3) im Vergleich zum konkurrierenden Wash-out (k_2) stattfindet. In Experimenten mit HMPAO an Pavianen erhielten wir für die Konstanten k_2 und k_3 die Werte: $k_2 = 0,51 \, min^{-1}$ und $k_3 = 0,84 \, min^{-1}$, so daß wir für den im Gehirn verbleibenden Anteil des extrahierten HMPAO Q_r 62% erhielten [19]. Andere Gruppen [13] erhielten für k_2 $0,69 \, min^{-1}$ und für k_3 $0,8 \, min^{-1}$. Nimmt man im Sinne einer Abschätzung die Komponente k_3 von $0,8 \, min^{-1}$ als Maß für die Dauer der Retentionskinetik an, so ergibt sich für ihre Halbwertszeit weniger als eine Minute. Die Gebrauchsinformation von CERETEC empfiehlt daher, die tomographische Acquisition frühestens 2 min p.i. zu beginnen.

Nach abgeschlossener Retention von HMPAO ist der Wash-out aus dem Gehirn so gering, daß er von Lassen et al. in den kinetischen Modellen vernachlässigt wurde [13]. In eigenen Untersuchungen der Redistribution am Menschen konnte festgestellt werden, daß Spätaufnahmen (3 h p.i.) die außerordentlich hohe Korrelation von 96% mit Frühaufnahmen (10 min p.i.) zeigten [19]. Im Vergleich hierzu zeigten Früh- und Spätaufnahmen mit Butylamphetaminen (BMP) die geringe Korrelation von 75%. HMPAO ist deshalb besonders gut geeignet für Untersuchungen, bei denen mehrere Stunden zwischen Applikations- und Untersuchungszeitpunkt liegen (epileptischer Anfall, Schlafstörung, Matas-Test).

Toxikologische Folgeerscheinungen (an Ratten) konnten bei singulärer und wiederholter Verabreichung der über 1000fachen Menge von HMPAO nicht beobachtet werden. Die aus der Biodistribution im Menschen berechnete Strahlenbelastung beträgt für den Gesamtkörper 2,1 mGy/500 MBq. Am stärksten belastet werden die Tränendrüsen mit 34,7 mGy/500 MBq; die Ovarien werden mit 3,2 mGy/500 MBq belastet [20].

Zweckmäßigerweise wird dem Patienten 10–15 min vor Applikation in einem angenehm ruhigen und abgedunkelten Raum eine Butterfly gelegt. Die Applikation von 370–555 MBq der angesetzten Lösung erfolgt über diesen Katheter. Dadurch wird die Anspannung des Patienten durch den Stich der Spritze vermieden. Der Retentionskinetik von HMPAO wegen sollte der Patient etwa 2–5 min bis zur Aufnahme des Tomogramms entspannt liegenbleiben. Des außerordentlich geringen Wash-outs nach Erreichen des Aktivitätsplateaus wegen kann das Tomogramm bis zu 5 h nach Applikation gestartet werden [20].

Bei einer Applikation von 500 MBq ^{99m}Tc und einem Uptake ins Gehirn von etwa 5–7% der inj. Aktivität (Aktivitätsplateau 5 min p.i.) gelangen etwa 30 MBq (knapp 1 mCi) in das Gehirn. Je nach verwendeter Kamerakonfiguration erhält man eine Zählrate über dem Gehirn von 1000–3000 Cts/s. Bei einer Aufnahmedauer von 30 min und einer Aufteilung in 10 Schichten erhält man eine für eine einzelne Schicht aufintegrierte Zählrate von 150 000–600 000 Cts.

Moderne Gammakameras erlauben für die Gehirntomographie einen Rotationsradius von weniger als 14 cm, so daß das Auflösungsvermögen im Zentrum der Rotation besser als 10 mm ist. Um dieses Auflösungsvermögen auszunutzen, darf die Pixelgröße der Aufnahmematrix maximal 5 mm betragen.

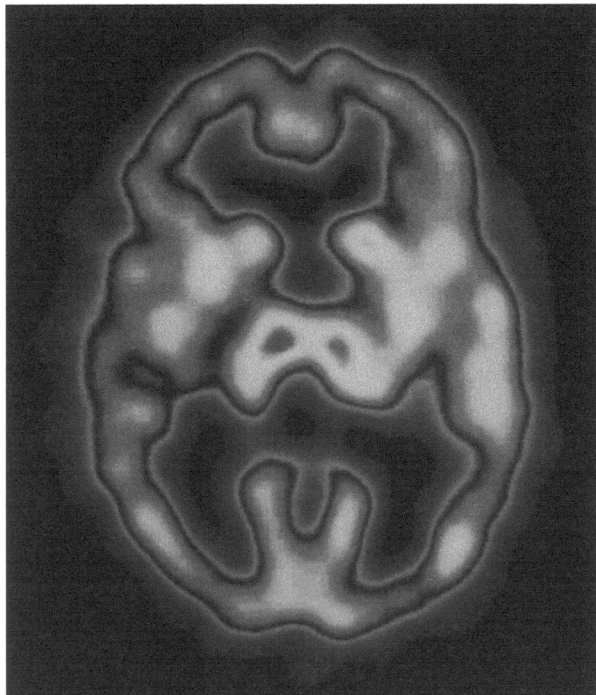

Abb. 2.4. Transversales Tomogramm eines Normalpatienten

Bei einer Kamera mit einem Gesichtsfeld von 500 mm läßt sich dies durch Verwendung einer 64er Bildmatrix unter gleichzeitig eingeschaltetem Zweifachzoom erreichen. Jedes Pixel hat dann eine Größe von knapp 4 mm. Die Anzahl der Projektionen beträgt 64 über einem Rotationswinkel von 360 s. Leicht verbesserte Ergebnisse erhält man unter Verwendung von 128er Matrizen/128 Projektionen.

Die Rekonstruktion der Tomogramme erfolgt normalerweise über die gefilterte Rückprojektion oder in einzelnen Fällen die iterative Rekonstruktion. Wegen der sehr unterschiedlichen Implementationen der gefilterten Rückprojektion und deren Filterparameter können wir uns hier nur auf die Empfehlung des in fast jeder Implementation vorhandenen Butterworth-Filters mit einer Cut-off-Frequenz von 35% der Nyquist-Frequenz und der Ordnung 10 beschränken (Pegasys/ADAC). Wird ohne Streukorrektur rekonstruiert, so ist ein Absorptionskoeffizient von 0,12 cm^{-1}, andernfalls von 0,15 cm^{-1} zu verwenden.

Das transversale Tomogramm eines Normalpatienten, aufgenommen mit einem Ringtomographen (CERASPECT/DSI-ADAC), ist in Abb. 2.4 zu sehen.

Literatur

1. Bell MA, Ball MJ (1985) Laminar variation in the microvascular architecture of normal human visual cortex (area 17). Brain Res 335:139–143
2. Czihak B, Langer H, Ziegler H (Hrsg) (1981) Biologie, 3. Aufl. Springer, Berlin Heidelberg New York Tokyo
3. Witzleb E (1980) Funktionen des Gefäßsystems. In: Schmidt RF, Thews G (Hrsg) Physiologie des Menschen. Springer, Berlin Heidelberg New York
4. Yoshida Y, Ikuta F (1984) Three-dimensional architecture of cerebral microvessels with a scanning electron microscope: A cerebrovascular casting method for fetal and adult rats. J Cereb Blood Flow Metab 4:290–296
5. Alberts B, Bray D, Lewis J, Raff M, Roberts K, Watson JD (1983) Molecular biology of the cell. Garland, New York London
6. Neirinckx RD, Nowotnik DP, Pickett RD, Harrison RC, Ell PJ (1986) Development of a lipophilic Tc-99m-Complex useful for brain perfusion evaluation with conventional SPECT imaging equipment. In: Biersack HJ, Winkler C (eds) Amphetamines and pH-shift agents for brain imaging. de Gruyter, Berlin
7. Dischino DD, Welch MJ, Kilbourn MR, Raichle ME (1983) Relationship between lipophilicity and brain extraction of C-11-labeled radiopharmaceuticals. J Nucl Med 24:1030–1038
8. Rudolph AM, Heymann MA (1967) Circulation of the fetus in utero: Methods for studying distribution of blood flow, cardiac output and organ blood flow. Circ Res 21:163–184
9. Mallett BL, Veall N (1965) Measurement of regional cerebral clearance rates in man using Xenon-133 inhalation and extracranial recording. Clin Sci 29:179–191
10. Veall N, Mallett BL (1966) Regional cerebral blood flow determination by Xe-133 inhalation and external recording: The effect of arterial recirculation. Clin Sci 30:353–369
11. Neirinckx RD et al. (1987) Technetium-99m d,l HM-PAO: A new radiopharmaceutical for SPECT imaging of regional cerebral blood flow perfusion. J Nucl Med 28:191–202
12. Lassen NA, Perl W (1979) Tracer kinetic methods in medical physiology. Raven, New York
13. Lassen NA, Andersen AR, Friberg L, Paulson OB (1988) The retention of [^{99m}Tc]-d,l-HM-PAO in the human brain after intracarotid bolus injection: a kinetic analysis. J Cereb Blood Flow Metab 8:13–22
14. Winchell HS, Horst WD, Braun L, Oldendorf WH, Hattner R, Parker H (1980) N-isopropyl-(I-123) p-iodoamphetamine: Single-pass brain uptake and washout; binding to brain synaptosomes; and localization in dog and monkey brain. J Nucl Med 21:947–952
15. Winchell HS, Baldwin RM, Lin TH (1980) Development of I-123-labeled amines for brain studies: localization of I-123 iodophenylalkyl amines in rat brain. J Nucl Med 21:940–946
16. Volkert WA, Troutner DE, Hoffman TJ, Seger RM, Holmes RA (1983) Tc-99m propylene amine oxime; a potential brain radiopharmaceutical. J Nucl Med 24:P128
17. Volkert WA, Hoffman TJ, Seger RM, Troutner DE, Holmes RA (1984) Tc-99m-propylene amine oxime (Tc-99m-PnAO); a potential brain radiopharmaceutical. Eur J Nucl Med 9:511–516
18. Reichmann K, Biersack HJ, Basso L et al. (1986) A comparative study of brain uptake and early kinetics of Tc-99m d,l HM-PAO and other PnAO derivatives in baboons. Nuklearmedizin 25:134–137
19. Reichmann K (1988) Meßtechnische und experimentelle Untersuchungen zur Messung der Hirndurchblutung mit ^{99m}Tc dl HMPAO. Habilitationsschrift, Universität Bonn
20. Amersham Buchler (1993) CERETEC. Gebrauchsinformation und Fachinformation. Braunschweig
21. Andersen AR, Friberg L, Knudsen KBM et al. (1988) Extraction of [^{99m}Tc]-d,l-HM-PAO across the blood-brain barrier. J Cereb Blood Flow Metab 8:44–51
22. Neirinckx RD, Burke JF, Harrison RC, Forster AM, Andersen AR, Lassen NA (1988) The retention mechanism of Technetium-99m-HM-PAO: intracellular reaction with glutathione. J Cereb Blood Flow Metab 8:4–12

2.2 Entwicklung und klinische Anwendung von Neurolite (Kit für die Herstellung von ^{99m}Tc-Bicisat)

F. Grünwald

2.2.1 Entwicklung

Xenon-133 erlaubt eine quantitative Messung der Hirndurchblutung; diese Methode hat aber einige Nachteile, die den Einsatz in der klinischen Routine erheblich erschweren. Neben den ungünstigen Eigenschaften des Isotops (lange Halbwertszeit, niedrige Gammaenergie) spielen dabei auch generelle Schwierigkeiten in der Handhabung von radioaktiven Gasen eine Rolle (insbesondere in bezug auf den Strahlenschutz).

Anfang der 80er Jahre wurden zunächst ^{123}J-markierte Tracer entwickelt. Seit Mitte der 80er Jahre steht HMPAO (Hexamethylpropylenaminoxim) als ^{99m}Tc-markierbares Radiopharmakon für die Routinediagnostik zur Verfügung. In den vergangenen Jahren wurde nach weiteren ^{99m}Tc-markierbaren Tracern für die Darstellung der Hirndurchblutung geforscht. In etwa 5 Substanzgruppen wurde nach geeigneten Präparaten gesucht. Vielversprechende Ergebnisse zeigten sich für das N,N-(1,2-Äthylendiyl)bis-L-Cystein-Diäthylester-Dihydrochlorid (Bicisat-Dihydrochlorid, auch unter den Bezeichnungen RP-217 bzw. ECD oder Neurolite bekannt) (Abb. 2.5 und 2.6).

Präklinische und erste klinische Untersuchungen gingen von Walovitch et al. [1, 2] von der Radiopharmaceutical Division, Du Pont Merck Pharmaceutical Company, aus. Es wurden zum RP-217 analoge ^{99m}Tc-Diamindithioldiester sowohl in-vivo als auch in-vitro bei verschiedenen Spezies untersucht. Alle Substanzen wiesen eine hohe Lipophilie und einen hohen "brain uptake index" (Maß für die vaskuläre Permeabilität) auf. Während sich im Gehirn von Nagetieren für alle Analoga eine niedrige Retention ergab, hatte die Stereochemie/Struktur des ^{99m}Tc-Komplexes beim Primaten einen deutlichen Einfluß auf die Retention. Alle Substanzen mit hoher Retention waren L-Diester, die zu hydrophilen Komplexen durch Esterhydrolyse metabolisiert wurden, während die nichtretinierbaren Substanzen im Primatenhirn nicht metabolisiert wurden. Sowohl bei Nagetieren als auch bei Primaten wurde ^{99m}Tc-Bicisat rasch zu einem Monosäureester ^{99m}Tc-N,N-1,2-Äthylendiylbis-L-Cystein-Monoäthylester (ECM) metabolisiert, so daß daraus geschlossen werden kann, daß durch die Metabolisierung von ^{99m}Tc-Bicisat saure Metaboliten entstehen, die selektiv vom Primatenhirn retiniert werden.

Sowohl bei Primaten als auch bei Nagetieren findet sich der größte Anteil des intravenös applizierten ^{99m}Tc-Bicisats im Zytosol. Für Rhesusaffen ergab sich im Mittel eine Retention im Gehirn von 4,51% der injizierten Dosis und eine

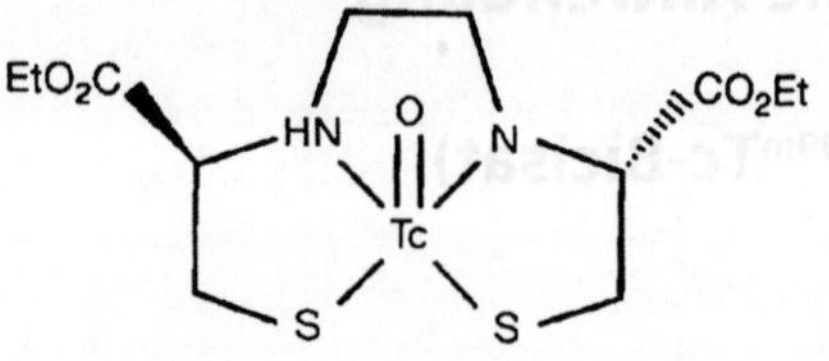

Abb 2.5. Strukturformel von (SP-5-35)-[[Diäthyl-N,N-(1,2-Äthandiyl)bis-[L-Cysteinato]](3-)-N,N,S,S]-oxo-[99mTc]technetium(V)

biologische Halbwertszeit von 41 h [1, 2]. Der 99mTc-Komplex, der vom D,D-Isomer abgeleitet wird, kann zwar auch die Blut-Hirn-Schranke überwinden und im Hirngewebe aufgenommen werden, er wird aber nicht in ausreichendem Maße metabolisiert oder retiniert.

Aufgrund der selektiven Retention der Metaboliten ausschließlich im Gehirn von Primaten wurden weitere präklinische Studien am Primaten durchgeführt. Greenberg et al. [3] untersuchten 99mTc-Bicisat in einem Modell für den akuten Schlaganfall beim Pavian. Der Tracer wurde 60 min nach Okklusion einer Arteria cerebri anterior oder media injiziert. Als Referenzmethode wurde die Jodo-[14C]Antipyrin-Technik eingesetzt, die eine absolute Messung der Hirndurchblutung im Tiermodell mittels Autoradiographie gestattet. Dabei ergab sich bei sehr niedrigen Werten in ischämischen Bezirken (unter ca. 15 ml/100 g/min) eine relative "Hyperfixation" des Tracers, während Areale mit hoher Durchblutung (über 40–50 ml/100 g/min) in den Werten durch 99mTc-Bicisat "unterschätzt" wurden.

2.2.2 Pharmakokinetik

Wie bereits oben erwähnt, liegt der Retention im Hirngewebe die Metabolisierung von 99mTc-Bicisat zu hydrophilem ECM, welches die Blut-Hirn-Schranke nicht passieren kann, zugrunde. Friberg et al. [4] untersuchten die Kinetik nach Injektion des Tracers in die Arteria carotis interna. Die Untersuchung wurde an Patienten vorgenommen, die an einer Epilepsie litten und bei denen eine Angiographie im Rahmen des WADA-Testes durchgeführt wurde.

Nach Gabe von 55,5 MBq 99mTc-Bicisat wurden zunächst sequentielle SPECT-Aufnahmen über 15 min angefertigt. 1 h und 24 h nach Injektion wurde eine komplette (8 Schichten umfassende) SPECT-Untersuchung angeschlossen. Bei den Spätaufnahmen nach 24 h zeigte sich ein unverändertes Aktivitätsanreicherungs-muster, so daß davon ausgegangen werden kann, daß es auch über diesen langen Zeitraum keine intrazerebrale Umverteilung gibt und der Wash-out aus dem Hirngewebe praktisch in allen Regionen gleich hoch ist. Die aus der initialen Sequenz resultierende Kurve kann als "triexponentiell" betrachtet werden.

Der sehr rasche Aktivitätsabfall in den ersten Sekunden ist durch den vaskulär bedingten Bolus nach Injektion hervorgerufen, die 2. Komponente (ca. 2 min) wird durch Konversion in den hydrophilen Komplex (ECM) sowie die Rückdiffusion des unmetabolisierten Tracers bestimmt; danach kommt es (im Gegensatz zu anderen Blutflußmarkern) zu einem geringen Übertritt des

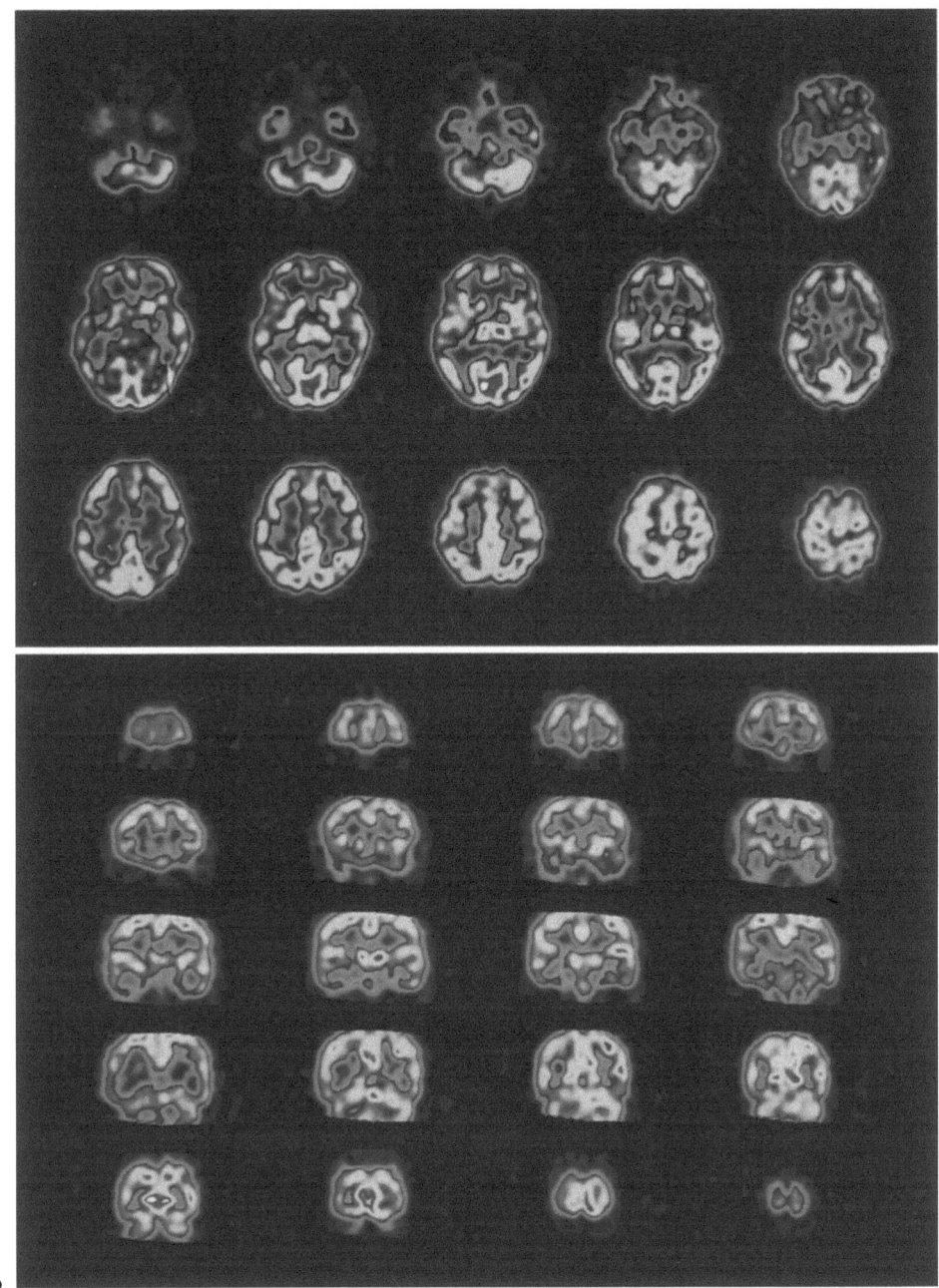

a

b

Abb. 2.6. a Transversale und **b** koronale Schnitte eines Normalbefundes, aufgenommen 30 min nach Injektion von 740 MBq ^{99m}Tc-Bicisat

hydrophilen Komplexes aus dem Gehirn in das Blut (ca. 4% pro Stunde). Nach diesen Untersuchungen ergab sich eine Extraktion (E) von 60%, eine Retentionsfraktion (R) von 44% und ein Retentions/Clearance-Quotient (α) von 2,59. Da der Wert für α höher als bei ^{99m}Tc-HMPAO ist, bedeutet dies, daß die Aufnahme von ^{99m}Tc-Bicisat näher an der linearen Proportionalität liegt als die von ^{99m}Tc-HMPAO und somit eine nur geringere Korrektur (Linearisierung) erforderlich ist.

Yonekura et al. [5] verglichen bei 10 Patienten mit zerebrovaskulären und dementiellen Erkrankungen die ^{99m}Tc-Bicisat-Aufnahme mit den absoluten Werten für die Durchblutung (gemessen mittels PET und der ^{15}O-Steady-state-Methode). Sie fanden bei höheren Durchblutungswerten eine Abweichung von der linearen Proportionalität und entwickelten einen empirisch ermittelten Algorithmus zur Linearisierung.

Auf einen weiteren wichtigen Unterschied in bezug auf Retentionsvorgänge zwischen ^{99m}Tc-Bicisat und anderen Blutflußmarkern soll hier noch eingegangen werden: Bei der postischämischen Reperfusion ("Luxusperfusion"), die in der subakuten Phase des Schlaganfalls auftreten kann, zeigt sich in der ^{99m}Tc-Bicisat-SPECT eine verminderte Aktivitätsanreicherung im infarzierten Gebiet, die vermutlich auf einen verzögerten Metabolismus zurückzuführen ist [6, 7]. Im Gegensatz dazu weisen andere Tracer in diesem Areal eine vermehrte Anreicherung auf, für das ^{99m}Tc-HMPAO wird sogar eine "Hyperfixation", die über das Maß der Durchblutungssteigerung hinausgeht, postuliert [8]. Somit hat ^{99m}Tc-Bicisat den Vorteil, daß ein Infarkt auch in der subakuten Phase, wenn es zunächst zu einem (allerdings nur kurz persistierenden) Ausgleich der Minderdurchblutung durch die Luxusperfusion kommt, nicht übersehen werden kann.

[99m]Tc-Bicisat kann als ein "Vitalitätsmarker" angesehen werden. Es hat allerdings den Nachteil, daß eine evtl. bestehende Luxusperfusion, die von prognostischer Bedeutung sein kann, nicht erfaßt werden kann. Für einen geänderten Retentionsmechanismus im infarzierten Gewebe sprechen auch Beobachtungen, daß die Retention über 20 h zwischen Infarkt und gesundem Hirngewebe differiert [9].

Auch außerhalb des Hirngewebes findet eine rasche Metabolisierung des Tracers in die hydrophilen Komplexe ECM sowie ^{99m}Tc-N,N-(1,2-Äthylendiyl)bis-L-Cystein (EĆ) statt. Bereits 5 min p.i. liegt nur noch ein Drittel der Plasmaaktivität (2,4% der ursprünglich injizierten Gesamtdosis) in der unveränderten Form vor. Somit haben Änderungen der zerebralen Durchblutung wenige Minuten nach der Injektion keinen nennenswerten Einfluß auf die Aktivitätsverteilung im Gehirn, da zu diesem Zeitpunkt nur noch vernachlässigbare Mengen an Tracer vorliegen, die noch ins Gehirn aufgenommen werden können.

Die Zeitverläufe der Aktivitätsanreicherung in den verschiedenen Organen können hier nicht komplett wiedergegeben werden, die Werte sind der Publikation von Leveille et al. [10] zu entnehmen. Eine Stunde nach der Injektion befinden sich 4,9% der injizierten Dosis im Blut, 5,2% im Gehirn und 21,8% in der Harnblase. Bemerkenswert ist der schnelle Wash-out aus den "Weichteilen"

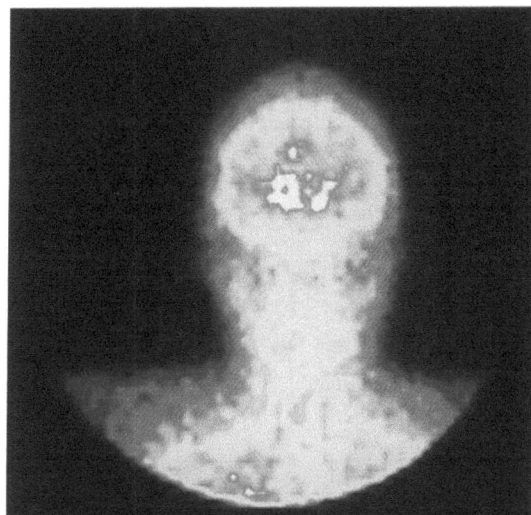

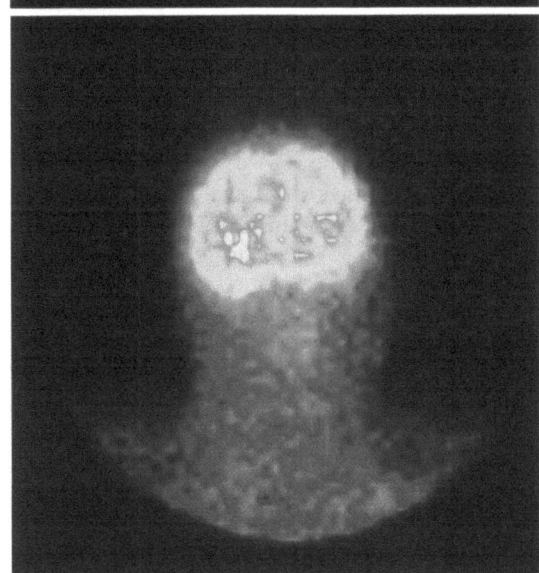

Abb. 2.7a,b. Planare Szintigraphie (ventrale Projektion) 1 h nach Injektion von ^{99m}Tc-HMPAO (**a**) bzw. ^{99m}Tc-Bicisat (**b**). Die Relation zwischen Hirn und Weichteil-Anreicherung ist beim ^{99m}Tc-Bicisat höher. Die absolute Menge an Radioaktivität (Anteil der injizierten Dosis) ist allerdings bei beiden Tracern etwa gleich und beträgt zu diesem Zeitpunkt ca. 5%

des Gesichtsschädels (Abb. 2.7), was zu einer Verbesserung der Bildqualität beitragen kann, da es z.B. nicht zu einer nennenswerten Anreicherung in der Galea kommt.

2.2.3 Präparation von Neurolite

Zusammensetzung des Kits

Der Kit für die Markierung von ^{99m}Tc-Bicisat besteht aus 2 Fläschchen:

Fläschchen A enthält:

- 0,90 mg Bicisat-Dihydrochlorid,
- 0,072 mg Zinnchlorid-Dihydrat,
- 0,36 mg Dinatrium-EDTA,
- 24 mg Mannitol,
- Salzsäure,
- Stickstoff als Schutzgasatmosphäre.

Fläschchen B enthält:

- 4,1 mg Dinatriumphosphat-Heptahydrat,
- 0,46 mg Natriumdihydrogenphosphat-Monohydrat,
- ad 1 ml H_2O pro inject.

Zubereitung von ^{99m}Tc-Bicisat

Auf allgemeine Richtlinien für die Markierung (Strahlenschutz, Kennzeichnungspflicht, Sterilität, Entsorgung von Abfällen gemäß Strahlenschutzvorschriften usw.) soll hier nicht eingegangen werden. 3,7 GBq Technetium-Pertechnetat (in etwa 2 ml Volumen) werden in Fläschchen B gegeben. 3 ml NaCl werden rasch in Fläschchen A injiziert, dieses wird einige Sekunden geschüttelt, um das Lyophilisat aufzulösen, anschließend wird 1 ml des Inhalts von Fläschchen A in Fläschchen B gegeben. Letzteres soll für einige Sekunden geschwenkt und anschließend für 30 min bei Raumtemperatur stehengelassen werden. Innerhalb von 8 h nach der Markierung sollte der Tracer verwendet werden.

Bestimmung der radiochemischen Reinheit

Die Bestimmung der radiochemischen Reinheit erfolgt mittels Dünnschichtchromatographie (TLC). Zunächst wird das Chromatographiegefäß so weit mit frischem Äthylacetat aufgefüllt, daß der Boden 3–4 mm bedeckt ist. Anschließend wird das Gefäß mit Parafilm verschlossen, um 15–40 min zu äquilibrieren. Da Äthylacetat haut- und schleimhautreizend ist, sollte dies unter einem Abzug geschehen. Es wird ein Baker-Flex-Silica-Gel IB-F, 2,5 × 7,5 cm, Baker#2/4463/03 oder ein vergleichbarer Streifen verwendet. Mit einem Bleistift werden 3 dünne Linien (2/4, 5/7 cm Abstand vom Anfang des Streifens) gezogen. 5 µl des fertigen Tracers werden in die Mitte der 2-cm-Linie getropft, der Durchmesser des Flecks sollte dabei nicht größer als 1 cm sein. Der Fleck sollte für 5–10 min trocknen, danach muß der Streifen in das Gefäß eingesetzt und bis zur 7-cm-Linie entwickelt werden. Anschließend wird der Streifen aus dem Gefäß genommen und getrocknet. An der 4,5-cm-Linie wird der Streifen durchtrennt und in beiden Hälften die Radioaktivität gemessen (z.B. mittels Gammacounter). Die radiochemische Reinheit ergibt sich aus der Formel:

$$\% \ ^{99m}\text{Tc-Bicisat} = 100 \times A_o/(A_o + A_u)$$

(A_o ist die Aktivität des oberen, A_u die Aktivität des unteren Anteils des Streifens).

Der Tracer darf nur verwendet werden, wenn die radiochemische Reinheit mindestens 90% beträgt.

2.2.4 Hinweise für die klinische Anwendung

Vorbereitung, Untersuchungstechnik

Wie auch bei der Anwendung von anderen Tracern für die Hirndurchblutung sollte die Injektion unter Ruhebedingungen erfolgen. Es ist zu empfehlen, daß der Patient bereits 10 min vorher entspannt liegt. Die Injektion sollte in einem etwas abgedunkelten Raum mit wenig Hintergrundgeräuschen stattfinden, wobei der Patient die Augen geöffnet hat. Es wird eine Dosierung von 740 MBq empfohlen, allerdings kann die Dosis in Abhängigkeit von der klinischen Situation auch verändert werden.

Aufgrund der vorwiegend renalen Ausscheidung des Tracers ist es bei der Verwendung von ^{99m}Tc-Bicisat besonders wichtig, den Patienten dazu anzuhalten, viel Flüssigkeit zu trinken und die Blase häufig zu entleeren (s. unten). Bei der Festlegung der applizierten Dosis sollte die zu erwartende Miktionsfrequenz und die daraus resultierende Strahlenexposition der Harnblasenwand mit berücksichtigt werden. Nach der Injektion sollte der Patient weitere 5 min in Ruhe liegen. Aufgrund des anfänglich hohen Wash-out aus dem Weichteilgewebe sollte die Akquisition nicht früher als 30 min p.i. begonnen werden, da es anderenfalls zu Artefakten bei der Rekonstruktion führen kann, wenn es zu nennenswerten Änderungen der Aktivitätsverteilung im Rekonstruktionsvolumen während der Akquisitionszeit kommt.

Vom Hersteller wird eine Akquisition innerhalb von 8 h p.i. empfohlen, diese sollte aber möglichst nicht zu spät erfolgen, da sowohl der physikalische Zerfall als auch der Wash-out hydrophiler Metaboliten aus dem Hirngewebe zu einer Verschlechterung der Bildqualität führt. Die optimale Akquisitionszeit hängt vom verwendeten Aufnahmesystem und vom klinischen Zustand des Patienten ab, sie sollte aber aufgrund des Wash-out nicht zu lang sein (<30 min).

Beurteilung von ^{99m}Tc-Bicisat-SPECT-Befunden

Erfahrungen über den klinischen Einsatz liegen bereits für zerebrovaskuläre Erkrankungen, Schlaganfall, Demenzen, M. Parkinson und Epilepsien vor [6–9, 11–17]. Prinzipiell ergeben sich (bis auf die im folgenden genannten Ausnahmen) keine wesentlichen Unterschiede im Vergleich mit anderen Tracern, insbesondere mit dem ^{99m}Tc-markierbaren HMPAO.

1. Wie oben bereits dargestellt, zeigt sich im Stadium der postischämischen Reperfusion im Gegensatz zu anderen Blutflußmarkern keine erhöhte – sondern eine verminderte – Retention im infarzierten Gewebe.

Tabelle 2.1. Abschätzung der Strahlendosis für ^{99m}Tc-Bicisat (mGy/MBq)

	2-h-Miktionsintervall	4,8-h-Miktionsintervall
Harnblasenwand	0,0300	0,0730
Gallenblasenwand	0,0250	0,0250
Obere Dickdarmwand	0,0160	0,0170
Untere Dickdarmwand	0,0130	0,0150
Dünndarm	0,0094	0,0100
Nieren	0,0073	0,0074
Ovarien	0,0054	0,0080
Gehirn	0,0055	0,0055
Leber	0,0053	0,0054
Knochenoberfläche	0,0034	0,0038
Schilddrüse	0,0035	0,0035
Rotes Knochenmark	0,0024	0,0027
Hoden	0,0022	0,0036
Lunge	0,0020	0,0020
Ganzkörper	0,0024	0,0029

2. Nakagawara et al. [6] beobachteten, daß Einschränkungen der vaskulären Reservekapazität (Reaktion auf Diamox) am deutlichsten mit ^{123}J-IMP (^{123}J-Amphetamin) nachweisbar waren, während ^{99m}Tc-Bicisat teilweise nur eine geringe – und ^{99m}Tc-HMPAO nur eine minimale – Einschränkung der vaskulären Reservekapazität zeigen konnten.

3. Matsuda et al. [11] fanden bei zerebrovaskulären Erkrankungen eine höhere Sensitivität mit ^{123}J-IMP bei kortikalen Defekten, während bei der Beurteilung von Thalamus und Striatum ^{99m}Tc-Bicisat eine höhere Sensitivität aufwies.

4. Aufgrund des Wash-out hydrophiler Metaboliten aus dem Hirngewebe können sich u.U. Schwierigkeiten bei quantitativen Aktivierungsstudien ergeben, wenn Algorithmen zur Quantifizierung und Subtraktion verwendet werden, die für die ^{99m}Tc-HMPAO-SPECT entwickelt wurden [18].

5. Die hohe In-vitro-Stabilität von ^{99m}Tc-Bicisat erlaubt iktale Tracerinjektionen unmittelbar bei Anfallsbeginn auch bei Patienten mit niedriger Anfallsfrequenz [16], da in diesem Fall – im Gegensatz zum ^{99m}Tc-HMPAO-der fertig markierte Tracer bereits zur Verfügung steht.

2.2.5 Strahlenexposition

Aufgrund der vorwiegend renalen Ausscheidung des Tracers hat die Miktionsfrequenz einen großen Einfluß auf die Strahlenexposition besonders der Organe, die sich in räumlicher Nähe zur Harnblase befinden, wie z.B. Gonaden. Um die Strahlenexposition zu minimieren, sollte der Patient daher zu häufiger Miktion nach der Tracerinjektion angehalten werden.

Für einen Patienten mit 70 kg Körpergewicht wurden die in Tabelle 2.1 wiedergegebenen Werte ermittelt. Das effektive Dosisäquivalent beträgt

0,008 mSv/MBq bzw. 0,011 mSv/MBq für Miktionsintervalle von 2 bzw. 4,8 h. Bei Verwendung von 740 MBq beträgt die Ganzkörperexposition 1,78 bzw. 2,15 mGy, das effektive Dosisäquivalent liegt bei 5,92 bzw. 8,14 mSv.

Literatur

1. Walovitch RC, Cheesman EH, Maheu LJ, Hall KM (1994) Studies of the retention of the brain perfusion imaging agent ^{99m}Tc-bicisate (^{99m}Tc-ECD). J Cereb Blood Flow Metab 14[Suppl 1]: 4–11
2. Walovitch RC, Hill TC, Garrity ST et al. (1989) Characterization of technetium-99m,L,L-ECD for brain perfusion imaging, part 1: pharmacology of technetium-99m ECD in nonhuman primates. J Nucl Med 30:1892–1901
3. Greenberg JH, Araki N, Karp A (1994) Correlation between ^{99m}Tc-bicisate and regional CBF measured with iodo-[^{14}C]antipyrine in a primate focal ischemia model. J Cereb Blood Flow Metab 14[Suppl 1]:36–43
4. Friberg L, Andersen AR, Lassen NA, Holm S, Dam M (1994) Retention of ^{99m}Tc-bicisate in the human brain after intracarotid injection. J Cereb Blood Flow Metab 14[Suppl 1]:19–27
5. Yonekura Y, Tsuchida T, Sadato N et al. (1994) Brain perfusion SPECT with ^{99m}Tc-bicisate: comparison with PET measurement and linearization based on permeability-surface area product model. J Cereb Blood Flow Metab 14[Suppl 1]:58–65
6. Nakagawara J, Nakamura J, Takeda R et al. (1994) Assessment of postischemic reperfusion and diamox activation test in stroke using ^{99m}Tc-ECD SPECT. J Cereb Blood Flow Metab 14[Suppl 1]: 49–57
7. Lassen NA, Sperling B (1994) ^{99m}Tc-bicisate reliably images CBF in chronic brain diseases but fails to show reflow hyperemia in subacute stroke: report of a multicenter trial of 105 cases comparing ^{133}Xe and ^{99m}Tc-bicisate (ECD, Neurolite) measured by SPECT on same day. J Cereb Blood Flow Metab 14[Suppl 1]:44–48
8. Moretti JL, Defer G, Cinotti L, Cesaro P, Vigneron N, Pethe C (1988) Comparative tomoscintigraphic study of strokes using ECD Tc-99m, HMPAO Tc-99m and IMP I-123. Eur J Nucl Med 12:311
9. Grünwald F, Broich K, Hartmann A et al. (1993) Tc-99m-ECD brain SPECT in stroke: early and delayed scan. J Cereb Blood Flow Metab 13[Suppl 1]:348
10. Leveille J, Demonceau G, De Roo M et al. (1989) Characterization of technetium-99m-L,L-ECD for brain perfusion imaging, part 2: biodistribution and brain imaging in humans. J Nucl Med 30:1902–1910
11. Matsuda H, Li YM, Higashi S et al. (1993) Comparative SPECT study of stroke using Tc-99m ECD, I-123 IMP, and Tc-99m HMPAO. Clin Nucl Med 18:754–758
12. Moretti JL, Defer G, Tamgac F, Weinmann P, Belin C, Cesaro P (1994) Comparison of brain SPECT using ^{99m}Tc-bicisate (L,L-ECD) and [^{123}I]IMP in cortical and subcortical strokes. J Cereb Blood Flow Metab 14[Suppl 1]:84–90
13. Brass LM, Walovitch RC, Joseph JL et al. (1994) The role of single photon emission computed tomography brain imaging with ^{99m}Tc-bicisate in the localization and definition of mechanisms of ischemic stroke. J Cereb Blood Flow Metab 14[Suppl 1]:91–98
14. Waldemar G, Walovitch RC, Andersen AR et al. (1994) ^{99m}Tc-bicisate (Neurolite) SPECT brain imaging and cognitive impairment in dementia of the Alzheimer type: a blinded read of image sets from a multicenter SPECT trial. J Cereb Blood Flow Metab 14[Suppl 1]:99–105
15. Miletich RS, Quarantelli M, Di Chiro G (1994) Regional cerebral blood flow imaging with ^{99m}Tc-bicisate SPECT in asymmetric Parkinson's disease: studies with and without chronic drug therapy. J Cereb Blood Flow Metab 14[Suppl 1]:106–114
16. Grünwald F, Menzel C, Pavics L (1994) Ictal and interictal brain SPECT imaging in epilepsy using technetium-99m-ECD. J Nucl Med 35: 1896–1901

17. Yonekura Y, Sasaki Y, Kubo A, Tanada S, Momose T, Torizuka K (1993) Clinical usefulness of ^{99m}Tc-ECD – a multicenter phase 3 study. Kaku Igaku 30:397–410
18. Holm S, Madsen L, Sperling B, Lassen NA (1994) Use of ^{99m}Tc-bicisate in activation studies by split-dose technique. J Cereb Blood Flow Metab 14[Suppl 1]:115–120

3 Erwartungen des Klinikers

3.1 Erwartungen des Neurologen an die SPECT des Gehirns

H.F. Durwen

3.1.1 Einleitung

Im Zentrum der neurologischen Diagnostik und Behandlung steht stets die ausführliche klinische Untersuchung und die Summe klinischer Eindrücke. Dennoch kann der Einsatz zusatzdiagnostischer Verfahren sehr wünschenswert und hilfreich sein, sofern sich durch sie zusätzliche Informationen und Entscheidungshilfen erarbeiten lassen, die wiederum zum Nutzen der Patienten eingesetzt werden können. Durch die über die klinische Untersuchung hinausgehende Verwendung zusatzdiagnostischer Instrumentarien verspricht sich der Kliniker in idealer Weise eine Erhöhung der Sicherheit bei der differentialdiagnostischen Abgrenzung schwieriger Krankheitsbilder, eine Unterstützung bei der Planung weiterer sinnvoller diagnostischer Schritte, eine Entscheidungshilfe bei der Wahl der adäquaten Behandlungskonzepte und bei der Optimierung der Patientenbetreuung insgesamt, eine Kontrolle der therapeutischen Maßnahmen, eine Verbesserung in der Beurteilung des Krankheitsverlaufs und der langfristigen Prognose sowie eine Früherfassung von Risikokonstellationen zur Initiierung prophylaktischer Maßnahmen.

Die Bereitschaft zum Einsatz einer apparativen Methode steigt um so mehr, je ungefährlicher und unbelasteter ihre Durchführung für den Patienten ist. Darüber hinaus ist heutzutage an ein zusatzdiagnostisches Verfahren auch die Forderung zu stellen, daß es möglichst kostengünstig realisiert werden kann. Ferner ist es für die Verbesserung der allgemeinen Patientenversorgung wünschenswert, wenn der technisch-apparative und personelle Aufwand eine zuverlässige Realisation der Methode nicht nur in wenigen Zentren, sondern auch flächendeckend in nichtuniversitären Krankenhäusern und niedergelassenen Arztpraxen erlaubt.

Die Palette der neurologisch relevanten zusatzdiagnostischen Untersuchungsinstrumentarien wurde in den beiden vergangenen Jahrzehnten durch die Entwicklung moderner bildgebender Verfahren enorm erweitert und bereichert. Hierzu zählen die kraniale Computertomographie (cCT) und die Kernspin- oder Magnetresonanztomographie (MRT) ebenso wie die Positronenemissionstomographie (PET) und auch die Single-Photon-Emissions-Computertomographie (SPECT). Während cCT und z.Zt. auch MRT ausschließlich für die Abbildung der morphologischen Strukturen des Gehirns eingesetzt werden und im wesentlichen (von der erst im Werden begriffenen funktionellen

Kernspintomographie einmal abgesehen) statische Verfahren darstellen, handelt es sich bei der PET und der SPECT hingegen um primär funktionelle bildgebende Instrumentarien zur Untersuchung des Gehirns. Dementsprechend richten sich die Erwartungen des Neurologen an die SPECT-Untersuchung auch insbesondere auf die funktionsdynamischen Aspekte der Methode.

Wie bereits dargelegt, können mit Hilfe der SPECT und unter Verwendung der Substanz HMPAO (Hexamethylpropylenaminoxim) vor allem die zerebralen Durchblutungsverhältnisse untersucht werden, indem der regionale zerebrale Blutfluß (rCBF) und das regionale zerebrale Blutvolumen (rCBV) dargestellt und mitunter in Beziehung zueinander gesetzt werden. Darüber hinaus besteht seit wenigen Jahren auch die Möglichkeit der Darstellung zerebraler Rezeptoren und ihrer Dichte in unterschiedlichen Hirnregionen. Es handelt sich hierbei um die Abbildung der D2- und der Benzodiazepinrezeptoren.

Vor diesem Hintergrund richten sich die Hoffnungen auf wesentliche zusätzliche Informationen durch den Einsatz der Hirn-SPECT somit vor allem auf all jene Krankheitsbilder, bei denen die zerebralen Durchblutungsverhältnisse direkt oder indirekt beeinflußt werden bzw. bei denen eine Alteration der Dichte der darstellbaren zerebralen Rezeptoren zu erwarten ist. Zur Hauptdomäne des Einsatzes von SPECT-Untersuchungen in der Neurologie dürften demzufolge die zerebrovaskulären Erkrankungen gehören. Weitere Indikationen innerhalb der Neurologie sollten sich bei den degenerativen und dementiellen Krankheitsbildern, den Anfallsleiden, den entzündlichen Erkrankungen des Gehirns, den geschlossenen Schädel-Hirn-Traumata und nicht zuletzt bei den extrapyramidalen Erkrankungen ergeben. Schließlich sollten sich auch im Rahmen der Hirntoddiagnostik hilfreiche Informationen gewinnen lassen.

In Anbetracht der funktionsdynamischen Aspekte der Methode sollten weitere Zusatzinformationen zu den einzelnen Krankheitsbildern ggf. nicht nur unter Ruhebedingungen, sondern auch unter interventionellen Bedingungen, d.h. unter exogener Provokation, sowie auch unter den Bedingungen der akuten, anfallsartigen Zuspitzung eines Krankheitsbildes, d.h. sozusagen unter endogener Provokation, zu erzielen sein. Nicht zuletzt im Gewinn von Informationen über das Verhalten des Gehirns unter Extrem- bzw. Provokationsbedingungen sollte ein großer Vorteil der SPECT gegenüber den eher statischen bildgebenden Verfahren liegen.

In den nachfolgenden Abschnitten dieses Kapitels werden nun die Erwartungen des klinisch tätigen Neurologen an die SPECT des Gehirns artikuliert und die Möglichkeiten der Methode kurz charakterisiert.

3.1.2 Zerebrovaskuläre Erkrankungen

Die zerebrovaskulären Erkrankungen gehören zu den häufigsten Krankheitsbildern in der Neurologie. In der klinischen Routine wird ihre zusatzdiagnostische Beschreibung in der Regel über die statischen bildgebenden Verfahren, also vor allem cCT und auch MRT, realisiert. Dennoch bleiben damit in der Regel Fragen offen oder nur zum Teil beantwortbar, so daß der zusätzliche Einsatz einer funktionsdynamisch orientierten Methode sinnvoll erscheint, insbesondere wenn es sich dabei um ein Verfahren handelt, welches die zerebralen Durchblutungsverhältnisse widerspiegelt. An die Durchführung einer Hirn-SPECT richtet sich somit die Erwartung, zusätzliche Informationen über Ausdehnung und Ausmaß der funktionellen Schädigung, über den Krankheitsverlauf, die Optimierung der Behandlungsstrategien und schließlich über die allgemeine Prognose zu erhalten.

Beim Auftreten eines akuten Schlaganfalles sind in der HMPAO-SPECT gestörte Durchblutungsverhältnisse auf dem Boden einer Makroangiopathie bereits im Akutstadium, also innerhalb der ersten 24 h nachweisbar, während die cCT noch bis zu 48 h unauffällig bleiben kann [1, 2, 3]. Erst durch den Einsatz der neuesten Generation hochauflösender Computertomographen werden auch mit diesem Verfahren schon in 85% der Fälle positive Infarktnachweise innerhalb der ersten 24 h möglich [4]. Eine Indikation für eine Hirn-SPECT kann sich also in der Akutphase immer dann ergeben, wenn aufgrund des klinischen Untersuchungs- und des cCT-Befundes eine Zuordnung des Krankheitsbildes als ischämischer Insult nicht oder noch nicht gelingt. Darüber hinaus mag die sehr frühe Hirn-SPECT in Zukunft Bedeutung als Entscheidungskriterium bei der Planung und Optimierung des Einsatzes von lokalen intraarteriellen Fibrinolysen sowie hinsichtlich der Beurteilung des postinterventionellen Verlaufs gewinnen. Innerhalb von 3 min, und damit ohne größeren Zeitverlust, kann eine sog. "Schnell-SPECT" durchgeführt werden und wesentliche Informationen über das Ausmaß der zerebralen Minderdurchblutung liefern [5].

Weitere wesentliche Informationen zur Ausdehnung der funktionellen Schädigung und zur frühen Abschätzung der prognostischen Aussichten sollten sich aus der seriellen Durchführung von SPECT-Untersuchungen zur Beurteilung des Stadienablaufs nach Hirninfarkt ergeben. Nach der initialen Minderperfusion im Akutstadium kommt es im subakuten Stadium, also etwa nach 8–14 Tagen, zu einer Hyperperfusion (Luxusperfusion) im Infarktareal [2]. Im chronischen Infarktstadium, also nach Abschluß der Narbenbildung und etwa 6 Wochen nach Eintritt des Ereignisses, stellt sich wieder eine Reduktion der regionalen Hirndurchblutung ein, die sich in der HMPAO-SPECT dann als scharf abgrenzbare, umschriebene Minderbelegung nachweisen läßt [4].

Das Ausmaß der in der Hirn-SPECT nachweisbaren initialen zerebralen Minderdurchblutung korreliert sehr wohl mit der langfristigen klinischen Prognose [6]. Zeigt die Hirn-SPECT in der Akutphase bei etwa gleicher neurologischer Ausfallssymptomatik noch relativ gut erhaltene Durchblutungsverhältnisse, so ist die Prognose hinsichtlich der neurologischen Restitution bei etwa der Hälfte der Patienten als gut anzusehen, während sie bei nahezu allen Patienten schlecht ist, wenn initial eine ausgedehnte Minderbelegung zur Darstellung kommt [7]. Auch der möglichst frühe, d.h. bis zum Ende der ersten Woche stattfindende Wiedereintritt der Reperfusion nach initialer Minderung der Durchblutung gilt nach ersten Untersuchungen im Vergleich zur später einsetzenden oder gar ausbleibenden Reperfusion als prognostisch günstiger [8, 9].

Funktionsdynamische Verlaufsbeobachtungen dieser Art, die die zerebralen Durchblutungsverhältnisse und damit indirekt auch die neuronalen Aktivitätszustände in unterschiedlichen Hirnregionen berücksichtigen, sind mit der cCT nicht möglich. Die serielle SPECT-Untersuchung ist darin ihrem Wesen nach eher einer EEG-Verlaufsbeobachtung [10] vergleichbar. Sie hat darüber hinaus den Vorteil der dreidimensionalen und damit auch subkortikalen Darstellung pathologischer Verhältnisse. Vor diesem Hintergrund verwundert es nicht, wenn SPECT- und cCT-Befunde nicht notwendigerweise deckungsgleich sind. Eine derartige Konstellation sollte daher nicht Anlaß zur Verunsicherung des Klinikers sein. Nicht übereinstimmende Befunde hinsichtlich Lokalisation und Ausdehnung sind nicht zwangsläufig als Widersprüche zu interpretieren, da es sich bei SPECT und cCT um zwei verschiedene, jedoch komplementäre Untersuchungsverfahren handelt.

So zeigen etwa 80% der frischen und 83% der älteren Territorialinfarkte in der Hirn-SPECT ein Areal zerebraler Minderdurchblutung, welches die Ausdehnung des im cCT nachweisbaren Befundes wesentlich überschreitet. Ferner weisen etwa 80% dieser Infarkte zusätzlich eine Nuklidminderbelegung des Kleinhirns auf, was als zerebelläre Diaschisis bezeichnet wird. Diese ist vornehmlich bei frischen, weniger bei älteren Infarkten nachweisbar [11].

Die größere Ausdehnung und teilweise differente Lokalisation der Befunde in der SPECT ist darauf zurückzuführen, daß die SPECT nicht nur irreversibel geschädigte Hirnstrukturen, sondern zusätzlich auch funktionell gestörtes Gewebe mit reduziertem Blutfluß bei noch erhaltenem Strukturstoffwechsel widerspiegelt. In der cCT hingegen wird lediglich nekrotisches oder ödematös geschädigtes Gewebe als Läsion abgebildet. Somit sollte durch den Einsatz der Hirn-SPECT und unter Bezug auf die morphologischen cCT-Befunde eine Differenzierung zwischen reversibler und irreversibler Gewebeschädigung möglich sein.

Es mehren sich nun in der Literatur Evidenzen dafür, daß gerade dieser Diskrepanz zwischen funktioneller und struktureller Bildgebung eine nicht unerhebliche prognostische Bedeutung zukommt [12, 13]. Mit einer Besserung des Krankheitsbildes kann vor allem dann gerechnet werden, wenn das Perfusionsdefizit in der Hirn-SPECT deutlich größer ist als die korrespondierende Dichteminderung im cCT. Bei einer derartigen Konstellation kann durch Reperfusion des ischämischen Areals eine Erholung des neuronalen Funktionsausfalls erwartet werden. Erscheinen hingegen in beiden Untersuchungen die Läsionen ähnlich groß, so ist mit einer wesentlichen Funktionsverbesserung nicht mehr zu rechnen [12].

Allerdings kann es mitunter Schwierigkeiten bereiten, SPECT- und cCT-Befunde in adäquater Weise zueinander in Beziehung zu setzen. In idealer Weise wäre daher anzustreben, die Differenzierung zwischen reversibel und irreversibel geschädigtem Gewebe ausschließlich über die Hirn-SPECT zu realisieren. Ein erster Ansatz dazu und zur Abschätzung von Prognose und langfristiger Rehabilitationsfähigkeit bei Patienten mit Schlaganfall stammt von Costa [14], der

10 Tage nach einem ischämischen Insult 2 Untersuchungsgänge im Abstand von 5 h nach einmaliger HMPAO-Injektion empfiehlt. Bei Vorliegen von vitalem Gewebe ist in der Spätaufnahme ein Pooleffekt aufgrund der angehobenen Reservekapazität erkennbar. Im Fall von nicht vitalem Gewebe ist in den Spätaufnahmen ein deutlicher Wash-out im infarzierten Areal zu sehen. Die Auswaschrate kann somit als prognostischer Index betrachtet werden. Frühzeitige und möglichst zuverlässige prognostische Aussagen gewinnen heutzutage für eine optimierte Patientenbetreuung zunehmend an Bedeutung sowohl bei der Planung der langfristigen rehabilitativen Behandlungsstrategien als auch bei der Organisation der sozialen und medizinischen Rahmenbedingungen.

In Zukunft mag unter Umständen auch die Auswahl der jeweiligen Therapiekonzepte in der Akutsituation durch Evidenzen aus Hirn-SPECT-Untersuchungen mitbeeinflußt werden, auch wenn es dafür trotz vorhandener Studien zum heutigen Zeitpunkt noch keine verläßlichen Anhalts- und Ansatzpunkte gibt [15].

Die bisherigen Ausführungen haben sich im wesentlichen auf die Verhältnisse bei Vorliegen einer Makroangiopathie bezogen. Anders sollte sich die Situation bei einer sog. mikroangiopathischen Läsion darstellen. Für diese Konstellation sind aus einer Hirn-SPECT-Untersuchung z.Z. relativ wenige Zusatzinformationen zu erwarten, da sich wegen der begrenzten Auflösung primäre singuläre lakunäre Infarkte nicht und multilakunäre Infarkte nur hinreichend sicher differenzieren lassen. Eine Verbesserung für diese Situation ist jedoch mit der weiteren Optimierung der Bildauflösung in der Hirn-SPECT zu erwarten. Dennoch kann der Einsatz einer SPECT-Untersuchung hilfreich sein, wenn sich im cCT lakunäre Infarkte nicht ausreichend sicher von hämodynamisch ausgelösten Endstrominfarkten abgrenzen lassen. In einer solchen Situation kann der Hirn-SPECT durch den Nachweis eines makroangiopathischen Musters, also einer ausgedehnteren und vor allem auch kortikal ausgeprägten Perfusionsminderung, eine gewisse Bedeutung sowohl für differentialdiagnostische Erwägungen als auch für die Indikation zur Durchführung weiterer Abklärungsmaßnahmen, z.B. einer Angiographie, zukommen [16].

Weitere, wesentliche Zusatzinformationen lassen sich durch den frühen Einsatz der Hirn-SPECT bei der Erfassung pathologischer Befunde im Rahmen reversibler zerebraler Ischämien, also bei einer TIA (transitorische ischämische Attacke) bzw. einem PRIND (prolongiertes reversibles ischämisches neurologisches Defizit), erwarten. Die unter Ruhebedingungen durchgeführte SPECT weist in etwa 80–90% derartiger Fälle lokale Minderperfusionen nach, während sich im cCT nur in 40–60% der Fälle pathologische Veränderungen finden lassen. Bei vertebrobasilärer Insuffizienz zeigt die Hirn-SPECT in etwa 50–60% der Fälle einen positiven Befund, die cCT jedoch nur in etwa 20% (17, 18).

Für Patienten, bei denen der Verdacht auf das Vorliegen einer TIA oder PRIND besteht, ergibt sich somit durch den Einsatz einer Hirn-SPECT-Untersuchung die Möglichkeit, die Lage der nutritiven Hirnversorgung und die räumliche Ausdehnung der Funktionsminderung besser abzuschätzen. Auch in diesem Indikationsbereich wird sich mit einer weiteren Verbesserung der Sensitivität der

Methode der Informationsgewinn noch erheblich steigern lassen. Sowohl cCT als auch MRT weisen in den reversiblen Stadien einer zerebrovaskulären Erkrankung noch keine Läsion auf, solange der Strukturstoffwechsel erhalten und lediglich der Funktionsstoffwechsel beeinträchtigt ist [2]. Bei unauffälligem cCT zeigen so etwa 50% der Patienten mit einer TIA oder PRIND pathologische Befunde in der Ruhe-SPECT [19, 20]. Die Sensitivität der Hirn-SPECT-Untersuchung kann durch eine interventionelle Maßnahme, den Einsatz des Acetazolamidprovokationstests (Diamox) zur Beurteilung der zerebralen Durchblutungsreserve, noch weiter erhöht werden. Auf diese Weise sollten auch latente zerebrovaskuläre Ischämien bei Hemisphären-TIA bzw. -PRIND nachweisbar werden. In der Tat läßt sich so bei bis zu 90% der Patienten mit regelrechtem cCT-Befund eine Beeinträchtigung der zerebralen Durchblutung darstellen. Bei Patienten mit vertebrobasilärer Insuffizienz und unauffälligem cCT beträgt die Identifikationsrate für umschriebene Perfusionsminderungen immerhin noch etwa 60 bis 70%. Dies bedeutet, daß der Informationsgewinn im Vergleich zur Ruhe-SPECT durch den Einsatz der Acetazolamidprovokation um etwa 30% gesteigert werden kann [20].

Vor diesem Hintergrund kommt der SPECT-Untersuchung sowohl prognostische als auch prophylaktische Bedeutung zu, erlaubt doch sie erst eine tatsächliche Beurteilung des Ausmaßes der funktionellen Störungen. Es ist bekannt, daß solche Konstellationen pathologisch veränderter zerebraler Durchblutungsverhältnisse einer klinischen Manifestation zerebrovaskulärer Schäden um etwa 2–3 Jahre vorausgehen [21]. Um so mehr unterstreichen pathologische Nachweise in der Ruhe- bzw. in der Provokations-SPECT die Notwendigkeit zur besonders intensiven Abklärung ätiologischer Faktoren ebenso wie zur strengen Vermeidung potentieller Risikofaktoren und ggf. zur Einleitung prophylaktischer Behandlungsmaßnahmen. Gerade für die letztgenannte Indikationsstellung wäre es wünschenswert, wenn in Zukunft mittels der Hirn-SPECT neben den allgemeinen Empfehlungen auch strenge Entscheidungskriterien herausgearbeitet werden könnten.

Weiterhin sollten wesentliche Zusatzinformationen aus dem Acetazolamidtest zu erwarten sein, wenn es um die Festlegung der hämodynamischen Relevanz einer Gefäßstenose und die Frage der Operationsindikation geht. Darüber hinaus sollte dem Verfahren auch Bedeutung bei der postoperativen Erfolgskontrolle zukommen. Mit Hilfe des Acetazolamidtests und der HMPAO-SPECT kann bei Patienten mit einer Stenose im Verlauf der A. carotis die zerebrovaskuläre Perfusionsreserve erfaßt werden. Zeigt sich präoperativ unter der Gabe von Acetazolamid im Seitenvergleich eine Abnahme der regionalen Durchblutung ipsilateral zur Stenose, so stellt dieser Befund der geminderten Perfusionsreserve eine wesentliche Entscheidungshilfe bei der Indikation zur operativen Vorgehensweise (Endarterektomie) dar [22]. Die HMPAO-SPECT mit Acetazolamid weist bei etwa 60–70% der asymptomatischen höhergradigen Stenosen supraaortaler Gefäße die hämodynamische Relevanz nach und unterstützt damit die Indikation zur Operation.

Auch für die postoperative Erfolgs- und Verlaufskontrolle sollten sich aus der Acetazolamidprovokations-SPECT relevante Informationen ergeben. Es ist bekannt, daß sich vor allem für jene Patienten, die präoperativ eine eindeutige Minderung der zerebralen Perfusionsreserve ipsilateral zur Stenose aufwiesen, postoperativ die deutlichsten Steigerungen der regionalen Durchblutung in dem betroffenen Areal belegen lassen. Für Patienten ohne eindeutigen präoperativen Acetazolamideffekt ergeben sich nach dem operativen Eingriff in der Regel keine wesentlichen Veränderungen, gelegentlich kommt es sogar zu einer Verschlechterung der regionalen Durchblutungsverhältnisse [23].

3.1.3 Anfallsleiden

Unbestritten kommt der EEG-Untersuchung die größte Bedeutung bei der Identifikation und Einordnung einer Epilepsieerkrankung zu. Dennoch können bei gezielter Fragestellung SPECT-Untersuchungen auch in einem solchen Kontext sinnvoll und hilfreich sein. Die funktionelle Aktivität des epileptischen Herdes läßt sich in der SPECT zwar nur indirekt über die korrelierende regionale Hirndurchblutung darstellen, erlaubt dafür aber die kortikale und subkortikale Erfassung des jeweiligen Aktivitätszustandes unter differenten funktionellen Bedingungen (interiktal, iktal, postiktal). Die Erwartungen an die Hirn-SPECT richten sich demnach sowohl auf den Gewinn zusätzlicher Informationen hinsichtlich der Lokalisation und Ausdehnung des epileptischen Herdes als auch auf differentialdiagnostische Erwägungen unter Berücksichtigung des funktionsdynamischen Aspekts.

Lokale Zuordnungen finden sich in der Regel nur bei Patienten, die unter fokalen bzw. komplex-fokalen Anfällen leiden, während Patienten mit generalisierten Anfallsformen vorwiegend normale regionale Durchblutungsverhältnisse zeigen [24, 25].

Iktal, also im epileptischen Anfall selbst, kommt es zu einer lokalen Steigerung des Hirnstoffwechsels und damit indirekt zu einer Anhebung der regionalen Hirndurchblutung. Interiktal, also im anfallsfreien Intervall, findet sich in der gleichen Region meist eine umschriebene Hypoperfusion als indirekter Ausdruck des geminderten Hirnstoffwechsels im Bereich des epileptischen Fokus. Die Sensitivität der interiktalen Hirn-SPECT mit HMPAO beträgt zwischen 60 und 80% und kann durch die zusätzliche Einbeziehung der MRT-Befunde auf etwa 90% gesteigert werden. Dies gilt sowohl für die Lokalisation als auch für die Lateralisation des epileptischen Herdes. Eine weitere Verbesserung der interiktalen SPECT-Ergebnisse kann durch die getrennte Messung von regionaler Durchblutung (mit HMPAO) und regionalem Blutvolumen (mit markierten Erythrozyten) erzielt werden. Darüber hinaus läßt sich die diagnostische Treffsicherheit auch noch durch den Einsatz interventioneller SPECT-Studien erhöhen. Hierzu gehören Untersuchungen unter Hyperventilation sowie nach Reduktion der antikonvulsiven Medikation [26, 27].

Bei der Identifikation des epileptischen Herdes bietet die HMPAO-SPECT wegen ihrer Dreidimensionalität gegenüber der Routine-EEG-Ableitung mit Oberflächenelektroden den Vorteil der größeren "Eindringtiefe". Elektroenzephalographisch sind solche Befunde, dann allerdings mit noch größerer Präzision, nur durch den Einsatz invasiver Verfahren, wie Strip- oder Tiefenelektroden, zu erzielen [1]. Aus einer SPECT-Untersuchung hingegen sind mit hinreichender Genauigkeit zusätzliche Informationen zur Abschätzung von Lage, Größe und Ausdehnung des epileptischen Herdes auch ohne wesentliche Belastung für den Patienten zu erwarten. Dies gilt um so mehr, als für die Zukunft noch mit weiteren Verbesserungen der Bildauflösung in der SPECT gerechnet werden kann. Darüber hinaus sollten sich weitere Evidenzen zur Lokalisation des epileptischen Herdes aus der iktal durchgeführten SPECT ergeben. Die iktale Untersuchung stellt eine Domäne der Hirn-SPECT dar, da es nur mit diesem Verfahren möglich ist, den iktalen Zustand "einzufrieren" und zeitlich versetzt, also nach Ablauf des Anfalles, zu analysieren. Hierin ist die SPECT der PET eindeutig überlegen und zeigt auch gewisse Vorteile gegenüber der EEG-Ableitung, die im Anfall nicht selten durch Artefakte so sehr überlagert wird, daß eine Interpretation nur schwer oder kaum gelingt.

Zuverlässige Aussagen zum primär epileptogenen Areal gelingen mit der iktalen SPECT jedoch nur dann, wenn HMPAO unmittelbar zu Beginn des Anfalls, also so früh wie möglich, intravenös appliziert wird. Dies setzt eine ausgefeilte Logistik hinsichtlich des technischen Ablaufs und eine hohe Disziplin aller Beteiligten voraus [28]. Zeitlich etwas verzögerte iktale SPECT-Untersuchungen lassen hingegen Aussagen sowohl zur Anfallsausbreitung als auch zur Konstitution und Rekrutierung sekundärer Krampfareale erwarten, die derzeit mit keinem anderen Verfahren in dieser für den Patienten unbelastenden Form herausgearbeitet werden können [29]. Schließlich kann auch die unmittelbar postiktal durchgeführte SPECT, in der in der Regel eine umschriebene Hyperperfusion zur Darstellung kommt, zu lokalisatorischen Zwecken herangezogen werden. Interiktale, iktale und postiktale SPECT-Befunde zusammengenommen erlauben ohne zusätzliche Belastung für den Patienten eine Identifikation des epileptischen Herdes in bis zu 90% der Fälle [30, 31]. Eine Hirn-SPECT erscheint also im klinischen Routinebetrieb als zusätzliches Verfahren immer dann angezeigt, wenn sich bei Verdacht auf Vorliegen einer fokalen Epilepsie elektroenzephalographisch keine oder keine eindeutigen Herdlokalisationen erzielen lassen.

Darüber hinaus konzentriert sich der Einsatz von SPECT-Untersuchungen aufgrund der relativ guten lokalisatorischen Eigenschaften vor allem auf den Bereich der prächirurgischen Epilepsiediagnostik. Die SPECT wird dabei im Vorfeld, d.h. im Bereich der nichtinvasiven Abklärungsmaßnahmen, durchgeführt [32]. Sie erhält damit insofern Bedeutung, als sie zusammen mit anderen unbelastenden Untersuchungsverfahren eine für den Patienten schonende Diagnostik und bei eindeutiger Konstellation der Befunde die Vermeidung invasiver Abklärungsschritte erlaubt. Ist dennoch eine invasive Diagnostik notwendig, so können die Befunde der iktalen SPECT für die Planung einer gezielten Plazierung der intrakraniellen Spezialelektroden (Strip- oder Grid-Elektroden, Tiefenelektroden) mit herangezogen werden [15, 29].

Schließlich sind aus der präoperativ durchgeführten Hirn-SPECT auch Informationen zur Prädiktion der postoperativen kognitiven Leistungsfähigkeit zu erwarten. Dies konnte insbesondere für die Funktionen des verbalen Gedächtnisses bei Patienten mit Schläfenlappenepilepsie nachgewiesen werden [33].

Neben den bisher genannten Indikationen erhält der Einsatz von SPECT-Untersuchungen auch Bedeutung bei der differentialdiagnostischen Abgrenzung von epileptischen und psychogenen Anfällen [34]. In der interiktalen SPECT stellen sich Patienten mit psychogenen Anfällen als unauffällig dar, während es bei Patienten mit epileptischen Anfällen sowohl auffällige (Minderperfusion) als auch unauffällige Befunde geben kann. Bei unauffälligem Belegungsmuster kann der Verdacht auf eine psychogene Ursache der Anfälle durch eine iktale SPECT weiter erhärtet werden. Bei psychogenen Anfällen findet sich, wenn überhaupt, nur eine diskrete relative Mehranreicherung, die vermutlich auf eine Aktivierung jener Neuronenverbände zurückzuführen ist, die für die Steuerung der in Anspruch genommenen Muskulatur relevant sind. Bei einer Epilepsieerkrankung hingegen ist iktal stets eine deutliche Mehrdurchblutung nachzuweisen.

Bei weiterhin noch unklaren Fällen können gelegentlich auch von der Wiederholung der SPECT unter bewußter Simulation des Anfalls zusätzliche Informationen zur diagnostischen Einordnung erwartet werden [35]. Der Einsatz der interiktalen und iktalen HMPAO-SPECT ist auch in diesem Kontext vor allem dann sinnvoll, wenn die konventionellen EEG-Ableitungen keine eindeutigen Schlußfolgerungen zulassen [15].

Schließlich wird in den letzten Jahren versucht, die nuklearmedizinische Epilepsiediagnostik durch den Nachweis von Benzodiazepinrezeptoren zu erweitern, die im Bereich des epileptischen Herdes vermindert sein sollen. Allerdings sind die bisher vorliegenden Befunde nicht überzeugend, so daß Benzodiazepinrezeptoruntersuchungen in der Routinediagnostik noch keine große Rolle spielen [15]. Für die Epilepsiediagnostik insgesamt wäre es jedoch ein großer Fortschritt, wenn es gelänge, die biochemischen Besonderheiten eines epileptischen Herdes mit Hilfe von SPECT-Untersuchungen zu markieren.

3.1.4 Dementielle Krankheitsbilder

Dementielle Zustände werden unter operationalen Gesichtspunkten als erworbene Syndrome geminderter intellektueller Leistungsfähigkeit definiert, deren Ursache auf einer wie auch immer gearteten Dysfunktion des Gehirns beruht. Alle wesentlichen Hirnleistungen können mehr oder weniger stark isoliert oder diffus betroffen sein. Aufgrund klinischer Kriterien alleine ist vor allem im Initialstadium eine exakte differentialdiagnostische Zuordnung oftmals schwierig oder sogar unmöglich, so daß zusatzdiagnostische Untersuchungen notwendig werden [10].

Eine möglichst genaue frühzeitige Zuordnung und Diagnosestellung ist für die Abgrenzung behandelbarer und nichtbehandelbarer Demenzformen ebenso notwendig wie für die Planung der langfristigen Betreuung und Versorgung dementer Patienten. Die Erwartungen an die Hirn-SPECT richten sich demzufolge im wesentlichen auf die Erarbeitung zusätzlicher Entscheidungshilfen bei der differentialdiagnostischen Abgrenzung und der prognostischen Einschätzung sowie auf die Beschreibung von Verläufen dementieller Krankheitsbilder. Da sich mit Hilfe der SPECT keine spezifischen Veränderungen nachweisen lassen, sollten sich die Differenzierungskriterien aus dem räumlich-zeitlichen Muster ergeben, nach dem in der Hirn-SPECT gestörte zerebrale Durchblutungsverhältnisse als Ausdruck einer geminderten oder verlorenen neuronalen Aktivität auftreten.

Bei der Demenz vom Alzheimer-Typ (DAT) finden sich in der Hirn-SPECT Minderungen der zerebralen Durchblutung beidseits sowohl in der Temporalregion, vor allem in der Hippocampusformation, als auch in den parietookzipitalen Hirnabschnitten. Symmetrische Ausfälle der Perfusion in diesen Bereichen sind als geradezu charakteristisch für einen Morbus Alzheimer anzusehen. Hingegen erscheinen die motorischen und visuellen Kortizes sowie die subkortikalen Strukturen als gut durchblutet. Erst in späteren Stadien der Erkrankung zeigt sich auch eine Minderdurchblutung der frontalen Kortexregionen.

Allerdings kommen auch atypische und asymmetrische Muster einer gestörten zerebralen Durchblutung vor. In der Regel läßt sich jedoch eine Demenz vom Alzheimer-Typ von einer Multiinfarktdemenz (MID) abgrenzen. Letztere geht vornehmlich mit mehreren, nicht an typischer Stelle gelegenen Perfusionsausfällen einher, die häufig über weite Teile des Gehirns verstreut erscheinen. Auch ein Morbus Pick läßt sich mit Hilfe einer SPECT-Untersuchung weiter eingrenzen; in typischer Weise kommen umschriebene Minderperfusionen über dem Frontalhirn zur Darstellung [15, 29]. Andere dementielle Krankheitsbilder, z.B. im Rahmen einer Huntington-oder Parkinson-Erkrankung, sind in HMPAO-SPECT-Technik grundsätzlich abbildbar, dürften in Zukunft jedoch eine Domäne für die Rezeptorszintigraphie darstellen. Die beiden Krankheitsbilder werden in Absch. 3.1.5 gesondert abgehandelt.

Schließlich stellt eine weitere wesentliche Differentialdiagnose die Pseudodemenz im Rahmen einer schweren Depression dar. Minderungen der zerebralen 'Durchblutung können dabei insbesondere linksfrontal auftreten, während alle anderen Hirnregionen in der Regel normale Durchblutungsverhältnisse aufweisen [15]. Auch nachfolgende Verlaufsbeobachtungen mit Hilfe der SPECT sollten die Annahme einer Depression bestätigen können, wenn die umschriebene Minderperfusion unter einer antidepressiven Behandlung verschwindet.

Schließlich kann mit wiederholten SPECT-Kontrollen in etwa 4- bis 6monatigen Abständen die Progredienz eines dementiellen Krankheitsverlaufs dokumentiert werden [15]. Sowohl für den Patienten selbst als auch für seine Angehörigen sind möglichst präzise Angaben zu Natur und Verlauf der Erkrankung, aber auch zu den zu erwartenden Perspektiven gleichermaßen wichtig. Wiederholte

Verlaufskontrollen der Hirn-SPECT sollten hier dazu beitragen können, die Aussagen zunehmend und frühzeitig zu erhärten.

3.1.5 Extrapyramidale Erkrankungen

Mit der Entwicklung von Substanzen zur Darstellung der D2-Dopamin-Rezeptoren sind auch extrapyramidale Krankheitsbilder für die Untersuchung mit der Hirn-SPECT interessant geworden. Im Gegensatz zu den angedeuteten Schwierigkeiten bezüglich der klinischen Wertigkeit von Untersuchungen an Benzodiazepinrezeptoren bei Epilepsiepatienten ergeben sich für die Darstellung der D2-Dopamin-Rezeptoren mit IBZM (Iodobenzamid) bei Patienten mit extrapyramidaler Erkrankung keine wesentlichen Probleme. Dies hängt unter anderem damit zusammen, daß sich die Dichte der D2-Rezeptoren in verschiedenen Hirnstrukturen deutlich voneinander unterscheidet. Auf diese Weise können signifikante Kontraste und damit Aussagen über das Auftreten pathologischer Zustände herausgearbeitet werden.

Vor diesem Hintergrund sind die Erwartungen an die Hirn-SPECT und die D2-Dopamin-Rezeptorstudien sowohl auf eine Verbesserung der differentialdiagnostischen Abklärungsmöglichkeiten als auch auf eine verbesserte Beurteilbarkeit des jeweiligen Stadiums und des Verlaufs einer Erkrankung ausgerichtet.

Bei Normalpersonen zeigt sich in den Stammganglien eine nahezu symmetrische Belegung der D2-Rezeptoren, die mit steigendem Alter jedoch kontinuierlich abnimmt. Diese altersbedingte Reduktion trifft, allerdings etwas weniger deutlich ausgeprägt, auch für Parkinson-Patienten zu. Allerdings sind bisher keine Zusammenhänge zwischen Erkrankungsdauer, Schweregrad der Erkrankung und Dauer der L-Dopa-Behandlung einerseits und der Rezeptorbindungskapazität andererseits festgestellt worden [36]. Im Vergleich zu Normalpersonen zeigen Parkinson-Patienten jedoch meist eine asymmetrische Belegung der D2-Dopamin-Rezeptoren, was auch der oft klinisch nachweisbaren einseitigen Akzentuierung der Erkrankung entspricht. Patienten unter dopaminerger Medikation weisen im Vergleich zu Normalpersonen eine signifikant erniedrigte IBZM-Rezeptorbelegung auf. Das zur klinisch führenden Seite kontralateral gelegene Striatum zeigt dabei im Sinne einer Hypersensitivität noch die größte Rezeptordichte [37].

Von praktischer klinischer Bedeutung ist nun, daß die IBZM-SPECT als Prädiktor für die Ansprechbarkeit auf eine L-Dopa-Therapie bei De-novo-Parkinson-Patienten angesehen werden kann. Eine Minderung der postsynaptischen Dopamin-D2-Rezeptor-Dichte macht die Diagnose einer Parkinson-Erkrankung sehr unwahrscheinlich. Vielmehr ist beim erstmals auftretenden, unbehandelten Morbus Parkinson eine gesteigerte oder zumindest normale Belegung der D2-Rezeptoren zu erwarten. Die erhöhte Traceraufnahme ist wahrscheinlich auf eine kompensatorische Aktivierung der D2-Dopamin-Rezeptoren im Striatum zurückzuführen. Bei normalem IBZM-Rezeptorbesatz läßt sich die Annahme eines Morbus Parkinson zusätzlich durch einen positiven Apomorphintest belegen [38, 39, 40]. Für die Zukunft wäre schließlich wünschenswert, wenn sich bei gesichertem Morbus Parkinson aus den Rezeptorstudien und aus dementsprechenden Verlaufsbeobachtungen auch noch zusätzliche Kriterien für das therapeutische Vorgehen herausarbeiten ließen.

Zeigt sich nun eine deutliche striäre Minderbelegung, so ist statt eines Morbus Parkinson eher das Vorliegen einer sog. Multisystemerkrankung oder eines Steele-Richardson-Olszewsky-Syndroms anzunehmen [36, 37, 41]. Patienten mit Morbus Wilson zeigen in der Regel eine deutliche Minderung der striären D2-Dopamin-Rezeptor-Dichte und eine fehlende Reaktion bei Apomorphingabe [42]. Bei Patienten mit Morbus Huntington können schon in einem sehr frühen Stadium pathologische Veränderungen mit Hilfe der Hirn-SPECT nachgewiesen werden. Die IBZM-SPECT zeigt bereits eine deutliche Reduktion der D2-Dopamin-Rezeptor-Dichte, wenn im cCT oder MRT noch keine signifikante Atrophie des Nucleus caudatus sichtbar wird [43]. Von weiterer Bedeutung ist die IBZM-SPECT schließlich bei der Beantwortung der Frage, inwieweit ein Parkinson-Syndrom durch Neuroleptika und der durch sie bedingten Rezeptorblockade bedingt wird [36, 37, 41].

3.1.6 Sonstige neurologische Krankheitsbilder

Weitere neurologische Krankheitsbilder, bei denen es zu einer Änderung der zerebralen Durchblutungsverhältnisse kommen kann und bei denen demzufolge auch sinnvollerweise zusätzliche Informationen aus einer Hirn-SPECT erwartet werden können, sind: Vaskulitiden mit zerebraler Beteiligung (s. 4.7), HIV-Enzephalopathie, Migraine accompagnée und Zustände bei geschlossenem Schädel-Hirn-Trauma (SHT). Die Erwartungen an die SPECT zielen im wesentlichen auf Entscheidungshilfen zur Beurteilung des Ausmaßes der zerebralen Beteiligung, des Krankheitsverlaufs sowie des möglichen Therapieerfolges.

Besteht der Verdacht auf eine zerebrale Mitbeteiligung bei Vaskulitis, so kann die Durchführung einer HMPAO-SPECT sinnvoll sein. Ohne wesentliche Belastung für den Patienten läßt sich das Ausmaß der zerebralen Beteiligung erfassen. Beschrieben werden fleckige Perfusionsmuster ("patchwork") mit erhöhtem Inhomogenitätsgrad. Außer für diesen diagnostischen Zweck kann die SPECT-Untersuchung auch noch für die Verlaufsbeobachtung bzw. für die Kontrolle des Therapieerfolges eingesetzt werden. Nach erfolgreicher Behandlung sollte sich wieder ein homogenes Perfusionsmuster einstellen [29].

Bei der HIV-Erkrankung ergibt sich die Indikation zum Einsatz einer HMPAO-SPECT bei der Frage, ob und in welchem Ausmaß eine zerebrale Beteiligung, insbesondere in den Frühstadien der Erkrankung, vorliegt. Alle Patienten mit manifester HIV-Enzephalopathie zeigen pathologische SPECT-Befunde, die sich vor allem als multilokuläre Speicherdefekte darstellen. Aber auch in frühen und sehr frühen Stadien der HIV-Erkrankung können bereits positive SPECT-Befunde nachweisbar werden. Die statischen bildgebenden Untersuchungsverfahren (cCT,

MRT) sind in diesem Bereich wenig sensitiv. Mehr als 50% der Patienten mit pathologischen Ergebnissen in der Hirn-SPECT zeigen unauffällige cCT- oder MRT-Befunde. Die Mehrzahl der Patienten in fortgeschrittenen Stadien der Erkrankung ist bei pathologischen SPECT-Befunden auch klinisch-neurologisch auffällig. Zerebrale Speicherdefekte geringeren Ausmaßes finden sich allerdings auch schon bei einigen Patienten im Frühstadium der HIV-Erkrankung, die klinisch noch keine ZNS-Beteiligung erkennen lassen. Befunde dieser Art können bei der Feststellung der Arbeitsfähigkeit von HIV-Patienten ebenso Bedeutung erlangen wie im Rahmen gutachterlicher Fragestellungen. So bietet sich die HMPAO-SPECT zur Abklärung und Verlaufsbeobachtung bei all jenen Patienten an, bei denen eine HIV-Enzephalopathie möglich erscheint [44].

Bei der Migraine accompagnée mit neurologischen Ausfällen, die nicht selten dem Bild eines Schlaganfalls ähnlich sind, kann der Einsatz der HMPAO-SPECT bei der differentialdiagnostischen Abgrenzung hilfreich sein, sofern sich die Diagnose klinisch bzw. mit Hilfe von cCT oder MRT nicht sichern läßt. Zu Beginn des Migräneanfalls, also im Akutstadium, zeigt sich bei der Migraine accompagnée eine initiale Hypoperfusion in dem betroffenen Gefäßterritorium, die im Rahmen der Gefäßweitstellung rasch in eine regionale Hyperperfusion übergeht. Im Gegensatz dazu persistiert bei einem ischämischen Insult zunächst die initiale zerebrale Minderdurchblutung [1, 2, 45].

Schließlich sind auch bei Zuständen nach geschlossenem Schädel-Hirn-Trauma (SHT) wesentliche zusätzliche Informationen von einer HMPAO-SPECT zu erwarten. Nicht zuletzt sollte die zerebrale Minderperfusion in diesem Kontext das Ausmaß der funktionellen neuronalen Störung widerspiegeln. Von einer Hirn-SPECT ist demzufolge bei der Darstellung zerebraler Schädigungen eine sehr viel größere Sensitivität als von cCT oder MRT zu erwarten. Die Perfusionsdefizite korrelieren nicht selten mit klinischen Ausfällen, die sich aufgrund der cCT- oder MRT-Befunde nicht erklären lassen. Vor diesem Hintergrund erscheint auch hier die SPECT für die Verlaufsbeobachtung und für die Beurteilung der langfristigen Prognose geeignet, indem sie dem klinisch tätigen Neurologen zusätzlich wichtige Informationen zur Beurteilung und Absicherung der klinischen Situation an die Hand gibt [46, 47].

Wie für alle hier genannten Krankheitsbilder sollte auch für die geschlossenen Schädel-Hirn-Traumata gelten, daß die Durchführung einer Hirn-SPECT noch weiter an Bedeutung gewinnt, wenn eine weitere Optimierung der Bildauflösung gelingt. So mag für die Zukunft zu erwarten sein, daß sich mit Hilfe der Hirn-SPECT auch Korrelate zu psychovegetativen Alterationen im Rahmen leichterer postkontusioneller Syndrome erfassen lassen. Befunde dieser Art könnten für gutachterliche Fragestellungen erhebliche Bedeutung erlangen.

3.1.7 Hirntoddiagnostik

Die zuverlässige Hirntodesbestimmung kann mitunter schwierig sein. Insbesondere vor dem Hintergrund der zunehmenden Zahl von Organtransplantationen kann es notwendig werden, zusätzliche Verfahren zur Feststellung des Hirntodes heranzuziehen. Als besonders hilfreich hat sich dabei die Bestimmung des intrakraniellen Bluflusses erwiesen, die bislang über die Durchführung einer Angiographie erzielt wird. In Zukunft könnte diese Vorgehensweise unter Umständen durch den Einsatz der Hirn-SPECT abgelöst werden, da nicht zuletzt die Durchführbarkeit der SPECT einfacher zu realisieren ist. Untersuchungen mit HMPAO haben gezeigt, daß die Verläßlichkeit der Methode hoch ist und daß die Ergebnisse weder durch metabolische noch therapeutische Rahmenbedingungen verfälscht werden [48–52].

3.1.8 Zusammenfassung

Aus den bisherigen Ausführungen ist deutlich geworden, daß sich bei verschiedenen neurologischen Erkrankungen Indikationen zum Einsatz einer Hirn-SPECT-Untersuchung ergeben können. Ihrem Wesen nach sollten mit Hilfe der SPECT zusätzliche Informationen vor allem dann herauszuarbeiten sein, wenn direkte oder indirekte Störungen der zerebralen Durchblutungsverhältnisse vorliegen oder wenn Veränderungen an der Dichte der zerebralen D2-Dopamin-Rezeptoren vermutet werden können. Die Hauptindikationen für eine HMPAO-SPECT ergeben sich bei den zerebrovaskulären Erkrankungen sowie bei den Epilepsien mit fokalen bzw. komplex-fokalen Anfällen; die Hauptindikation für eine D2-Rezeptorstudie stellen der Morbus Parkinson und seine Differential-diagnosen dar.

Aus dem Einsatz der Hirn-SPECT sind zusätzliche Informationen sowohl hinsichtlich der differentialdiagnostischen Abgrenzung und Abklärung als auch bezüglich der Verlaufsbeobachtung, der Therapiekontrolle sowie der pro-gnostischen Einschätzung zu erwarten.

Die Hirn-SPECT ist relativ zuverlässig, wiederholt durchführbar, für den Patienten unbelastend, im Vergleich zu anderen Methoden kostengünstig und kann in der Regel auch in nichtuniversitären Krankenhäusern bzw. freien Praxen hinsichtlich ihrer Möglichkeiten voll ausgeschöpft werden, so daß eine flächendeckende Versorgung der Patienten gewährleistet werden kann. Die Hirn-SPECT bietet sich somit dem Kliniker für gezielte Fragestellungen als hilfreiches zusatzdiagnostisches Instrumentarium an.

Für die Zukunft wäre zu wünschen, daß sich die Sensitivität der Methode noch weiter verbessern ließe, um auch schon kleinste Veränderungen zur Darstellung zu bringen, und daß eine absolute Quantifizierung der Meßergebnisse gelänge, um die Aussagen noch präziser zu fassen und damit strengere Kriterien für klinische Entscheidungen und Fragestellungen herausarbeiten zu können.

Literaturverzeichnis

1. Biersack HJ, Reichmann K, Grünwald F, Hotze A, Elger CE, Hartmann A (1989) "Single Photon" Emissions-Computertomographie (SPECT) Dtsch Ärztebl 86(39):2753–2761
2. Cordes M, Christe W, Keske U et al. (1990) HMPAO SPECT Untersuchungen der normalen und der gestörten regionalen zerebralen Perfusion. Cor Vasa 2:74–83
3. Feldmann M (1990) ^{99m}Tc-Hexamethylpropylene amine oxime SPECT and X-ray CT in acute cerebral ischemia. J Neurol 237:475–479
4. DeRoo M, Mortelmans L, Devos P, Verbruggen A, Wilms G, Carton H, Wils V, Van Den Bergh R (1989) Clinical experience with ^{99m}-Tc-HMPAO high resolution SPECT of the brain in patients with cerebrovascular accidents. Eur J Nucl Med 15:9–15
5. Oshima M, Tadokoro M, Makino N, Sakuma S (1990) Role of fast data acquisition method with ^{99m}-Tc-HMPAO brain SPECT in patients with acute stroke. Clin Nucl Med 15:172
6. Launes J (1989) Brain perfusion defect size in SPECT predicts outcome in cerebral infarction. Nucl Med Commun 10:891–900
7. Lenzi GL (1994) SPECT in cerebrovascular disease. Symposium on the importance of SPECT in neurological diagnosis and management. Annual Meeting of the ENS, Barcelona, Spain
8. Costa DC (1994) An overview of SPECT in Neuro-imaging. Symposium on the importance of SPECT in neurological diagnosis and management. Annual Meeting of the ENS, Barcelona, Spain
9. Lassen NA (1994) SPECT in stroke prognosis. Symposium on the importance of SPECT in neurological diagnosis and management. Annual Meeting of the ENS, Barcelona, Spain
10. Durwen HF, Penin H (1992) Elektroenzephalographische Befunde bei dementiellen Krankheitsbildern. Fortschr Neurol Psychiatr 60:460–470
11. Dingler WH (1989) Differentialtypologie cerebraler ischämischer Infarkte durch die ^{99m}-Tc-HMPAO-SPECT und klinische Wertigkeit im Vergleich zu TCT. Der Nuklearmediziner 12:263–274
12. Mountz JM, Modell JG, Foster NL (1990) Prognostication of recovery following stroke using the comparison of CT and technetium-99m HMPAO SPECT. J Nucl Med 31:61–66
13. Bushnell DL, Gupta S, Micoch AG (1989) Prediction of language and neurological recovery after cerebral infarction with SPECT imaging using N-isopropyl-(I-123)-p-iodoamphetamine. Arch Neurol 46:665–669
14. Costa DC, Ell PJ (1989) ^{99m}-Tc-HMPAO washout in prognosis of stroke. Lancet I:213–214
15. Podreka I, Brücke T, Asenbaum S, Wenger S, Aull S, Van der Meer C, Baumgartner C (1993) Clinical decision making and brain SPECT. In: Costa DC, Morgan GF, Lassen NA (eds) New trends in nuclear neurology and psychiatry. John Libbey, London, pp 103–117
16. Ell PJ, Costa DC, Jarritt PH, Lui D (eds) (1987) The clinical application of rCBF imaging by SPECT. Brier, High Wycombe
17. Just A, Schröter J (1987) SPECT des Gehirns mit ^{99m}-Tc-HMPAO bei Patienten mit zerebrovaskulärer Erkrankung: Vergleich mit der CT. ROFO 151:611–615
18. König B, Donis J, Mostbeck A, Köhn H (1987) Die Single Photon-Emissionstomographie (SPECT) mit ^{123}J-Amphetamin bei zerebralen ischämischen Durchblutungsstörungen. Nucl Med 26:46–51
19. Büll U, Moser EA, Schmiedek P, Leinsinger G, Kreisig T, Einhäupl K (1984) Dynamic SPECT with Xe^{133}: Regional cerebral blood flow in patients with unilateral cerebrovascular disease: concise communication. J Nucl Med 25:441–446
20. Dingler WH, Deininger HK (1991) Wertigkeit des Acetazolamid-Stimulationstestes mit der ^{99m}-Tc-HMPAO-SPECT bei reversibler zerebrovasculärer Insuffizienz (CVI). ROFO 155:465–471
21. Meyer JS, Rogers RL, Mortel KF (1984) Progressive cerebral ischemia antedates cerebrovascular symptoms by two years. Ann Neurol 16:314–320
22. Richter W, Hierholzer J, Rosenkranz K, Venz S, Eichstädt H, Hepp W, Cordes M (1992) Die Wirkung von Acetazolamid auf die Hirndurchblutung bei Patienten mit A.-Carotis-Stenosen vor und nach Thrombendarterektomie – Untersuchungen mit HMPAO-SPECT. J Pharmacol Ther 1(3):112–116

23. Ramsay SC, Yeates MG, Lord RS et al. (1991) Use of Technetium-HMPAO to demonstrate changes in cerebral blood flow reserve following carotid endarterectomy. J Nucl Med 32:1382–1386

24. Andersen AR, Waldemar G, Dam M, Fuglsang-Frederiksen A, Herning M, Kruse-Larsen C, Lassen NA (1990) SPECT and EEG in focal epilepsy with and without normal CT and MRI scans – a preliminary study in 28 cases. In: Baldy-Moulinier M, Lassen NA, Engel J Jr, Askienazy S (eds) Current problems in epilepsy. John Libbey, London, pp 97–104

25. Podreka I, Lang W, Suess E et al. (1988) Hexa-methyl-propylene-amine-oxime (HMPAO) single photon emission computed tomography (SPECT) in epilepsy. Brain Tomography 1:55–60

26. Büll U, Stirner H, Braun H (1987) SPECT with ^{99m}-Tc-HMPAO and 99m-pertechnetate to assess regional cerebral blood flow (rCBF) and blood volume (rCBV). Preliminary results in cerebrovascular disease and interictal epilepsy. Nucl Med Commun 8:519–524

27. Biersack HJ, Elger CE, Grünwald F, Reichmann K, Durwen HF (1988) Brain SPECT in Epilepsy. Adv in Functional Neuroimaging 4:4–9

28. Feistel H, Stefan H, Platsch G, Karpowicz W, Bauer J, Wolf F (1989) ^{99m}-Tc-HMPAO-SPECT during seizures of focal epilepsy. In: Schmidt HAE, Buraggi GL (eds) Nuclear medicine. Trends and possibilities in nuclear medicine. Schattauer, Stuttgart, pp 304–307

29. Feistel H (1991) SPECT in der Gehirndiagnostik. Der Nuklearmediziner 5(14):306–323

30. Duncan R (1993) Ictal/postictal SPECT in the pre-surgical localisation of complex partial seizures. J Neurol Neurosurg Psychiatry 56:141–148

31. Rowe CC (1989) Localization of epileptic foci with postictal single photon emission computed tomography. Ann Neurol 26:660–668

32. Durwen HF, Helmstaedter C, Elger CE (1989) Neuropsychologische und psychosoziale Aspekte bei operativer Epilepsietherapie. Nervenarzt 60:10–16

33. Grünwald F, Durwen HF, Bockisch A, Hotze A, Kersjes W, Elger CE, Biersack HJ (1991) Technetium-99m-HMPAO Brain SPECT in medically intractable temporal lobe epilepsy: a postoperative evaluation. J Nucl Med 32:388–394

34. Durwen HF, Elger CE, Grünwald F, Bülau P, Biersack HJ, Penin H (1988) HMPAO SPECT bei der differentialdiagnostischen Abklärung psychogener und epileptischer Anfälle. In: Wolf P (Hrsg) Epilepsie. Gemeinsame Jahrestagung der deutschen und schweizerischen Sektion der internationalen Liga gegen Epilepsie. Einhorn, Reinsbek, pp 198–201

35. Grünwald F, Durwen HF, Bülau P et al. (1988) HMPAO-SPECT bei zerebralen Anfällen. Nucl Med 27:248–251

36. Podreka I, Brücke T, Wenger S et al. (1993) Einsatz der SPECT in der Neurologischen Diagnostik. Der Nuklearmediziner 2(16):99–110

37. Brücke T, Wenger S, Asenbaum S et al. (1993) Dopamine D2 receptor imaging and measurement with SPECT. Adv Neurol 60:494–500

38. Schwarz J, Tatsch K, Arnold G, Gasser T, Trenkwalder C, Kirsch CM, Oertel WH (1992) ^{123}I-iodobenzamide-SPECT predicts dopaminergic responsiveness in patients with de novo parkinsonism. Neurology 42:556–561

39. Oertel WH, Schwarz J, Tatsch K, Arnold G, Gasser T, Kirsch CM (1993) IBZM-SPECT as predictor for dopamimetic responsiveness of patients with de novo parkinsonian syndrome. Adv Neurol 60:519–524

40. Laulumaa V, Kuikka JT, Soininen H, Bergstrom K, Lansimies E, Riekkinen P (1993) Imaging of D2 dopamine receptors of patients with Parkinson's disease using single photon emission computed tomography and iodobenzamide I 123. Arch Neurol 50:509–512

41. Brücke T, Podreka I, Angelberger P et al. (1991) Dopamine D2 receptor imaging with SPECT: studies in different neuropsychiatric disorders. J Cereb Blood Flow Metab 11:220–228

42. Schwarz J, Tatsch K, Vogl T, Kirsch CM, Trenkwalder C, Arnold G, Gasser T, Oertel WH (1992) Marked reduction of striatal dopamine D2 receptors as detected by ^{123}IBZM-SPECT in a Wilson's disease patient with generalized dystonia. Mov Disord 7(1):58–61

43. Grafton ST, Mazziotta JC, Pahl JJ (1990) A comparison of neurological, metabolic, structural, and genetic evaluations in persons at risk for Huntington's disease. Ann Neurol 28:614–621

44. Tatsch K, Schielke E, Bauer WM, Markl A, Einhäupl KM, Kirsch CM (1990) Functional and

morphological findings in early and advanced stages of HIV infection: a comparison of ^{99m}-Tc-HMPAO SPECT with CT and MRI studies. Nucl Med 29:252–258

45. Grünwald F, Durwen HF, Ruhlmann J, Penin H, Biersack HJ (1988) HMPAO-SPECT bei Migraine accompagnée. Nuc Compact 19:210–213

46. Gray BG, Ichise M, Chung DG, Kirsh JC, Franks W (1992) Technetium-99m-HMPAO SPECT in the evaluation of patients with a remote history of traumatic brain injury: a comparison with x-ray computed tomography. J Nucl Med 33:52–58

47. Abdel-Dayem HM (1987) Changes in cerebral perfusion after acute head injury: comparison of CT with Tc-99m HMPAO SPECT. Radiology 165:221–226

48. Berlit P, Wetzel E, Bethke U, Pohlmann-Eden B (1990) Hirnbluflußszintigraphie mit ^{99m}-Tc-HMPAO zur Diagnose des Hirntodes. W M W 23/24:571–574

49. De la Riva A (1992) Diagnosis of brain death: superiority of perfusion studies with ^{99m}-Tc-HMPAO over conventional radionuclide cerebral angiography. Br J Radiol 65:289–294

50. Reid RH (1989) Clinical use of Technetium-99m HMPAO for determination of brain death. J Nucl Med 30:1621–1626

51. Marohl K, Wieler H, Ebert A, Klawki P, Frößler H, Bardua R (1991) Nuklearmedizinische Hirntodesfeststellung mit Hilfe der Single Photon Emissions Computertomographie (SPECT). Der Klinikarzt 20:311–316

52. Wieler H, Marohl K, Kaiser KP, Klawki P, Frößler H (1993) Tc-99m-HMPAO cerebral scintigraphy: a reliable, non-invasive method for determination of brain death. Clin Nucl Med 18:104–109

3.2 Erwartungen des Psychiaters an die Rezeptoren-SPECT des Gehirns

S. Schlegel

3.2.1 Einleitung

Bei Vorgabe dieses Titels durch den Herausgeber ist man geneigt, z.Z. noch utopische Erwartungen zu formulieren. Wünschenswert wäre, mit Rezeptor-SPECT eine ubiquitär verfügbare, einfach einzusetzende und quantifizierbare Messung verschiedener Rezeptorsysteme des Gehirns zu ermöglichen. Dabei sollte die Untersuchung gerade für psychiatrische Patienten mit möglichst kurzer Untersuchungszeit und ohne invasive Methoden (z.B. arterielle Blutabnahmen) einhergehen.

Optimalerweise würde man nicht nur die Rezeptordichte, sondern auch Aussagen zur Rezeptoraffinität erhalten wollen. Dabei wäre es zum einen wichtig, diese Meßparameter in bezug zu setzen zu nosologischen Krankheitsgruppen oder Syndromen, andererseits ergäbe sich die Möglichkeit, Einblicke in die Rezeptorbesetzung durch verschiedene Psychopharmaka zu bekommen und letztendlich durch die Messung differenter Rezeptorsysteme Erkenntnisse über die Interaktion verschiedener Transmittersysteme [1] zu erhalten.

Reduzieren wir unser Anspruchsniveau auf das gegenwärtig Mögliche, so muß sich der Psychiater auf Fragestellungen entsprechend den zur Zeit verfügbaren Liganden beschränken.

3.2.2 Radiopharmaka und klinische Fragestellungen

Dopaminerges System

Die häufigsten psychiatrierelevanten SPECT-Untersuchungen wurden mit IBZM – einem mit ^{123}J markierten selektiven Dopamin$_2$-Rezeptorliganden aus der Reihe der Benzamide – durchgeführt [2, 3].

Die durch IBZM darstellbaren Dopamin$_2$-Rezeptoren (D2) sind in erster Linie im Striatum darstellbar. Als Referenzregion für die unspezifische Bindung wurde in den meisten Studien der frontale Kortex, seltener das Zerebellum gewählt. Es wurde dann der Quotient Striatum/Frontalhirn gebildet.

Im Grenzgebiet zwischen Neurologie und Psychiatrie haben sich für IBZM Indikationsgebiete für Patienten mit Chorea Huntington herauskristallisiert, die eine Abnahme der D2-Rezeptorbindung aufwiesen [4]. Demgegenüber ist für rein psychiatrische Erkrankungen der diagnostische Stellenwert von IBZM-Untersuchungen bisher nicht erwiesen.

Die in den letzten Jahren anhand von PET-Untersuchungen geführte Kontroverse bei Schizophrenien trägt sicherlich dazu mit bei: Die Arbeitsgruppe von Wong [5] konnte anhand von PET-Untersuchungen mit Methylspiperon (MSP) eine vermehrte Rezeptordichte bei schizophrenen Patienten feststellen, die durch Messungen mit Racloprid nicht bestätigt werden konnte [6]. Während in den folgenden Jahren zunächst die unterschiedlichen Ergebnisse auf heterogene Patientenkollektive, Prämedikation, methodische und apparative Unterschiede zurückgeführt wurden, scheinen jetzt neuere molekularbiologische Ergebnisse von Seeman [7] zur Aufklärung dieser divergenten Befunde beizutragen. So fand Seeman, daß mit MSP auch D4-Rezeptoren gemessen werden, die in Post-mortem-Untersuchungen bei Schizophrenen selektiv vermehrt waren. Demgegenüber werden mit Racloprid nur D2-Rezeptoren markiert. Daraus ergäbe sich, daß die vermehrte Rezeptordichte, gemessen mit MSP, tatsächlich durch eine Erhöhung der D4-Rezeptoren zustande kommen könnte. Da das IBZM auch ein reiner D2-Antagonist ist, kann zumindestens vom derzeitigen Erkenntnisstand keine spezifische Veränderung bei Schizophrenien erwartet werden.

In einer Literaturübersicht [8] haben wir alle bis zum Januar 1994 verfügbaren IBZM-Studien (einschließlich Abstracts) auch unter methodenkritischen Aspekten berücksichtigt. In den meisten Untersuchungen wurden die Ratio von Striatum/Frontalhirn zugrunde gelegt. Dabei ergaben sich für normale Kontrollen Werte zwischen 1,94 [9], 1,69 [10] bis 1,53 [11], für unbehandelte Schizophrene bei 1,3 [12], 1,28 [13] und 1,35 für unbehandelte Depressive [14]. D'Haenen [15] fand allerdings für Depressive einen Basalganglien/Zerebellum-Quotienten von 1,94 im Vergleich zu 1,74 bei Kontrollen und interpretierte diesen Befund als vermehrte Rezeptordichte bei Depressiven.

Der Schwerpunkt der IBZM-Studien widmete sich in erster Linie der Rezeptorbesetzung unter typischen (TN) und atypischen Neuroleptika (AN), die wir im Detail in der genannten Übersichtsarbeit dargestellt haben. Ein Zusammenhang mit dem Therapieerfolg unter TN und dem IBZM-Quotienten ließ sich nicht feststellen [16]. Alle Studien waren in der Lage, anhand der Quotienten medikationsfreie von TN und AN behandelten Patienten zu diskriminieren.

Dennoch muß man methodenkritisch einwenden, daß die IBZM-Quotienten im Vergleich zu den mit ^{11}C-Racloprid-Studien im PET erhaltenen Werten von etwa 3,5 [17] bei unbehandelten Patienten sehr niedrig ausfallen. Dadurch ergibt sich für IBZM für die Berechnung der prozentualen Rezeptorbesetzung unter TN und AN nur eine sehr schmale Meßbreite.

Es ist daher zu hoffen, daß der neue Ligand Jodobenzofuran (IBF), für den ein Basalganglien/Okzipitalhirn-Quotient von 3,5 beschrieben wurde [18], möglichst bald zur Verfügung steht. Erste Versuche, auch einen selektiven Dopamin$_1$-Liganden zu synthetisieren [19], erwiesen sich als nicht erfolgreich (Beer, persönl. Mitteilung).

Mit dem Kokainderivat ß-CIT (2-Beta-Carbomethyoxy-3-Beta-(4-Jodophenyl)-Tropan) können Dopamintransporter im Striatum markiert werden [20, 21], die für Untersuchungen im Zusammenhang mit Kokain von Interesse sein könnten [22].

Geht man von einer der in letzten Jahren favorisierten Hypothesen zur Schizophrenie aus, die eine verminderte frontale Dopaminaktivität für Defizitsymptome und eine vermehrte Dopaminaktivität im mesolimbischen Sytem für sog. positive Symptome postuliert, so wäre die Entwicklung von Liganden, die kortikale Dopaminrezeptoren erfassen, von besonderer Bedeutung [23]. Es bleibt daher abzuwarten, ob der kürzlich für PET vorgestellte Ligand FLB 457 zur Markierung von D3-Rezeptoren im Kortex [24] auch zur Synthese eines vergleichbaren SPECT-Liganden führt.

Benzodiazepinrezeptoren

Mit Einführung des Iomazenil, dem mit [123]J markierten Benzodiazepinantagonisten Flumazenil, wurde die Darstellung zentraler Benzodiazepinrezeptoren (BZR) ermöglicht.

Verdrängungsexperimente konnten zeigen, daß 90–110 min p.i. 80–90% der Aktivität der spezifischen Bindung entspricht [25, 26]. Iomazenil ist damit ein geeigneter Ligand, um die BZR bei Angsterkrankungen, Depressionen und unter BZ-Medikation zu untersuchen. In eigenen Untersuchungen konnten wir zeigen, daß sich entsprechend Post-mortem- [27] und PET-Studien [28] die höchste BZR-Dichte okzipital und frontal darstellt. Patienten mit einer Panikstörung wiesen geringere Werte auf als eine Referenzgruppe mit Epilepsie [29]. Damit konnte erstmals die klinisch, neurophysiologisch und tierexperimentell postulierte Beteiligung des BZR für Angsterkrankungen im Gehirn in vivo gezeigt werden.

Bei depressiven Patienten konnten wir eine positive Korrelation zwischen dem Schweregrad der Depression und dem Iomazenil-Uptake nachweisen [30]. Dieser Befund kann indirekt in die gleiche Richtung weisen, wie die post mortem gefundene erhöhte BZR-Dichte bei Depressiven nach Suizid [31].

Iomazenil-SPECT erlaubt auch die Messung der BZR-Besetzung unter BZ. Abbildung 3.1 zeigt die SPECT-Untersuchungen bei einer BZ-abhängigen Patientin. Die erste Untersuchung entstand unter Gabe von 40 mg Diazepam, die BZR sind zu ca. 80% besetzt. Das rechte Bild zeigt die SPECT-Untersuchung 4 Wochen nach BZ-Entzug mit einer regulären BZR-Dichte. Bei Patienten, die im Rahmen einer Depression vorübergehend mit BZ behandelt wurden, fanden sich BZR-Besetzungen zwischen 12 und 40%.

Der Nachteil der Iomazenil-SPECT besteht im Fehlen einer geeigneten Referenzregion für die unspezifische Bindung, wie sie für IBZM im Zerebellum oder Frontalhirn benutzt wird. Zwar kämem dafür der Pons oder die weiße Substanz in Frage, die beide kaum BZR enthalten, bei beiden Regionen ist aber durch die hohe Rezeptordichte im Zerebellum bzw. Kortex mit einem Partialvolumeneffekt zu rechnen. Kompetitive Verdrängungstudien durch kaltes Flumazenil sind ebenfalls nicht geeignet, wenn Patienten unter BZ-Therapie zu untersuchen sind, da mit akuten Absetzeffekten bis hin zu Krampfanfällen zu

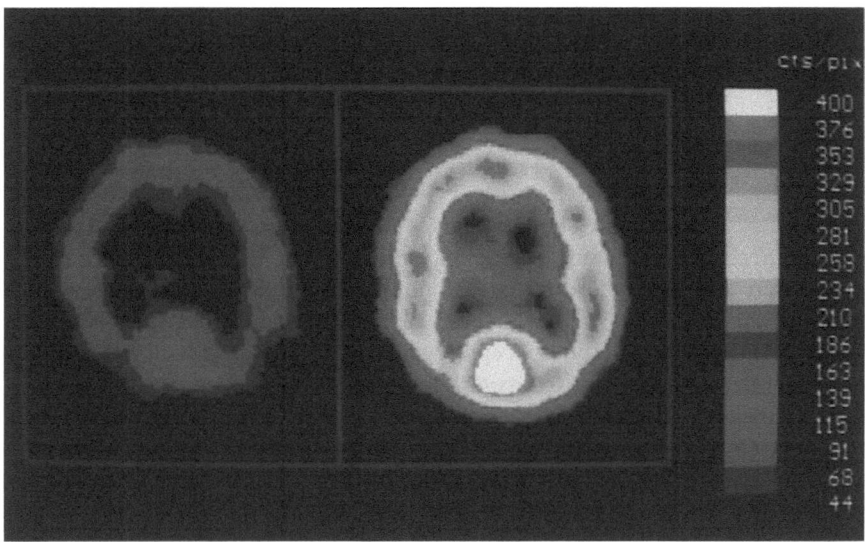

Abb. 3.1. Iomazenil-SPECT einer benzodiazepinabhängigen Patientin. *Links* maximale Rezeptorbesetzung unter 40 mg Diazepam, *rechts* normalisierte Aktivität vier Wochen nach Entzug. (Die Autorin dankt der Klinik für Nuklearmedizin der Universität Mainz für die Erstellung der Abbildung.)

rechnen wäre. Daher sind elegante Quantifizierungsmethoden, wie sie z.B. von Laruelle et al. [32] bei Pavianen beschrieben wurden, für die klinische Forschung bei Patienten nicht geeignet. Wir haben daher einen semiquantitativen Ansatz entwickelt, der die gemessene Aktivität für die injizierten Counts/cm^2 normalisiert [33].

Wünschenswert wäre es, für differenzierte kinetische Modellrechnungen Kamerasysteme mit möglichst kurzen Akquisitionszeiten zur Verfügung zu haben.

Serotonerges System

Störungen des serotonergen Systems wurden in den letzten Jahren zunehmend für die Depression, Angsterkrankungen, Zwangserkrankungen, Schizophrenien, Eßstörungen, Impulskontrollstörungen postuliert bzw. nachgewiesen. Von psychiatrischer Seite ergäbe sich daher eine Vielzahl von Fragestellungen für die Rezeptor-SPECT, bezogen auf die genannten Erkrankungen, aber auch auf die Wirksamkeit der neuen Serotonin-Wiederaufnahmehemmer.

Die erste klinische Studie des Serotonin$_2$-Rezeptors mit [123]J-Ketanserin zeigte eine erhöhte parietale Bindung bei depressiven Patienten [34], die im Sinne einer kompensatorischen Rezeptorvermehrung bei Serotoninverminderung interpretiert werden könnte.

Weitere geeignete Liganden könnten von Interesse sein: ß-CIT markiert neben dem Dopamin auch den Serotonintransporter [20] im Hypothalamus und Mittelhirn [21]. Ein weiterer tierexperimentell vielversprechender Ligand zur

Darstellung der Serotonin-Wiederaufnahmestellen im Hirnstamm ist Nitroqui-zapin [35]. Leider steht in Deutschland noch keiner der genannten Liganden kommerziell zur Verfügung.

Cholinerges System

Schon Mitte der 80er Jahre wurde [123]J-QNB (3-Quinuclidyl-4-iodobenzilat) synthetisiert zur Darstellung muskarinerger Acetylcholinrezeptoren [36]. In dieser ersten Einzelfallbeschreibung bei einem Patienten mit Alzheimer-Demenz (AD) wurde zwar eine Reduktion der QNB-Bindung beschrieben, die aber wesentlich geringer war als die gleichzeitig bestehende Perfusionsminderung. In einer späteren Untersuchung fanden Weinberger et al. [37] dann jedoch bei 8 von 12 AD-Patienten typische Aktivitätsminderungen im frontalen oder parietalen Kortex. Diese Veränderungen waren in einer weiteren Untersuchung sogar sensitiver als Veränderungen im Glukose-PET-Scan [38]. Da jedoch auch Post-mortem-Untersuchungen bei AD bezüglich der muskarinergen Rezeptoren divergente Befunde ergaben, wären hierzu weitere Studien erforderlich.

Psychopharmakologisch wäre die Messung der Rezeptorbesetzung unter verschiedenen anticholinerg wirkenden Antidepressiva und Neuroleptika von Interesse. Leider steht QNB bisher in Deutschland nicht zur Verfügung, wobei auch die schwierige Synthese eine Rolle spielen dürfte (Eckelmann, persönliche Mitteilung). Es bleibt daher abzuwarten, ob die Entwicklung des neuen muskarinergen Liganden [123]J-Dexetimid [39] eher Eingang in die klinische Forschung findet.

Sigmarezeptoren

Über erste Entwicklungen potentiell geeigneter Sigmaliganden wurde kürzlich berichtet [40, 41]. Sigmarezeptoren wurden vor allem in motorischen Hirnregionen gefunden. Auch wenn ihre Bedeutung noch im Stadium der experimentellen Erforschung ist, ließ sich bereits zeigen, daß bestimmte Neurolepika an Sigmarezeptoren binden und zu akuten dystonen Reaktionen oder sogar tardiven Dyskinesien beitragen könnten [42]. Die hohe Affinität einiger Neuroleptika zu Sigmarezeptoren gab auch zu der Hypothese Anlaß, daß sie für die Schizophrenie eine Rolle spielen könnten. Erste Post-mortem-Untersuchungen fanden allerdings bei Schizophrenen keine Veränderungen [43].

3.2.3 Konklusion

Die Rezeptoren-SPECT bietet die Möglichkeit, unabhängig von einem PET-Zentrum Rezeptoren in vivo darzustellen und zumindestens semiquantitativ zu messen. Damit kann diese Methode zur Erkenntnis über die Beteiligung verschiendener Rezeptorsysteme bei psychiatrischen Erkrankungen beitragen, könnte aber vor allem wesentliche Befunde zum Verständnis der Psychopharmaka in Relation zu Dosis, Therapieeffekt und Nebenwirkungsprofil erbringen.

Vergleicht man allerdings die Fülle der potentiell geeigneten Liganden [44, 19] mit den tatsächlich bisher zur klinischen Anwendung gekommenen, so ergibt sich eine erhebliche Diskrepanz. Für die Psychiatrie wäre daher die raschere klinische Nutzung neuer Liganden vorrangig, wobei allerdings ausreichende toxikologische und dosimetrische Daten zur Verfügung stehen müßten, um den strengen Auflagen für eine Anwendung bei psychiatrischen Patienten und gesunden Probanden gerecht zu werden. Ob die letztgenannten Faktoren, die aufwendigen Synthesen oder aber die hohen Kosten zu einer Stagnation für kommerziell erhältliche Liganden beigetragen haben, muß zur Zeit offen bleiben.

Letztendlich bleibt nur zu wünschen, daß trotzdem Wege gefunden werden, diesen außerordentlich wichtigen Forschungsansatz der Psychiatrie weiterzuentwickeln.

Literatur

1. Dewey SL, Smith GS, Alexoff D et al. (1994) Studies of the interactions of dopamine with other neurotransmitters: PET and in vivo microdialysis experiments. Neuropsychopharmacol 10:81S
2. Kung H, Pan S, Kung MP et al. (1989) In vitro and in vivo evaluation of [123I]IBZM: a potential CNS D2-dopamine receptor imaging agent. J Nucl Med 30:88–92
3. Kung HF, Alavi A, Chang W, Kung MP et al. (1990) In vivo SPECT imaging of CNS D2 dopamine receptors: Initial studies with iodine-123-IBZM in humans. J Nucl Med 31:573–579
4. Brücke T, Podreka I, Angelberger P et al. (1991) Dopamin D2 receptor imaging with SPECT: Studies in different neuropsychiatric disorders. J Cereb Blood Flow Metab 11:220–228
5. Wong DF, Wagner HN, Tune LE, Dannals RF, Pearlson GD et al. (1986) Positron Emission Tomography reveals elevated D2 dopamine receptors in drug-naive schizophrenics. Science 234:1558–1563
6. Farde L, Wiesel FA, Stone-Elander S, Halldin C, Nordström AL, Hall H, Sedvall G (1990) D2 dopamine receptors in neuroleptic-naive schizophrenic patients. Arch Gen Psychiatry 47:213–218
7. Seeman P, Hong-Chang G, Van Tol HHM (1993) Dopamine D4 receptors elevated in schizophrenia. Nature 365:441–445
8. Schlößer R, Schlegel S (to be published) D2-Receptor imaging with 123I-IBZM and single photon emission tomography in psychiatry: a survey of current status. J Neurol Transm
9. Pilowsky LS, Costa DC, Ell PJ, Murray RM, Verhoeff NPLG, Kerwin RW (1992) Clozapine, single photon emission tomography and the D2 dopamine receptor blockade hypothesis of schizophrenia. Lancet 340:199–202
10. Pilowsky LS, Costa DC, Ell PJ, Murray RM, Verhoeff NPLG, Kerwin RW (1993) Antipsychotic medication, D2 dopamine receptor blockade and clinical response: a 123I IBZM SPET (single photon emission tomography) study. Psychological Medicine 23:791–797
11. Tatsch K, Schwarz J, Kerner M, Oertel WH, Kirsch CM (1993) Idiopathisches Parkinson Syndrom: 123-J-IBZM SPECT vor und unter Therapie. Nucl Med 32:A13
12. Klemm E, Kasper S, Broich K, Danos P, Grünwald F, Menzel C, Hotze AL, Krappel C, Möller HJ, Biersack HJ (1993) 123I-IBZM-SPECT for imaging of striatal D2-dopamine receptors and clinical variables in psychiatric patients with different diagnosis. Pharmacopsychiatry 26:168
13. Grünwald F, Danos P, Kasper S, Briele B, Klemm E, Möller HJ, Biersack HJ (1992) IBZM-SPECT bei psychiatrischen Erkrankungen. Nucl Med 31:A82
14. Schlegel S, Steinert H, Nickel O, Schlößer R, Hiemke Ch, Wetzel H, Fischer S, Hahn K (1993) IBZM-SPECT bei Neuroleptikatherapie. In: Baumann P (Hrsg) Biologische Psychiatrie der Gegenwart. Springer, Wien, New York, S520–522

15. D'Haenen H, Bossuyt A (1994) Dopamine D2 receptors in depression measured with single photon emission computed tomography. Biol Psychiatry 35:128-132

16. Geaney DP, Ellis PM, Soper N, Shepstone BJ, Cowen P (1992) Single Photon Emission Tomography assessment of cerebral dopamine D2 receptor blockade in schizophrenia. Biol Psychiatry 32:293-295

17. Farde L, Wiesel FA, Halldin C, Sedvall G (1988) Central D2-dopamine receptor occupancy in schizophrenic patients treated with antipsychotic drugs. Arch Gen Psychiatry 45:171-76

18. Laruelle M, van Dyck C, Abi-Dargham A, Zea-Ponce Y, Zoghbi SS, Charney DS, Baldwin RM, Hoffer PB, Kung HF, Innis RB (1994) Compartmental modeling of iodine-123-iodobenzofuran binding to dopamine D2 receptors in healthy subjects. J Nucl Med 35:743-754

19. Kung HF (1993) SPECT and PET ligands for CNS imaging. Neurotransmissions IX:1-8

20. Brücke T, Kornhuber J, Angelberger P, Asenbaum S, Frassine H, Podreka I (1993) SPECT imaging of dopamine and serotonin transporters with [123]beta-CIT. Binding kinetics in the human brain. J Neural Transm Gen Sect 94:137-146

21. Laruelle M, Baldwin RM, Malison RT, Zea-Ponce Y, Zoghbi SS, AI-Trikriti MS, Sybirska EH, Zimmermann RC, Wisniewski G, Neumeyer JL et al. (1993) SPECT imaging of dopamine and serotonin transporters with [123]beta-CIT: pharmacological characterization of brain uptake in nonhuman primates. Synapse 13:295-309

22. Madras BK (1994) Novel probes for imaging the dopamine transporter. Neuropsychopharmacology 10:80S

23. Davis KI, Kahn RS, Ko G, Davidson M (1991) Dopamine in schizophrenia: A review and reconceptualisation. Am J Psychiatry 148:1474-1486

24. Farde L; Suhara T, Halldin C et al. (1994) PET-study of extrastriatal dopamine receptors in the human brain. Neuropsychopharmacol 10:78S

25. Beer HF, Blaeuenstein PA, Hasler PH et al. (1990) In vitro and in vivo evaluation of iodine-123-RO 16-0154: a new imaging agent for SPECT investigations of benzodiazepine receptors. J Nucl Med 31:1007-1014

26. Innis RB, AI-Tikriti MS, Zoghbi SS et al. (1991) SPECT imgaging of the benzodiazepine receptor: Feasibility of in vivo potency measurements from stepwise displacement curves. J Nucl Med 32:1754-1761

27. Mueller WE (1987) The benzodiazepine receptor. Cambridge University Press. New York

28. Persson A, Pauli S, Halldin C, Stone-Elander S, Farde L, Sjögren I, Sedvall G (1989) Saturation analysis of specific ¹¹C Ro 15-1788 binding to the human cortex using positron emission tomography. Hum Psychopharmacol 4:21-31

29. Schlegel S, Steinert H, Bockisch A, Hahn K, Schlößer R, Benkert O (1994) Decreased benzodiazepine receptor binding in panic disorder measured by IOMAZENIL-SPECT: A preliminary report. Eur Arch Psychiatry Clin Neurosci 244:49-51

30. Schlegel S, Steinert H, Nickel O, Bockisch A, Schlößer R, Hahn K (1993) Benzodiazepinrezeptordichte bei Depression im lomazenil-SPECT. Nucl Med 32:16

31. Cheetham SC, Crompton MR, Katona CLE, Parker SJ, Horton RW (1988) Brain GABA$_A$/benzodiazepine binding sites and glutamatic acid decarboxylase activity in depressed suicide victims. Brain Res 460:114-123

32. Laruelle M, Abi-Dargham A, Rattner Z et al. (1993): Single photon emission tomography measurement of benzodiazepine receptor number and affinity in primate brain: a constant infusion paradigm with (¹²³I)iomazenil. Eur J Pharmacology 230:119-123

33. Schlegel S, Schlößer R (to be published) Benzodiazepine receptor binding measured by IOMAZENIL-SPECT: Summary of different studies.

34. D'Haenen H, Bossuyt A, Mertens J, Bossuyt-Piron C, Gijsemans M, Kaufman L (1992) SPECT imaging of serotonin$_2$ receptors in depression. Psychiatry Res 45:227-237

35. Jagust WJ, Eberlin JL, Roberts JA et al. (1993) In vivo imaging of the 5-hydroxytryptamine reuptake site in primate brain using single photon emission computed tomography and [123]5-iodo-6-nitroquipazine. Eur J Pharmacol 242:189-193

36. Holman LB, Gibson RE, Hill TC, Eckelman WC, Albert MA, Reba RC (1985) Muscarinic acetylcholine receptors in Alzheimer's disease. In vivo imaging with iodine 123-labeled 3-quinuclidinyl-4-iodobezilate and emission tomography. JAMA 2254:3063-3066

37. Weinberger DR, Gibson R, Coppola R, Jones DW, Molchan S, Sunderland T, Ferman KF, Reba RC (1991) The distribution of cerebral muscarinic acetylcholine receptors in vivo in patients with dementia. Arch Neurol 48:169–176
38. Weinberger DR (1993) SPECT imaging in psychiatry: introduction and overview. J Clin Psychiatry 54[Suppl]:3–5
39. Müller-Gärtner HW, Wilson AA, Dannals RF, Wagner HN Jr, Frost JJ (1992) Imaging muscarinic cholinergic receptors in human brain in vivo with SPECT [123]4-iododexetimide, and [123]4-iodolevetimide. J Cereb Blood Flow Metab 12:562–570
40. He XS, Bowen WD, Lee KS, Williams W, Weinberger DR, de Cost BR (1993) Synthesis and binding characteristics of potential SPECT imaging agents for sigma-1 and sigma-2 binding sites. J Med Chem 36:566–571
41. Garner SE, Kung MP, Foulon C, Chumpradit S, Kung HF (1994) [125](S)-trans-7-OH-PIPAT: a potential SPECT imaging agent for sigma binding sites. Life Sci 54:593–603
42. Bowen WD (1994) Sigma receptor-mediated cytotoxicity: sigma ligands produce changes in cell morphology and viability. Neuropsychopharmacology 10:836S
43. Shibuya H, Mori H, Toru M (1994) Sigma receptors in the postmortem schizophrenic brains. Neuropsychopharmacology 10:839S
44. Verhoeff NPLG (1991) Pharmacological implications for neuroreceptor imaging. Eur J Nucl Med 18:482–502

3.3 Erwartungen des Neurochirurgen an die SPECT des Gehirns

J.C.W. Kiwit

Mit dem Aufkommen der bildgebenden computerisierten Verfahren in der Neurochirurgie und ihrer ubiquitären Verfügbarkeit hat sich die operative Praxis unseres Faches erheblich verändert. Hatten beispielsweise bis vor wenigen Jahren Eingriffe in den thalamischen Kerngebieten heroischen Charakter, so sind heute Tumor- oder Blutungsresektionen aus diesen Arealen unter stereotaktisch-volumetrischer Führung Routineeingriffe geworden, die selbst an kleinen neurochirurgischen Abteilungen mit guten klinischen Ergebnissen durchgeführt werden können. Die präoperative kraniale Computertomographie (cCT) sowie das kraniale Magnetresonanztomogramm (MRT) bilden die Grundlage jeder neuro-vaskulären und neuroonkologischen Operation. Trotz dieses qualitativen "Quantensprungs" in der prä- und perioperativen Bildgebung bleiben eine Reihe diagnostischer Fragestellungen bei der Planung neurochirurgischer Eingriffe bis heute ungelöst. Hier steht mit der SPECT des Gehirns eine neue Untersuchungsmethode zur Verfügung, die wie die Positronen-emissionstomographie funktionell-dynamische Bilder zu liefern in der Lage ist, jedoch nur einen Bruchteil der Kosten und des organisatorischen Aufwandes erfordert. Es sollen nachfolgend die zukünftigen theoretischen Einsatzmöglichkeiten der SPECT in der Neurochirurgie einschließlich der bereits in die klinische Routine einge-gangenen Anwendungen besprochen werden.

3.3.1 Präoperativer Einsatz der SPECT

Die Frage nach der Natur eines intrakranialen/intrazerebralen raumfordernden Prozesses ist eine der Schlüsselfragen vor jedem geplanten neurochirurgischen Eingriff. Obwohl die bildgebenden Verfahren (cCT und MRT ohne und mit Kontrastmittel) in über 90% der Fälle eine präoperative Artdiagnose der zugrundeliegenden Pathologie ermöglichen, lassen sich immerhin bis zu 5% der intrazerebralen Prozesse nicht eindeutig zuordnen [1, 2]. Der Nachweis einer computer- oder kernspintomographischen Ringstruktur ist keineswegs immer mit einem malignen hirneigenen Tumor verbunden, zudem zeigt das präoperativ angefertigte cCT oft nicht das volle Ausmaß der Läsion [2], so daß insbesondere bei diffus infiltrierenden hirneigenen Prozessen die SPECT des Gehirns, etwa unter Verwendung von ^{123}I-α-Methyltyrosin wertvolle räumliche Hinweise auf die biologische Aktivität des Tumors in den jeweiligen Arealen ermöglicht [3]. Ein

Fallbeispiel soll die differentialdiagnostischen Überlegungen und die klinische Bedeutung der SPECT des Gehirns in einem Fall einer unklaren rechtsfrontalen Raumforderung belegen:

Ein 64jähriger rechtshändiger Patient erkrankte aus völliger Gesundheit mit einer Serie primär generalisierter Grand-mal-Anfälle. Vorerkrankungen wurden verneint. Die neurologische Untersuchung zwischen den Anfällen war bis auf eine Hyposmie regelrecht. Das bei der stationären Aufnahme angefertigte kraniale Computertomogramm (Abb. 3.2) zeigte einen rechtsfrontalen hypodensen Bezirk mit marginalem Kontrastmittelenhancement ohne wesentliche raumfordernde Wirkung. Das Kernspintomogramm in $T2$-Wichtung (Abb. 3.3) demonstrierte einen signalreichen Herd des rechten basalen Frontallappens unter Einbeziehung von Marklager und Kortex, ebenfalls ohne wesentliche Raumforderung.

Unsere differentialdiagnostischen Überlegungen bezogen sich im wesentlichen auf ein niedriggradiges Gliom bzw. eine frontobasale Kontusion. Wir ließen in der KFA-Jülich eine ^{123}I-α-Methyltyrosin-SPECT des Gehirns anfertigen (Abb. 3.4), welche eine deutliche frontobasale Minderbelegung rechts ergab. Die Diagnose lautete daher: Spätepilepsie nach erheblicher rechtsseitiger frontobasaler Kontusion.

Fremdanamnestisch konnte nun auf genaues Befragen der Ehefrau ein schweres gedecktes Schädel-Hirn-Trauma 3 Jahre vor der stationären Aufnahme in Erfahrung gebracht werden. Der Patient hatte damals einen Fahrradsturz mit einer anschließenden Bewußtlosigkeit von unklarer Dauer erlitten und war 3 Wochen arbeitsunfähig. Eine stationäre Abklärung hatte er damals abgelehnt, seine Ehefrau berichtete, daß er seit dem Unfall Persönlichkeitsveränderungen im Sinne einer erhöhten Aggressionstendenz zeige. Unter einer antikonvulsiven Medikation mit Phenytoin kam es zum vollständigen Sistieren der Anfälle, eine kernspintomographische Verlaufskontrolle 3 Monate nach der stationären Aufnahme ergab einen unveränderten Befund.

Wie die Positronenemissionstomographie ist die SPECT des Gehirns also in der Lage, über funktionelle Einbau-/Synthese- und Stoffwechselmessungen dem Kli-

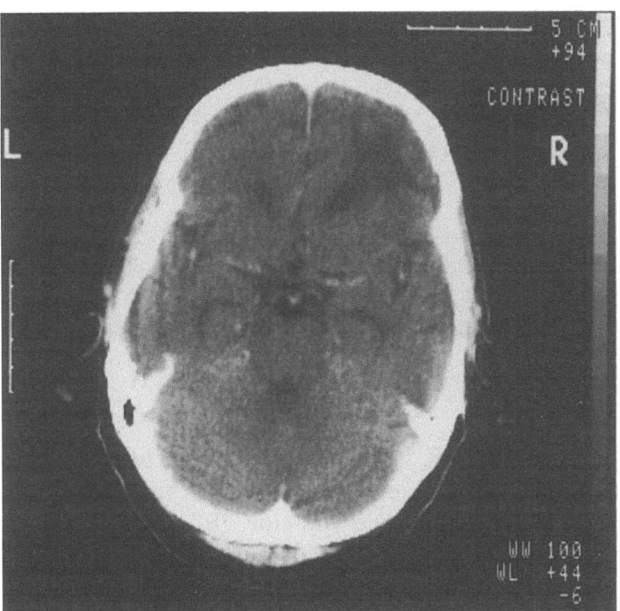

Abb. 3.2. cCT mit hypodensem Herdbefund frontobasal rechts

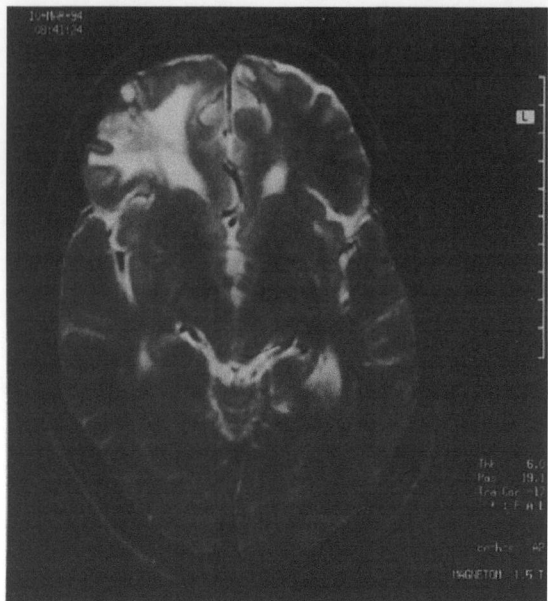

Abb. 3.3. MRT in *T2*-Wichtung mit signalreichem Herd frontobasal rechts

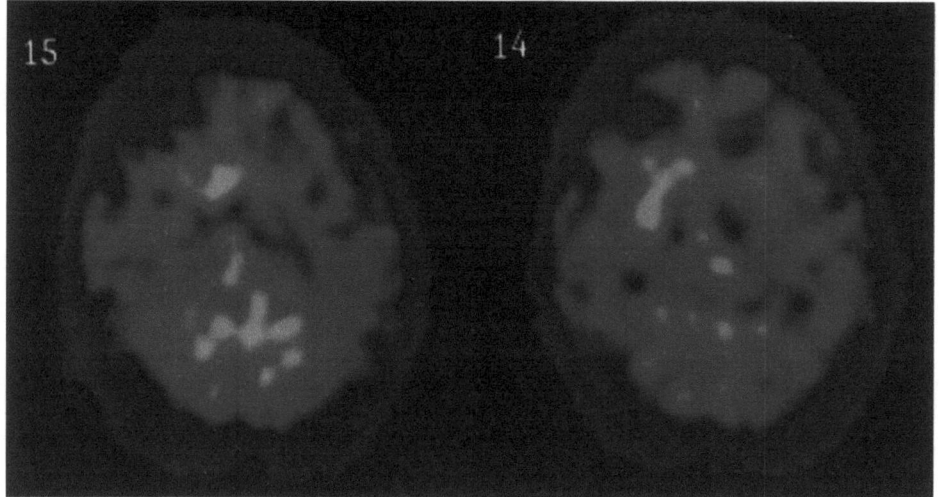

Abb. 3.4. ¹²³I-α-Methyltyrosin-SPECT mit frontobasaler Minderbelegung rechts

niker artdiagnostische Hinweise auf die Natur raumfordernder intrazerebraler Prozesse zu geben. So ist z.B. bei der Differentialdiagnose zwischen Gliomrezidiv und Radionekrose einer unklaren Raumforderung eine PET- oder SPECT die Untersuchung der ersten Wahl, da sowohl cCT als auch MRT hier lediglich ringförmig anreichernde Prozesse zeigen, ohne daß über die Natur der zugrundeliegenden biologischen Veränderungen eine Aussage gemacht werden könnte [4]. Bei der präoperative Planung solcher Rezidivfälle ist es nur mit diesen funktionellen bildgebenden Verfahren (in vivo metabolic imaging) möglich, zwischen vitalem Tumorgewebe, Nekrose und perifokalen Ödemarealen mit völligem Zusammenbruch der Blut-Hirn-Schranke zu unterscheiden.

3.3.2 Perioperativer Einsatz der SPECT

Während der präoperative Einsatz der SPECT des Gehirns etwa an unserer Klinik bereits Eingang in die Routine gefunden hat [3], sind für den perioperativen Einsatz dieser Methode noch erhebliche technische Entwicklungen erforderlich. Dabei ist der Begriff "perioperativ" recht weit gefaßt und umfaßt einen Zeitraum von 24 h vor dem Eingriff, den eigentlichen Operationsablauf und einen Zeitraum von etwa 24 h postoperativ.

Bei der Planung und Durchführung neurochirurgischer Eingriffe kann die exakte räumliche Lagebeziehung pathologischer Prozesse zu funktionell wichtigen Kortexarealen (prä- und postrolandisch, Sprachfunktion frontolaterobasal und temporal, visueller Kortex) und den mitbetroffenen Bahnsystemen aufgrund der statischen cCT- und MRT-Untersuchungen nicht mit Sicherheit definiert werden, so daß auch heute noch einige neurochirurgische Zentren Eingriffe in solchen "eloquenten" Hirnarealen in Lokalanästhesie durchführen, um jederzeit durch Stimulation der entsprechenden kortikalen Areale eine Rückkopplung im Bezug auf die Funktion zu erhalten. Diese Technik, die auf den kanadischen Neurochirurgen W. Penfield zurückgeht [5], ist mittlerweile über 50 Jahre alt und für den neurochirurgischen Patienten mit erheblichen Belastungen verbunden.

Wünschenswert wäre daher, bei der prä- und intraoperativen Planung zur Entfernung beispielsweise eines infiltrierend wachsenden Glioms der Zentralregion sämtliche strukturellen (cCT, MRT, Angiographie) und funktionellen bildgebenden Verfahren (PET, SPECT) in stereotaktisch volumetrischer Technik im Rechner zur Verfügung zu haben [6, 7], um intraoperativ im Wege des optischen "Overlays" die entsprechenden Raumdaten abzugleichen und den schonendsten Zugang bzw. die maximal durchführbare Entfernung des Tumors zu ermöglichen. Solche multimodalen stereotaktischen Navigationssysteme, bei denen beispielsweise in die optische (Operations-)Achse rückgerechnete Tumorvolumina im Wege des Overlays auf die Operationsmikroskopukulare projiziert werden, sind bereits auf dem Markt, allerdings ohne Einbeziehung der funktionellen Daten aus den PET-bzw. SPECT-Untersuchungen.

Funktionelle volumetrische Daten, etwa nach somatosensorischer Stimulation aus PET- oder ^{99m}Tc-HMPAO-SEPCT-Untersuchungen, könnten hier neue Dimensionen neurochirurgisch-operativer Präzision eröffnen [8]. Ob ein "in vivo metabolic imaging" eines Tages im neurochirurgischen Operationssaal selbst möglich sein wird, muß z.Z. offen bleiben; wenngleich das erste kraniale Computertomogramm zum ausschließlichen intraoperativen Einsatz bereits zur Marktreife entwickelt ist.

Eine weitere, sehr wichtige Einsatzmöglichkeit der peri- und intraoperativen

SPECT des Gehirns ist die intra- und perioperative Abschätzung der Ischämie-toleranz einzelner Hirnareale, insbesondere in den Grenzversorgungsgebieten der einzelnen Gefäßterritorien in der vaskulären Neurochirugie. Eine ^{133}Xe-Inhalations-SPECT intraoperativ könnte nicht nur in der Chirurgie der hirnversorgenden extrakranialen Gefäße (z.B. Karotisdesobliteration), sondern vor allem auch bei der komplexen Chirurgie von Riesenaneurysmen der Schädelbasis von großer Hilfe sein [9], etwa bei der Frage, ob eine ausreichende Kollateralversorgung des betroffenen Kortex vorliegt oder ein extra- intrakranieller Bypass erforderlich wird. Die Abschätzung dieser zerebrovaskulären Reservekapazität ist heute mit der ^{133}Xe-Inhalations-SPECT ohne und nach Gabe von 1 g Acetazolamid (Diamox) möglich, so daß den revaskularisierenden Operationstechniken eine Renaissance bevorsteht. Diese Methode ermöglicht die Identifikation einer Untergruppe von hochgradig infarktgefährdeten Patienten z.B. mit unilateralem Karotisverschluß, deren CBF nach Gabe von Acetazolamid keine Stimulierbarkeit oder sogar einen paradoxen Abfall im Sinne eines Stealphänomens aufweist [10].

Die Abschätzung der künftigen Entwicklung der peri- und intraoperativen SPECT des Gehirns muß allerdings vor dem Hintergrund des sich rasch entwickelnden sog. "magnetic source imaging" erfolgen. Hierbei werden die Techniken der Kernspintomographie und der Magnetenzephalographie (MEG) kombiniert, so daß sowohl statische als auch dynamisch-funktionelle Informationen über die interessierenden Gehirnareale erfaßt werden und sich in einer dreidimensionalen Matrix zur Operationsplanung bearbeiten lassen [11, 12, 13].

3.3.3 Postoperativer Einsatz der SPECT

Der SPECT des Gehirns wird in Zukunft ein erhebliches Gewicht bei der postoperativen Betreuung von Patienten mit malignen Gliomen zukommen. Wie bereits in Abschn. 3.3.1 erwähnt, sind über funktionelle Einbau-/Synthese- und Stoffwechselmessungen nicht nur artdiagnostische Hinweise auf die Natur raumfordernder intrazerebraler Prozesse zu erhalten, sondern auch sehr präzise Informationen über die Syntheseleistung von Gliomrezidiven [3, 4] und damit eine direkte Abschätzung ihrer biologischen Wachstums- und Invasionspotenz. Gegenüber den herkömmlichen Monitorverfahren der Gliomtherapie mit regelmäßigen cCT- und MRT-Kontrollen ergeben sich hier möglicherweise neue Ansätze, etwa die einer frühen adjuvanten Chemotherapie beim nachgewiesenen Frührezidiv.

Eine weitere, wichtige Rolle könnte der SPECT des Gehirns durch die Bildgebung bei neuen, bisher noch weitgehend experimentellen Behandlungsverfahren in der neurochirurgischen Onkologie zukommen. Dabei handelt es sich um das intra- und postoperative Monitoring bei photodynamischen Therapieansätzen [14] sowie der interstitiellen Laserthermotherapie [15]. Bislang erfolgt das intraprozedurale Monitoring der Lasertherapie mit schnellen MRT-Sequenzen;

wobei vor allem Veränderungen im Sinne von Blut-Hirn-Schrankenalterationen sichtbar gemacht werden können [14]. Es wäre ein erheblicher Schritt im Hinblick auf eine effektive neurochirurgische onkologische Therapie, wenn Veränderungen im eigentlichen Tumorstoffwechsel selbst im Real-time-Mode dargestellt werden könnten.

Eine weitere Einsatzmöglichkeit der SPECT liegt in dem kontinuierlichen Monitoring maligner Gliome unter chemotherapeutischer Behandlung. Fast alle malignen Gliome zeigen während einer adjuvanten Chemotherapie eine primäre oder erworbene Chemoresistenz [16]. Eine frühe Änderung des Stoffwechselverhaltens in der SPECT des Gehirns hätte wahrscheinlich eine wesentlich höhere Sensitivität in bezug auf die Erkennung eines chemo-resistenzbedingten Gliomrezidivs als die bisherigen bildgebenden Verfahren.

3.3.4 Zusammenfassung

Insgesamt dürfen heute von neurochirurgischer Seite hohe Erwartungen an die Entwicklung des in vivo metabolischen Neuroimagings gestellt werden. Die SPECT des Gehirns mit ihren vielfältigen Möglichkeiten der prä- und postoperativen funktionellen Bildgebung in der vaskulären Neurochirurgie, der Epilepsie-chirurgie, der Darstellung funktioneller Phänomene beim Studium des Schmerzes sowie der funktionellen Darstellung neuroonkologischer Phänomene wird – wie 10 Jahre zuvor die Einführung der Kernspintomographie – neurochirurgisches Denken und Handeln nachhaltig verändern. Ihre gegenüber der PET häufigere Verfügbarkeit und die damit einhergehende Unabhängigkeit von großen Forschungszentren mit Zyklotron sowie die erheblich geringeren Kosten werden die SPECT des Gehirns zu einer Standarduntersuchung im prä- und postoperativen Neuroimaging werden lassen, und dies bereits in naher Zukunft.

Literatur

1. Kiwit JCW, Roosen N, Lins E, Wechsler W (1987) Zur Differentialdiagnose der computertomogra-phischen Ringstruktur. In: Bock WJ, Schirmer M (Hrsg) Differentialdiagnosen in der Neuro-chirurgie. Urban & Schwarzenberg, München, S 90
2. Blatt DR, Friedman WA, Agee OF (1993) Delayed computed tomography contrast enhancement patterns in biopsy proven cases. Neurosurgery 32:560–569
3. Langen KJ, Ziemons K, Kiwit JCW et al. (1994) Comparison of ^{123}I-alpha-Methyltyrosin SPECT and ^{11}C-L-Methionin PET in patients with brain tumors. J Nucl Med 35[Suppl]:8P
4. Vertosick FT, Selker RG, Grossman SJ, Joyce JM (1994) Correlation of Thallium-201 single photon emission computed tomography and survival after treatment failure in patients with glioblastoma multiforme. Neurosurgery 34:396–401
5. Penfield W, Boldrey E (1937) Somatic motor and sensory representation in the cerebral cortex of man as studied by electrical stimulation. Brain 60:389–443
6. Benabid AL (1993) A routine stereotactic procedure in 2003. Neurosurgery 33:660–662
7. Apuzzo ML, Weinberg RA (1993) Architecture and functional design of advanced neurosurgical operating environments. Neurosurgery 33:663–673

 8. Canavero S, Pagni CA, Castellano G, Bonicalzi V, Bello M, Duca S, Podio V (1993) The role of cortex in central pain syndromes: preliminary results of a long-term Technetium-99m-Hexamethylpropyleneamineoxime single photon emission computed tomography study. Neurosurgery 32:185–191
 9. Tanaka Y, Kobayashi S, Kyoshima K, Sugita K (1994) Multiple clipping technique for large and giant internal carotid artery aneurysms and complications: angiographic analysis. J Neurosurg 80:635–642
10. Schmiedek P, Piepgras A, Leinsinger G, Kirsch CM, Einhäupl K (1994) Improvement of cerebrovascular reserve capacity by EC-IC arterial bypass surgery in patients with ICA occlusion and hemodynamic cerebral ischemia. J Neurosurg 81:236–244
11. Benzel EC, Lewine JD, Buchholz RD, Orrison WW (1993) Magnetic source imaging: a review of the Magnes system of biomagnetic technologies incorporated. Neurosurgery 33:252–259
12. Gallen CC, Sobel DF, Waltz T et al. (1993) Noninvasive presurgical neuromagnetic mapping of somatosensory cortex. Neurosurgery 34:260–268
13. Morioka T, Yamamoto T, Katsuta T, Fujii K, Fukui M (1994) Presurgical three-dimensional magnetic source imaging of the somatosensory cortex in a patient with a perirolandic lesion: technical note. Neurosurgery 34:930–934
14. Origitano TC, Reichman OH (1993) Photodynamic therapy for intracranial neoplasms: development of an image-based computer-assisted protocol for photodynamic therapy of intracranial neoplasms. Neurosurgery 32:587–596
15. Bettag M, Ulrich F, Fürst G et al. (1991) Gadolinium-DTPA-enhanced MR and positron emission tomography of stereotactic laser-induced interstitial thermal therapy in cerebral gliomas. Neuroradiology 33:37–39
16. Kiwit JCW, Hertel A, Matuschek A (1994) Reversal of chemoresistance in malignant gliomas by calciumantagonists: correlation with the expression of the multidrug-resistance p-glycoprotein. J Neurosurg 81:587–594

4 Klinische Anwendungen

4.1 SPECT bei zerebrovaskulären Erkrankungen

L. Pávics

4.1.1 Einleitung

Die ersten Untersuchungen mit der Emissionscomputertomographie (ECT) sind bei zerebrovaskulären Erkrankungen durchgeführt worden [1]. Die Entwicklung hat die nuklearmedizinischen Methoden in den letzten Jahren dramatisch verändert. Es sind verschiedene für die pathophysiologischen Prozesse immer spezifischere Radiopharmaka und für deren Abbildung hochentwickelte tomographische Geräte auf den Markt gekommen. Die Positronenemissionstomographie (PET) ermöglicht es, verschiedene hämodynamische und metabolische Parameter und deren Veränderungen im Verlauf von zerebrovaskulären Erkrankungen in vivo zu erfassen [2, 3]. Während die PET noch immer überwiegend in der Forschung eingesetzt wird, hat die Single-Photon-Emissions-Computertomographie (SPECT) ihren Platz in der breiteren klinischen Anwendung frühzeitig gefunden und weiterhin behauptet.

Inzwischen haben dedizierte SPECT-Systeme für Hirnuntersuchungen annähernd die räumliche Auflösung von PET-Geräten erreicht [4]. Die immer besseren meßtechnischen und mathematischen Algorithmen erlauben eine für die Routinearbeit ausreichende Quantifizierung der Ergebnisse [5, 7]. Die Pharmakokinetik der verwendeten (vorwiegend ^{99m}Tc-markierten) Radiopharmaka ist hinreichend geklärt [8, 9] und ermöglicht die Darstellung der regionalen Hirndurchblutung (rCBF) auch unter pharmakologischen oder physiologischen Testbedingungen sowie die Beurteilung der regionalen Blutvolumina (rCBV) [10, 13]. Die inzwischen in vielen Kliniken verfügbaren Überlagerungsprogramme bieten einen direkten Vergleich von morphologischen (CT, MRT) und funktionellen (SPECT) Veränderungen in Schnittbildern [14].

4.1.2 Methoden

Regionale zerebrale Perfusionsszintigraphie mit SPECT

Anfangs wurden bei SPECT-Untersuchungen inerte Gase als frei diffundierbare Perfusionsmarker benutzt, dabei kam vorwiegend ^{133}Xe zur Anwendung [1, 15]. Wegen des raschen Wash-out dieser Substanzen aus dem Gehirn benötigte diese Technik für tomographische Untersuchungen schnelle SPECT-Geräte. Die ungünstigen physikalischen Eigenschaften dieser Tracer führten auch mit dedizierten SPECT-Systemen nur zu einer begrenzten Bildqualität. Die relativ hohen Kosten und die eingeschränkte Verfügbarkeit der [123]J-markierten Amphetaminderivate (IMP, HIPDM) [15, 16] limitieren deren breiteren Einsatz in der Routinediagnostik. Die Einführung der ^{99m}Tc-markierten Radiopharmaka wie Hexamethylpropylenaminoxim (HMPAO) [17] und Ethylencysteindimer (ECD) [18] hat in der Darstellung der Hirndurchblutung mittels SPECT eine neue Dimension eröffnet. Diese Substanzen werden als chemische Mikrosphären bezeichnet. Nach intravenöser Applikation zeigen sie eine schnelle Aufnahme im Gehirn und verteilen sich innerhalb von 2–3 min proportional zum aktuellen rCBF. Die Verteilung, die aufgrund eines chemischen Trapping-Mechanismus für längere Zeit weitgehend unverändert bleibt, ermöglicht die Abbildung der Aktivitätsverteilung auch mit konventionellen SPECT-Geräten. Die ^{99m}Tc-Markierung der Substanzen ist leicht und jederzeit durchführbar. [99m]Tc hat optimale physikalische Eigenschaften zur Abbildung mit in der Nuklearmedizin eingesetzten SPECT-Detektorsystemen und erlaubt eine gute Bildqualität. Im Verlauf einer ischämischen zerebrovaskulären Erkrankung gewährleistet (neben anderen Mechanismen) die Erhöhung des zerebralen Blutvolumens zunächst noch eine ausreichende Sauerstoffversorgung der minderdurchbluteten Hirnregionen [3, 4]

Wegen der initial hohen intravasalen ^{99m}Tc-HMPAO-Konzentration kann in dieser Phase in einer zu früh angefertigten SPECT-Aufnahme eine Hypoperfusion unter Umständen nicht erkannt werden, während sie bei einer späteren Untersuchung (bei geringerer Blutaktivität) entdeckt werden kann. Wegen dieses "Filling-out-Phänomens" [19] wird im Falle der zerebrovaskulären Erkrankungen, insbesondere bei gering ausgeprägten Ischämien [19], der Beginn der SPECT-Aufnahme möglichst spät (3–4 h) nach der ^{99m}Tc-HMPAO-Injektion empfohlen. In der Blutbahn zurückgebliebenes ^{99m}Tc-ECD wird rasch renal ausgeschieden [20], so daß ein Aufnahmebeginn bei dieser Substanz schon 1 h p.i. möglich ist.

Bei der Abbildung sollen die verwendeten SPECT-Geräte einen engen Rotationsradius der Detektorsysteme, eine stabile Befestigungsmöglichkeit des Patientenkopfes und die gleichzeitige Abbildung des gesamten Gehirns des Patienten ermöglichen. Eine kürzere Aufnahmedauer kann bei sensitiven SPECT-Systemen (dedizierte Hirn-SPECT-Geräte, Mehrkopfkameras) insbesondere bei Patienten in schlechtem klinischen Zustand (wie es bei zerebrovaskulären Erkrankungen häufig vorkommt) eine wichtige Rolle spielen. Bei schwerkranken Patienten kann eine für die SPECT-Aufnahme ungünstige (aber für den Patienten bequeme) Kopfhaltung in den meisten Systemen durch dreidimensionale Reorientierung korrigiert werden. Allgemein ist bei der Hirn-SPECT-Aufnahme die Verwendung eines hochauflösenden Kollimators und eine Impulsausbeute von ca. 40 kcounts/Projektion erwünscht [21].

Darstellung des regionalen zerebralen Blutvolumens mittels SPECT

Bei ischämischen zerebrovaskulären Erkrankungen spielt eine Volumenkompensation der Minderdurchblutung eine wichtige Rolle [3, 4]. Bei der Darstellung arteriovenöser Gefäßmißbildungen kann die zerebrale Blutvolumen-SPECT ergänzende Informationen liefern [13].

Die Darstellung des regionalen zerebralen Blutvolumens (rCBV) ist mit ^{99m}Tc-markierten autologen Erythrozyen (RBC) möglich. Durch eine kombinierte In-vivo-/In-vitro-Markierung der Zellen (das freie ^{99m}Tc-Pertechnetat wird durch mehrfache Waschschritte entfernt) kann eine störende Aktivitätsanreicherung in Bereichen mit Blut-Hirn-Schrankenstörung und durch Kaliumperchlorat (450 mg per os, 30 min vor der ^{99m}Tc-RBC-Injektion zur Blockierung der Aufnahme in ektodermales Gewebe) in den Ventrikeln vermieden werden. Die effektive Äquivalentdosis der ^{99m}Tc-RBC liegt bei 6,0 mSv/740 MBq.

Die Untersuchung wird häufig in Kombination mit einer rCBF-SPECT durchgeführt. In gleicher Position durchgeführte Untersuchungen ermöglichen die parametrische Darstellung von rCBF/rCBV-Quotientenbildern, die als Maß für die regionale Perfusionsreserve angesehen werden können [10, 12].

Hirnperfusionsszintigraphie unter Belastung

Bei zerebrovaskulären Erkrankungen spielt die Darstellung der vaskulären Reservekapazität eine wichtige Rolle. Für die Untersuchung der "Belastbarkeit" der zerebralen Perfusion wurde eine breite Palette von Testverfahren (Matas-Test, Upright-Test, Kohlendioxid-Inhalationstest, Acetazolamidtest usw.) entwickelt [22–26]. Bei diesen Methoden werden rCBF-SPECT-Untersuchungen in Ruhe und unter Belastung durchgeführt. In der Darstellung der akuten Effekte der Belastung auf die Hirndurchblutung wird die Eigenschaft der Tracer ausgenutzt, sich wie eine "chemische Mikrosphäre" zu verhalten. Auch nach einer nur kurzfristigen Änderung der zerebralen Perfusion "frieren" diese Radiopharmaka das Durchblutungsmuster innerhalb von wenigen Minuten ein und lassen einen breiten zeitlichen Spielraum für die SPECT-Akquisition. Bei einem Zweitages-protokoll werden die zwei rCBF-Untersuchungen (in Ruhe und unter Provo-kation) getrennt im Abstand von einigen Tagen durchgeführt. Bei dem Eintagesprotokoll werden die Untersuchungen direkt nacheinander oder mit einem Abstand von wenigen Stunden mit einer höheren Radioaktivität bei der zweiten Injektion (Split-dose-Technik) vorgenommen. Für die Vergleichbarkeit der in Ruhe und unter Belastung angefertigten Schnittbilder ist dieselbe Position des Patientenkopfes während beider Untersuchungen oder eine genaue Reorientierung der Tomogramme entscheidend. Zur Objektivierung der Veränderungen sollte eine Semiquantifizierung der Ergebnisse vorgenommen werden.

SPECT unter Okklusion einer A. carotis interna   Bei dieser Untersuchung wird die A. carotis interna vorübergehend durch einen angiographisch eingeführten Ballonkatheter okkludiert [27–30]. Der Tracer wird während der Okklusion, die für etwa 10–30 min persistiert, intravenös injiziert. Abbruchkriterien für die Okklusion sind schwerere EEG-Veränderungen oder plötzlich auftretende neurologische Symptome. In der Regel soll die Okklusion so lange vor der

Injektion des Tracers beibehalten werden, daß sich die physiologischen extra-/
intrakranialen Kollateralgefäße öffnen können. Die zerebrovaskuläre Reserve
kann in dieser Situation durch die zusätzliche Gabe von 1 g Acetazolamid
(pharmakologische Erweiterung der gesunden Gefäße im Gehirn) 10 min vor der
Okklusion getestet werden [30].

Die unter Okklusion aufgetretenen Perfusionsstörungen werden im Vergleich
mit der in Ruhe durchgeführten SPECT-Untersuchung beurteilt.

SPECT unter Acetazolamid   Die pharmakologische Steigerung der Hirnperfusion
in Kombination mit einer rCBF-SPECT erlaubt die Bestimmung der zerebralen
Perfusionsreserve. Durch einen komplexen (direkte und indirekte Wirkung in den
Hirnarterien), in allen Einzelheiten noch nicht geklärten Wirkungsmechanismus,
kann ohne wesentliche Nebenwirkungen mit dem Carboanhydrasehemmer
Acetazolamid (0,5–1 g) 15–20 min nach i.v.-Applikation eine Erhöhung der
zerebralen Perfusion um etwa 20–40% erreicht werden [23].

Im Vergleich zu der Ruheuntersuchung spricht eine Entwicklung oder
Erweiterung der Perfusionsstörungen unter Acetazolamid für eine eingeschränkte
oder fehlende zerebrovaskuläre Reservekapazität. Ein unverändertes Perfusions-
muster (homogene Zunahme der Durchblutung) oder regionale Zunahme der
Perfusion in der zuvor hypoperfundierten Region weist auf eine gute vaskuläre
Reservekapazität hin.

4.1.3 Klinische Fragestellungen

Ischämische zerebrovaskuläre Insuffizienz

Transiente Ischämie   Die Hirn-SPECT-Untersuchung liefert wichtige Informa-
tionen in der Diagnostik einer transienten Ischämie. Die Sensitivität der rCBF-
SPECT nimmt mit der Zeit nach dem Verschwinden der klinischen Symptomatik
ab. Sie liegt bei 40–60% 24 h nach dem Ereignis [31, 32]. Die Verminderung des
Perfusionsdrucks verursacht über die Autoregulation eine Vasodilatation mit
regionaler Zunahme des zerebralen Blutvolumens und Steigerung der
Durchflußzeit. Eine Minderperfusion tritt erst bei der Erschöpfung der
Autoregulationskapazität auf. Zur Darstellung dieses Prozesses wurde zunächst
die kombinierte rCBV/rCBF-SPECT eingeführt, die sich bisher in der klinischen
Praxis nicht durchsetzen konnte. Dagegen ist die Darstellung der
Perfusionsreserve mittels rCBF-SPECT und Acetazolamid eine einfache Methode.
Mit dieser Untersuchung kann die Sensitivität der rCBF-SPECT bis auf 85–90
Prozent erhöht werden [31, 32].

Die rCBF-SPECT mit Acetazolamid kann auch bei Patienten mit bekannten
Karotisstenosen hilfreich sein [33, 35]. Eine eingeschränkte vaskuläre Reser-
vekapazität im Versorgungsgebiet der verengten Arterie spricht für die Gefahr der
Entwicklung eines zerebrovaskulären Insults. Nach den ungünstigen Ergebnissen
der EC-IC-Bypassstudie [36] der zerebrovaskulären Gefäßchirurgie ist heute im
Zusammenhang mit der Entwicklung neuer funktioneller Untersuchungen für die

Beurteilung der zerebrovaskulären Reserve eine gewisse Renaissance dieser Eingriffe zu beobachten. Mehrere Untersucher haben in der letzten Zeit über die Verbesserung der zerebrovaskulären Reservekapazität nach chirurgischer Rekonstruktion der Hirngefäße oder extra-/intrakranialen Bypassoperationen berichtet [37–39].

Ergebnisse langfristiger klinischer Studien bei zerebrovaskulären Erkrankungen sind in naher Zukunft zu erwarten.

Bei Operationen von Metastasen, Tumoren oder Aneurysmen, die die Karotisarterien betreffen, muß in einigen Fällen aus operationstechnischen Gründen auch die Karotisarterie selbst verschlossen werden. Vor diesen Eingriffen kann die Wirkung eines geplanten Verschlusses mit einer Testokklusion frühzeitig geklärt werden. Zur Darstellung der Hirndurchblutung unter der Okklusion (im Vergleich zum Durchblutungsmuster in Ruhe) ist die rCBF-SPECT die Methode der Wahl [27–29]. In der Beurteilung dieser SPECT-Bilder müssen die Veränderungen im Bereich der "Wasserscheidenregionen" besonders beachtet werden, weil die hämodynamischen Wirkungen infolge einer Karotisresektion hier besonders ausgeprägt sein können (Abb. 4.1 und 4.2).

Akuter Infarkt Im akuten Stadium eines Infarkts hat die rCBF-SPECT-Untersuchung eine sehr hohe Sensitivität. In den ersten Stunden nach dem Ereignis, wenn CT und evtl. auch MRT noch unauffällig sind, stellt sich der ischämische Prozeß in der SPECT bereits dar [31, 40–42]. Der SPECT-Befund zeigt meist eine Hypoperfusion des betroffenen Hirnareals. In einigen Fällen wurde bei Verwendung des Tracers ^{99m}Tc-HMPAO ein erhöhter Uptake (Hyperfixation) beobachtet [43]. Dieses Phänomen läßt sich durch einen komplexen Mechanismus erklären, wobei die Reperfusion oder eine früh aufgetretene Luxusperfusion, die Blut-Hirn-Schrankenstörung und eine Leukozyteninfiltration im Infarkt eine Rolle spielen können.

Die Ausdehnung und Lokalisation der mit der rCBF-SPECT dargestellten Hirndurchblutungsstörungen sind nicht nur von der primären ischämischen Läsion, sondern auch von der sekundären Inaktivierung funktioneller Neuroneinheiten abhängig, die in der Umgebung des Primärherdes und auch in Regionen räumlich entfernt von diesem auftreten können [44]. Dieser Effekt

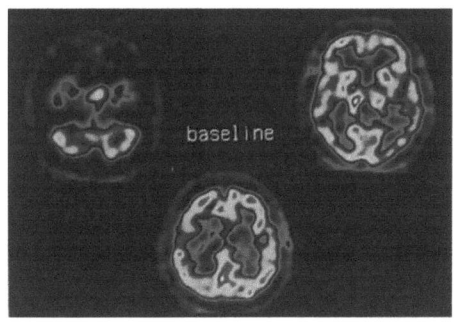

Abb. 4.1. Hirnperfusionsszintigraphie mit ^{99m}Tc-HMPAO (SPECT) in Ruhe bei einem Patienten mit Oropharynxkarzinom links. Die transversalen Schnittbilder zeigen eine geringgradige Hypoperfusion im Temporallappen links. (Linke Hemisphäre in Abb. rechts)

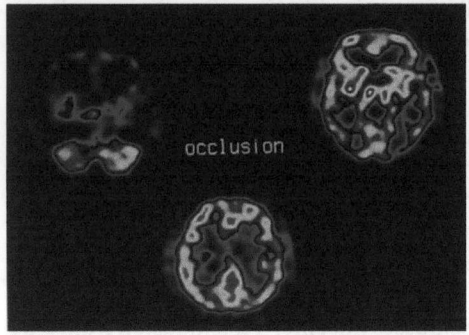

Abb. 4.2. Hirnperfusionsszintigraphie mit ⁹⁹ᵐTc-HMPAO (SPECT) unter Testokklusion der linken internen Karotisarterie und Acetazolamidtest. Im Vergleich zu der Hirn-SPECT in Ruhe (Abb. 4.1) zeigen die Aufnahmen eine Zunahme der Minderperfusion in der linken Hemisphäre (temporal und parietal; linke Hemisphäre in Abb. rechts) mit Entwicklung einer gekreuzten zerebellären Diaschisis. Zusätzlich stellt sich eine durch den Okklusionstest und Acetazolamid induzierte Hypoperfusion in der rechten Hemisphäre temporal dar. Dieser Befund spricht für die Gefahr eines zerebrovaskulären Insults nach der operativen Resektion der linken Karotisarterie

wurde von v. Monakow als Diaschisis bezeichnet [45]. Das Ausmaß der Diaschisis ist von der Lokalisation, vom Schweregrad der Funktionseinbußen sowie vom zeitlichen Abstand zu dem Ereignis abhängig. Erst einige Stunden nach dem Insult ist die direkte Inaktivierung voll ausgeprägt, wobei dann häufig die hämodynamische Suppression entfernter Regionen für einige Zeit stärker ist als die metabolische Störung. Die bei den SPECT-Untersuchungen häufig zu beobachtende gekreuzte zerebelläre Diaschisis ist wahrscheinlich durch eine indirekte oder direkte Schädigung der kortikopontozerebellaren Bahnen bedingt [33, 44, 46].

In mehreren Arbeiten wurde ein enger Zusammenhang zwischen dem Volumen, das durch eine akute Perfusionsstörung betroffen ist, und der Prognose des Insults berichtet [31, 33, 43, 47]. Der prognostische Wert einer rCBF-SPECT ist höher, wenn die Untersuchung frühzeitig nach dem Ereignis angefertigt und die Größe des Perfusionsdefekts zu morphologischen Änderungen in Relation gesetzt wird [43, 47].

Subakuter Infarkt   Beim subakuten Infarkt weist die rCBF-SPECT mit ⁹⁹ᵐTc-HMPAO eine geringere Sensitivität im Vergleich mit dem akuten und chronischen Stadium auf. Die Entwicklung einer "Luxusperfusion" ist in dieser Phase besonders häufig [31, 33, 48, 49]. Bei HMPAO-SPECT Untersuchungen wurde nachgewiesen, daß während der Entwicklung einer Hyperperfusion oder bei früh nach der Injektion angefertigten Untersuchungen durch die initial hohe intravasale ⁹⁹ᵐTc-HMPAO-Konzentration eine volumenkompensierte Ischämie ein normales kortikales Aktivitätsverteilungsmuster zeigen kann [48]. In diesen Fällen kann eine gekreuzte zerebelläre Diaschisis auf eine kortikale Perfusionsstörung hinweisen [48].

Eine Mehranreicherung von ^{99m}Tc-ECD wurde bisher bei zerebrovaskulären Erkrankungen nur selten nachgewiesen [50]. Mit dieser Substanz wurde in den meisten Fällen eine Hypofixation beobachtet, auch wenn die rCBF-SPECT mit anderen Tracern eine Hyperfixation ergab [50–52]. Die genaue Ursache dieser Unterschiede zwischen den beiden ^{99m}Tc-markierten Radiopharmaka ist noch nicht endgültig geklärt. Bei diesem Phänomen scheint für HMPAO ein vorwiegend durchblutungsabhängiger, für ECD auch ein enzymaktivitätsabhängiger Anreicherungsmechanismus von Bedeutung zu sein. Wegen des fehlenden Hyperfixationsphänomens bei ECD zeigt sich in der subakuten Phase eine höhere Sensitivität als bei HMPAO [50].

Chronischer Infarkt Bei einem chronischen Infarkt zeigt die rCBF-SPECT-Untersuchung die Restperfusion im Infarktbereich. Die Treffsicherheit ist in diesem Stadium wieder größer, aber kleine, besonders tiefliegendere Infarkte können leicht übersehen werden [31, 33, 53]. Eine rCBF-SPECT mit Acetazolamid ergibt zusätzliche Anhaltspunkte bei der Beurteilung des Risikos eines neuen zerebrovaskulären Insults, insbesondere in der Umgebung des Infarkts.

Subarachnoidalblutung

Bei Subarachnoidalblutungen infolge einer nicht tödlichen Ruptur eines intrakraniellen Aneurysmas können als schwere Komplikationen Nachblutungen und Vasospasmen auftreten. Ein Vasospasmus ist in etwa 36% der Fälle festzustellen, am häufigsten tritt er zwischen 4 und 16 Tagen nach der Blutung auf. Obwohl die Pathophysiologie dieses Prozesses noch unklar ist, sind bei der Auswahl und der Durchführung der weiteren Therapie die Frühdiagnose und die Verlaufskontrolle entscheidend. In diesem Zusammenhang können noninvasive diagnostische Verfahren wie die Hirndurchblutungsszintigraphie mit SPECT bedeutsam sein. Eine rCBF-SPECT Untersuchung zeigt mit hoher Sensitivität frühzeitig die ischämische Wirkung eines Vasospasmus [54–57].

Im Vergleich zu der einfachen und bei diesen schwerkranken Patienten am Krankenbett durchführbaren transkraniellen Dopplersonographie (TCD) bietet die rCBF-SPECT eine deutlich höhere Sensitivität [57]. Bei mittels TCD nachweisbarem Vasospasmus gestattet die rCBF-SPECT, die Ausdehnung und den Schweregrad der zerebralen Ischämie im Mikrozirkulationsniveau darzustellen.

Intrazerebrale Blutungen

Intrazerebrale Blutungen haben eine hohe Mortalität. Bei den betroffenen Patienten, die meist in sehr schlechtem klinischen Zustand sind, ist die Duchführung einer rCBF-SPECT-Untersuchung oft schwierig. Die bisherigen SPECT-Ergebnisse haben keine prognostische Aussagekraft bei diesen Erkrankungsformen gezeigt. Die einzige Indikation zur rCBF-SPECT ist der Nachweis entfernt von der primären morphologischen Läsion auftretender Perfusionsstörungen [33].

Arteriovenöse Gefäßmißbildungen

Die drei häufigsten Komplikationen bei Patienten mit intrazerebralen arteriovenösen Gefäßmißbildungen sind intrazerebrale oder intraventrikuläre Blutung, Epilepsie und fokale neurologische Symptome infolge der Entwicklung einer Ischämie durch einen Stealeffekt. Vor chirurgischer Resektion oder Embolisation des Angioms ist die Dokumentation einer evtl. vorhandenen zerebralen Ischämie mittels rCBF-SPECT notwendig. Der Nidus des Angioms stellt sich mit einer fehlenden ^{99m}Tc-HMPAO-/^{99m}Tc-ECD-Aufnahme dar, weil die Gefäße selbst diese Radiopharmaka nicht aufnehmen [13, 31, 33]. Zur Darstellung von in der Umgebung des Nidus (und auch weiter entfernt) vorliegenden Ischämien ist die Darstellung der Gefäßmißbildungen selbst mittels CT, MRT oder rCBV-SPECT erforderlich [13, 31, 33]. Die unterentwickelten embryonalen Gefäße des Angioms weisen eine fehlende vaskuläre Autoregulation auf, die zu postoperativen Komplikationen (normal pressure perfusion breakthrough) führen kann. In diesem Zusammenhang sind die mit Acetazolamid durchgeführten rCBF-SPECT-Untersuchungen prognostisch wertvoll [31].

Vaskulitiden

Vaskulitiden sind eine heterogene Krankheitsgruppe, deren gemeinsames pathologisches Korrelat die Entzündung von Blutgefäßen ist. Bei unterschiedlichen Formen dieser Erkrankung wurde gezeigt, daß mittels der rCBF-SPECT unspezifische Hirndurchblutungsstörungen darstellbar und somit ischämische neurologische Prozesse frühzeitig objektivierbar sind [58]. Beim Moya-Moya-Syndrom handelt es sich um eine Erkrankung, die mit hochgradigen Stenosen oder Verschlüssen der distalen Abschnitte der A. carotis interna einhergeht. Die Ätiologie des Krankheitsbildes ist auch heute noch umstritten. Mehrere Daten weisen auf eine immunologische Ursache hin. Das angiographisch nachweisbare charakteristische Anastomosennetz hat zur Bezeichnung "Moya-Moya" (japanisch: Rauchwolke in der Luft) geführt. Bei diesen Patienten ist die Entwicklung einer eingeschränkten vaskulären Reservekapazität mit der Hirn-SPECT darstellbar, so daß die Indikation zu einem gefäßchirurgischen Eingriff (extra-/intrakranieller Bypass) mitbeurteilt werden kann [59] (Abb. 4.3 und 4.4).

Vaskuläre Demenz

Zur vaskulären Demenz können Erkrankungen mit unterschiedlichen Ursachen führen. Die Binswanger-Krankheit – subkortikale atherosklerotische Enzepha-

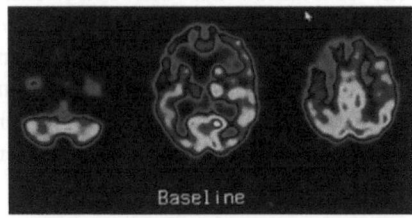

Abb. 4.3. Hirnperfusionsszintigraphie mit ^{99m}Tc-HMPAO (SPECT) in Ruhe bei einer Patientin mit Moya-Moya-Erkrankung. Die tomographischen Aufnahmen zeigen eine ausgeprägte Hypoperfusion im Frontallappen rechts (rechte Hemisphäre in Abb. links) und eine geringgradige Hypoperfusion im Frontallappen links

lopathie – betrifft die Mikrozirkulation und stellt sich als Erkrankung der weißen Substanz dar. Bei der Multiinfarktdemenz sind die großen Gefäße betroffen und verursachen ausgedehnte zerebrale Infarkte. Die dritte Form der vaskulären Demenz ist nicht unbedingt an die Okklusion der großen Arterien gebunden, sondern die Folge von multiplen kleinen tiefen subkortikalen lakunären und perikapsulären Infarkten. Häufig kommen Übergangsformen zwischen diesen Arten der vaskulären Demenz vor.

Die mit der rCBF-SPECT darstellbaren Perfusionsmuster bei der Multi-infarktdemenz wurden als multiple asymmetrische Hirndurchblu-tungsstörungen beschrieben, die häufig den Kortex und die tiefen Strukturen betreffen [60, 61] (Abb. 4.5). Vaskuläre Demenzformen, die subkortikale Strukturen erfassen, zeigen fleckige oder diffuse Aktivitätsminderan-reicherungen im Kortex [60, 61].

4.1.4 Zusammenfassung und Ausblick

Die Hirn-SPECT hat sich in der alltäglichen nuklearmedizinischen Diagnostik weitgehend etabliert. Bei zerebrovaskulären Erkrankungen werden vorwiegend Hirndurchblutungsuntersuchungen durchgeführt, die bei verschiedenen Fragestellungen nicht nur in Ruhe, sondern auch unter Messung der vaskulären Reservekapazität mittels eines Provokationstests (z.B. Acetazolamid) eingesetzt werden. Diese Methoden ermöglichen eine frühzeitige Darstellung von Per-fusionsstörungen und eine Abklärung der hämodynamischen Komponente dieser Erkrankungen. Zusätzlich liefert diese funktionelle Untersuchung prognostische Informationen bei verschiedenen Krankheitsentitäten. Die Hirn-SPECT kann bei der Therapieauswahl und bei der Beurteilung der Effektivität einer medikamentösen Behandlung hilfreich sein.

Weitere Entwicklungen im Bereich der Hirn-SPECT-Untersuchungen sind von SPECT-Systemen mit höherer Sensitivität und besserer Strahlenmeßtechnik und von für bestimmte zerebrovaskuläre Erkrankungen spezifischeren Radiophar-

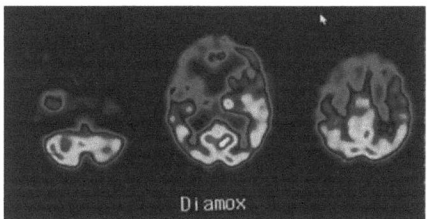

Abb. 4.4. Hirnperfusionsszintigraphie mit ^{99m}Tc-HMPAO (SPECT) unter Acetazolamidtest bei derselben Patientin wie in Abb. 4.3. Die Aufnahmen zeigen eine eindeutige Zunahme der Aktivitätsminderanreicherungen. Im Zusammenhang mit der durch Azetazolamid induzierten dominierenden Hypoperfusion rechts entwickelt sich auch eine gekreuzte zerebelläre Diaschisis. Dieser Befund spricht für eine eingeschränkte vaskuläre Reservekapazität in beiden Frontallappen mit Betonung rechts

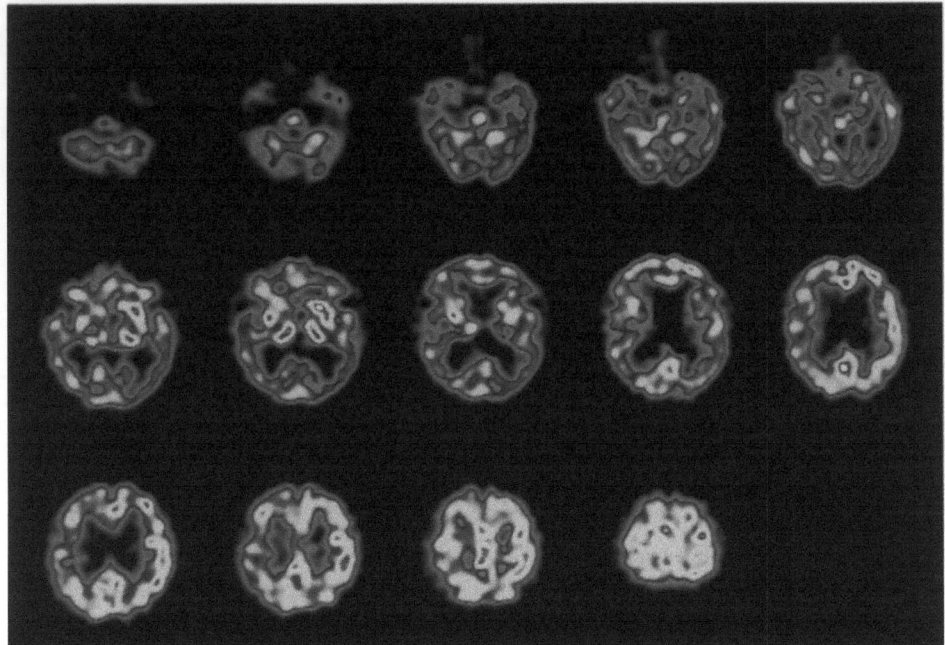

Abb. 4.5. Hirnperfusionsszintigraphie mit ^{99m}Tc-HMPAO (SPECT) bei einem Patienten mit Multi-infarktdemenz. Die transversalen Schnittbilder zeigen ein inhomogenes Perfusionsmuster im Gehirn sowie mehrere kortikale Areale mit Hypoperfusion von unterschiedlichem Schweregrad

maka zu erwarten. Dieser Prozeß wird mit den Fortschritten in der Aufdeckung der genauen Pathogenese der zerebrovaskulären Hirnerkrankungen und mit der Erweiterung der therapeutischen Palette beschleunigt werden und somit weitere Dimensionen eröffnen.

Literatur

1. Lassen NA, Ingvar DH (1972) Radioisotopic assessment of regional cerebral blood flow. Karger, Basel and Univ Park Press, Baltimore Progress Nuclear Medicine 1, pp 376–409
2. Powers WJ, Raichle ME (1985) Positron emission tomography and its application to the study of cerebrovascular disease in man. Stroke 16:361–376
3. Heiss W-D, Herholz K (1994) Assessment of pathophysiology of stroke by positron emission tomography. Eur J Nucl Med 21:455–465
4. Bailey DL, Zito F, Gilardi M-C, Savi AR, Fazio F, Jones T (1994) Performance of a state of the art neuro-SPECT scanner and a dedicated neuro-PET scanner. Eur J Nucl Med 21:381–387
5. Matsuda H, Tsuji S, Shuke N, Sumiya H, Tonami N, Hisada K (1992) A quantitative approach to technetium-99m hexamethylpropylene amine oxime. Eur J Nucl Med 19:195–200
6. Pupi A, De Cristofaro MTR, Bacciottini L, Antoniucci D, Formiconi AR, Mascalchi M, Meldolesi U (1991) An analysis of the arterial input curve for technetium-99m-HMPAO: quantification of rCBF using single-photon emission tomography. J Nucl Med 32:1501–1506

7. Pupi A, Castagnoli A, De Cristofaro MTR, Bacciottini L, Petti AR (1994) Quantitative comparison between [99mTc]-HMPAO and [99mTc]-ECD: measurement of arterial input and brain retention. Eur J Nucl Med 21:124–130

8. Andersen AR, Friberg H, Knudsen GM et al. (1988) Extraction of ([99mTc])-d,l-HM-PAO across the blood brain barrier. J Cereb Blood Flow Metab 8:S44–S51

9. Knudsen GM, Andersen AR, Somnier FE, Videbaeck Ch, Hasselbalch S, Paulson OB (1994) Brain extraction and distribution of [99mTc]-Bicisate in humans and in rats. J Cereb Blood Flow Metab 14:S12–S18

10. Knapp WH, Kummer R, Kuebler AW (1986) Imaging of cerebral blood flow to volume distribution using SPECT. J Nucl Med 27:465–470

11. Buell U, Braun H, Ferbert A, Stirner H, Weiller C, Ringelstein EB (1988) Combined SPECT imaging of regional cerebral blood flow ([99mTc]-hexamethyl-propyleneamine Oxime, HMPAO) and blood volume ([99mTc]-RBC) to assess regional cerebral perfusion reserve in patients with cerebrovascular disease. Nucl Med 27:51–56

12. Toyama H, Takeshita G, Takeuchi A et al. (1990) Cerebral haemodynamics in patients with chronic obstructive carotid disease by rCBF, rCBV and rCBV/rCBF ratio using SPECT. J Nucl Med 31: 55–60

13. Pávics L, Kuncz Å, Ambrus E, Dóczi T, Bodosi M, Csernay L (1992) The role of combined rCBF-rCBV SPECT studies in the evaluation of intracranial arteriovenous malformations (AVM-s). In: Schmidt HAE, Höfer R (eds) Nuclear Medicine Schattauer, Stuttgart, pp 438–441

14. Wallis JW, Miller TR (1991) Three-dimensional display in nuclear medicine and radiology. J Nucl Med 32:534–546

15. Kung HF, Ohmomo Y, Kung M-P (1990) Current and future radiopharmaceuticals for brain imaging with single photon emission computed tomography. Semin Nucl Med 20:290–302

16. Winchell HS, Baldwin RM, Lin TH (1980) Development of I-123 labeled amines for brain studies: Iocalization of I-123 iodophenylalkyl amines in rat brain. J Nucl Med 21:940–947

17. Neirinckx RD, Canning LR, Piper IM et al. (1987) Technetium-99m d,I,-HM-PAO: a new radiopharmaceutical for SPECT imaging of regional cerebral blood perfusion. J Nucl Med 28:191–202

18. Walovitch RC, Hill TC, Garrity ST et al. (1989) Characterization of technetium-99m,L,-ECD for brain perfusion imaging, part 1: pharmacology of technetium-99m ECD in nonhuman primates. J Nucl Med 30:1892–1901

19. Hayashida K, Nishimura T, Imakita S, Uehara T (1989) Filling out phenomen with technetium-99m HM-PAO brain SPECT at the site of mild cerebral ischemia. J Nucl Med 30:591–598

20. Vallabhajosula S, Zimmerman RE, Picard M et al. (1989) Technetium-99m ECD: A new brain imaging agent: In vivo kinetics and biodistribution studies in normal human subjects. J Nucl Med 30:599–604

21. Croft BY (1990) Instrumentation and computers for brain single photon emission computed tomography. Semin Nucl Med 20:281–289

22. Ring HA, George M, Costa DC, Ell PJ (1991) The use of cerebral activation procedures with single photon emission tomography. Eur J Nucl Med 18:133–141

23. Yudd AP, Van Heertum RL, Masdeu JC (1991) Interventions and functional brain imaging. Semin Nucl Med 21:153–158

24. Hayashida K, Hirose Y, Kaminaga T et al. (1993) Detection of postural cerebral hypoperfusion with technetium-99m-HMPAO brain SPECT in patients with cerebrovascular disease. J Nucl Med 34:1931–1935

25. Nakagawara J, Nakamura J, Takeda R et al. (1994) Assessment of postischemic reperfusion and DIAMOX activation test in stroke using [99mTc]-ECD SPECT. J Cereb Blood Flow Metab 14:S49–S57

26. Overbeck B, Rosanowski F, Grünwald F, Bockisch A, von Itter C, Biersack HJ, Herberhold C (1991) HMPAO SPECT unter Karotiskompression (Matas-Test) in der Diagnostik vor zervikalen Tumoreingriffen mit möglicher Karotisbeteiligung. Laryngho-Rhino-Otol 70:422–425

27. Maethews D, Walker BS, Purdy PD et al. (1993) Brain blood flow SPECT in temporary balloon occlusion of carotid and intracerebral arteries. J Nucl Med 34:1239–1243

28. Askienazy S, Lebtahi R, Meder J-F (1993) SPECT HMPAO and balloon test occlusion: Interest in predicting tolerance prior to permanent cerebral artery occlusion. (Editorial) J Nucl Med 34:1243–1245

29. Palestro CJ, Sen C, Muzinic M, Afriyie M, Goldsmith SJ (1993) Assessing collateral perfusion with technetium-99m-HMPAO SPECT during temporary internal carotid occlusion. J Nucl Med 34:1235–1238

30. Rieker O, Ries F, Grünwald F et al. (1993) HMPAO- SPECT in the presurgical evaluation of cerebral blood flow during balloon test occlusion with and without acetazolamide. Eur J Nucl Med 20:830 (Abstract)

31. Holman LB, Devous MD (1992) Functional brain SPECT: The emergence of a powerful clinical method. J Nucl Med 33:1888–1903

32. Pávics L, Barzó P, Máté E, Ambrus E, Katona É, Morvay Z, Csernay L (1992) Rest and stress (acetazolamide) rCBF-SPECT and transcranial Doppler sonography studies in cerebrovascular disorders. Eur J Nucl Med 19: 594 (Abstract)

33. Hellman RS, Tikofsky RS (1990) An overview of the contribution of regional cerebral blood flow studies in cerebrovascular disease: Is there a role for single photon emission computed tomography? Semin Nucl Med 20:303–324

34. Burt RW, Witt RM, Cikrit DF, Reddy RV (1992) Carotid artery disease: evaluation with Acetazolamide-enhanced 99mTc-HMPAO SPECT. Radiology 182:461–466

35. Podreka I, Brücke T, Wenger S et al. (1993) Einsatz der SPECT in der Neurologischen Diagnostik. Der Nuklearmediziner 16:99–110

36. The EC-IC Bypass Study Group (1985) Failure of extracranial-intracranial arterial bypass to reduce the risk of ischemic stroke. N Engl J Med 313:1191–1200

37. Samson Y, Baron JC, Bousser MG, Rey A, Derlon JM, David P, Comoy J (1985) Effects of extra-intracranial bypass on cerebral blood flow and oxygen metabolism in humans. Stroke 16:609–616

38. Russel D, Dybevold S, Kjartansson O, Nyberg-Hnasen R, Rootwelt K, Wibweg J (1990) Cerebral vasoreactivity and blood flow before and 3 months after carotid endarterectomy. Stroke 21:1029–1032

39. Ramsay SC, Yeates MG, Hille N, Yeates P, Eberl P, Reid C, Fernandes V (1991) Use of technetium-HMPAO to demonstrate changes in cerebral blood flow reserve following carotid endarterectomy. J Nucl Med 32:1382–1386

40. Yeh SH, Liu RS, Hu HH et al. (1986) Brain SPECT imaging with 99mTc-hexamethylpropyleneamine oxime in the early detection of cerebral infarction: comparison with transmission computed tomography. Nucl Med Commun 7:873–878

41. Podreka I, Suess E, Goldenberg G (1987) Initial experience with technetium-99m HMPAO brain SPECT. J Nucl Med 28:1657–1666

42. De Roo M, Mortelmans L, Devos P et al. (1989) Clinical experience with 99mTc-HMPAO high resolution SPECT of the brain in patients with cerebrovascular accidents. Eur J Nucl Med 15:9–15

43. Shimosegawa E, Hatazawa J, Inugami A et al. (1994) Cerebral infarction within six hours of onset: Prediction of completed infarction with technetium-99m-HMPAO SPECT. J Nucl Med 35:1097–1103

44. Feeney DM, Baron J-C (1986) Diaschisis. Stroke 17:817–831

45. Von-Monakow C [1914, article translated by G. Harris] (1969) In: Pribram KH (ed) Brain and behavior I: Mood states and mind. Penguin, Baltimore, pp 27–36

46. Biersack HJ, Hartmann A, Friedrich G, Fröscher M, Reichmann K, Reske SN, Knopp R (1984) Zur Ursache der gekreuzten zerebellaren Diaschisis bei zerebrovaskulärer Erkrankung. Nuklearmedizin 23:227–230

47. Mountz JM, Modell JG, Foster NL et al. (1990) Prognostication of recovery following stroke using the comparison of CT and technetium-99m HM-PAO SPECT. J Nucl Med 31:61–66

48. Moretti JL, Defer G, Cinotti L et al. (1990) "Luxury perfusion" with 99mTc-HM-PAO and (123I)-IMP SPECT imaging during the subacute phase of stroke. Eur J Nucl Med 16:17–22

49. Sperling B, Lassen NA (1993) Hyperfixation of HMPAO in subacute ischemic stroke leading to spuriously high estimates of cerebral blood flow by SPECT. Stroke 24:193–194

50. Brass LM, Walowitch RC, Joseph JL et al. (1994) The role of single photon emission computed tomography brain imaging with ^{99m}Tc-Bicisate in the localization and definition of mechanism of ischemic stroke. J Cereb Blood Flow Metab 14:S91–S98

51. Lassen NA, Sperling B (1994) ^{99m}Tc-bicisate reliably images CBF in chronic brain disease but fails to show reflow hyperemia in subacute stroke: Report of multicenter trial of 105 cases comparing ^{133}Xe and ^{99m}Tc-bicisate (ECD, Neurolite) measured by SPECT on same day. J Cereb Blood Flow Metab 14:S44–S48

52. Tsuchida T, Nishizawa S, Yonekura Y et al. (1993) SPECT images of technetium-99m-ethyl cysteinate dimer in cerebrovascular diseases: Comparison with other cerebral perfusion tracers and PET. J Nucl Med 35:27–31

53. Pávics L, Dóczi T, Bodosi M, Csernay L (1990) ^{99m}Tc-HMPAO brain SPECT studies in patients with occlusive disease of the internal carotid artery. Nucl Med 2:85–89

54. Maini CL, Castellano G, Benech F, Podio V, Cornaglia, Fontanella M (1990) ^{99m}Tc-HMPAO brain SPECT in subarachnoid haemorrhage. Nucl Med Commun 11:491–502

55. Soucy JP, McNamara D, Mohr G, Lamourux F, Danais S (1990) Evaluation of vasospasm secondary to subarachnoid hemorrhage with technetium 99m-hexamethyl-propyleneamine oxime (HM-PAO) tomoscintigraphy. J Nucl Med 31:972–977

56. Lewis DH, Eskridge JM, Newell DW et al. (1992) Brain SPECT and the effect of cerebral angioplasty in delayed ischemia due to vasospasm. J Nucl Med 33:1789–1796

57. Pávics L, Barzó P, Borda L, Ambrus E, Almási L, Vörös E, Buga K, Dóczi T, Bodosi M, Csernay L (1993) Comparative regional cerebral blood flow (rCBF) SPECT, angiography (DSA) and transcranial Doppler sonography (TCD) studies in the evaluation of vasospasm in subarachnoid hemorrhage (SAH). Eur J Nucl Med 20:821 (Abstract)

58. Menzel C, Reinhold U, Grünwald F et al. (1994) Cerebral blood flow in Sneddon syndrome. J Nucl Med 35:461–464

59. Inoue Y, Momose T, Machida K, Honda N, Tsutsumi K (1993) Cerebral vasodilatory capacity mapping using technetium-99m-DTPA-HSA SPECT and acetazolamide in Moyamoya disease. J Nucl Med 34:1984–1986

60. Buell U, Costa DC, Kirsch G, Moretti JL, Van Royen EA, Schober O (1990) The investigation of dementia with single photon emission tomography. Nucl Med Commun 11:823–841

61. Bonte FJ, Hom J, Tintner R, Weiner MF (1990) Single photon tomography in Alzheimer's disease and the dementias. Semin Nucl Med 20:342–352

4.2 SPECT bei Hirntumoren

H.J. Wieler

4.2.1 Einleitung

Hirntumoren besitzen Eigenschaften, die bei extrazerebralen Geschwülsten ungewöhnlich sind:

- Häufig ändern sie ihre biologische Aktivität, d.h., daß z.B. ein eher benignes Astrozytom im Therapieverlauf zum schnellwachsenden Glioblastom entartet.
- Sie befallen alle Altersgruppen.
- Sie metastasieren praktisch nie.

Der Nachweis intrakranieller Tumoren verschiedenster Histologie und Dignität gelingt mit der Computertomographie (CT) und der Kernspintomographie (MRT). Unbedingt als Vorteile der MRT zu betrachten sind das weitgehende Fehlen von Artefakten, die Möglichkeit der Darstellung in 3 Schnittebenen (transversal, koronal, sagittal) und die fehlende Strahlenbelastung. Insbesondere können mit ihr auch kleine Tumoren in der hinteren Schädelgrube und kleine, weit peripher gelegene Prozesse sicher erkannt werden. Dies ist von besonderer Bedeutung, weil der CT ein nicht zu vernachlässigender Teil von Tumoren vorwiegend im infratentoriellen Bereich entgeht, da diese die gleiche Dichte wie regelrechtes Hirngewebe haben können. Zuverlässig gelingt mit der MRT auch die Erkennung zystischer Prozesse (T1) und fettreicher Tumoren (T2).

Parallel zur foudroyanten Entwicklung von CT und MRT kam es zum Niedergang der klassischen "konventionellen" statischen Hirnszintigraphie, die sich letztlich nur auf den Nachweis der gestörten Blut-Hirn-Schranke (blood brain barrier, BBB) beschränkte. Die ständige Weiterentwicklung der Positronenemissionstomographie (PET) brachte der Nuklearmedizin den langsamen Umschwung vom "anatomischen" zum "funktionalen" Denken. So gelang es mit der PET, den Malignitätsgrad von Tumoren exakter zu erfassen ("Grading"), die Differentialdiagnose zwischen Nekrose und vitalem Tumor(rezidiv) zu erhärten, die Tumorausdehnung genauer festzulegen und die Prognose besser abzuschätzen. Da die PET in ihrer Verfügbarkeit weiterhin begrenzt ist (notwendige Nähe zu einem Zyklotron, hohe Kosten von Personal und Material), lag es nahe, die mit der PET vorwiegend in den 80er Jahren gewonnenen Erkenntnisse konsequent auf die Single-Photon-Emissions-Computertomographie (SPECT) zu übertragen. Dies ist bereits in einem größeren Maße geschehen, als zunächst von Skeptikern angenommen wurde [1].

4.2.2 Radiopharmaka

Hirntumoren konnten erstmalig 1947 mit Hilfe von ^{131}I-Diiodofluorescein und einem Geiger-Müller-Detektor von Moore [2] dargestellt werden. Nach Entwicklung des Technetiumgenerators [3] wurde ^{99m}Tc-Pertechnetat (Pt) schnell zum Radionuklid erster Wahl.

DTPA

In der "klassischen" konventionellen Szintigraphie beruhte die Darstellung tumoröser Prozesse im Gehirn auf der Intaktheit der BBB, d.h., alle verwendeten Radionuklide waren nicht in der Lage, die intakte BBB zu durchdringen. Im Bereich von hirneigenen Tumoren ist die BBB jedoch zumeist gestört, was zu einer fokalen Anreicherung von z.B. ^{99m}Tc-Pt führt. Der Barrierewirkung der BBB liegen bilamelläre Lipid-Protein-Doppelschichten zugrunde, deren Aufbau über Permeabilität und Transporteigenschaften bestimmt [4]. Wegen seiner raschen renalen Ausscheidung und der (damit verbundenen) geringeren Weichteilanreicherung erhielt ^{99m}Tc-Diäthylentriaminpentaacetat (DTPA) im Laufe der 70er Jahre zumeist den Vorzug gegenüber ^{99m}Tc-Pt [5]. Die Ära der konventionellen Hirnszintigraphie wurde schließlich durch die Entwicklung der Röntgencomputertomographie [6–8] beendet, da mit ihr die Sensitivität und insbesondere die Spezifität im Erkennen pathologischer intrakranieller Prozesse entscheidend gesteigert werden konnte.

[201]Tl (Thallium-201)

Thallium-201 wurde und wird seit langem (in den USA und Japan intensiver als in Deutschland) angewandt, um die Viabilität von Tumorgewebe zu untersuchen [9, 10], weil es, analog zu Kalium (K^+), intrazellulär in viables Tumorgewebe einströmt und eine schnelle Clearance aus dem Blut aufweist [11]. Insbesondere zur Untersuchung der Aktivität intrazerebraler Läsionen wurde ^{201}Tl schon Ende der 70er Jahre vorgeschlagen, zumal es vom normalen, gesunden Hirngewebe praktisch nicht aufgenommen wird [12, 13]. Die Verteilung von ^{201}Tl ist abhängig von Veränderungen der Permeabilität der BBB, dem regionalen Blutfluß und der Aktivität der Na^+-K^+-ATPase-Pumpe [14–16]. Eine Renaissance hat die Anwendung von ^{201}Tl bei der Hirntumordiagnostik nicht zuletzt durch die Einführung dedizierter (Neuro-)SPECT-Systeme erfahren (s. auch Kap. 1.3).

Perfusionsmarker

^{123}I-IMP Mit der Einführung von ^{123}I-markierten Amphetaminen bekam die SPECT des Gehirns einen entscheidenden Impuls. Mit diesen Substanzen war es erstmalig möglich, eine nuklearmedizinische Darstellung des regionalen zerebralen Blutflusses (rCBF) mit Hilfe einer rotierenden Gammakamera zu erreichen.

Die Lipophilität der Substanz ist für die Penetration in die Hirnzelle von entscheidender Bedeutung, über die intrazellulären Anreicherungsmechanismen besteht keine einhellige Meinung [17]. Die First-pass-Extraktion des Gehirns von ^{123}I-IMP beträgt über 90%, die Anreicherung im Gehirn erfolgt proportional dem rCBF [18]. Die Bestimmungen des rCBF mittels der ^{123}I-IMP-SPECT und mit markierten Mikrosphären ergaben eine gute Korrelation [18].

Die Arbeitsgruppe von H.N. Wagner aus Baltimore [19] berichtete bereits 1981 über eine verminderte bzw. zumeist völlig fehlende Aufnahme von IMP in Hirntumoren, ein Ergebnis, das wir in eigenen Untersuchungen bestätigten. Berichtete Positivdarstellungen von EII [20] konnten weder Hill [21] noch Creutzig [22] reproduzieren. Offensichtlich ist es so, daß ein sehr rascher Washout ohne wesentliche Retention aus den stark perfundierten Tumoren stattfindet, so daß die Gammakamerasysteme die Tumorperfusion nicht mehr erfassen können [23].

^{99m}Tc-HMPAO   Mit der Entwicklung der mit ^{99m}Tc-markierbaren Substanz Hexamethylpropylenaminoxim (HMPAO) gelang es, ein allzeit verfügbares Radiopharmakon für die tägliche Routine zu erhalten [24, 25]. Das HMPAO in Kitform muß lediglich mit ^{99m}Tc-Pt versetzt werden und kann danach dem Patienten intravenös appliziert werden. Vorteile gegenüber den [123]J-markierten Amphetaminen sind die ständige Verfügbarkeit, die niedrigeren Kosten und die biokinetischen Charakteristika, insbesondere eine mehrstündige stabile Retention.

Die über die Verwendung von HMPAO bei Patienten mit Hirntumoren publizierten Studien zeigten – auf den ersten Blick unerklärlich – divergierende Resultate. So publizierten Lindegaard et al. [26] Daten von 12 Patienten mit Gliomen, deren Diagnose chirurgisch oder durch stereotaktische Biopsien gesichert worden war. Bei 10 dieser Patienten war der HMPAO-Uptake in der Tumorregion signifikant niedriger als in der korrespondierenden Region des kontralateralen (gesunden) Kortex. Im Gegensatz dazu fanden Langen et al. [27] bei 10 Patienten mit Glioblastoma Grad IV einen Uptake, der im Vergleich zum gesunden Hirngewebe gesteigert war. In vielen eigenen klinischen Untersuchungen konnte eine breite Variation des HMPAO-Uptakes ohne strikte Beziehung zum Malignitätsgrad und zur Kontrastmittelanreicherung festgestellt werden.

Der Gegensatz zwischen den obengenannten Publikationen klärt sich als nur scheinbarer auf, wenn man sich des Retentionsmechanismus von HMPAO erinnert. Nach intravenöser Applikation passiert der lipophile ^{99m}Tc-HMPAO-Komplex die BBB und wird dann intrazellulär in einen hydrophilen Komplex umgewandelt, der in der gesunden Hirnzelle am Ort der Konversion, sprich intrazellulär verbleibt. Hirntumoren zeigen jedoch nicht selten arteriovenöse Shunts, so daß HMPAO hier gar nicht zellulär retiniert werden kann. Hinzu kommt, daß im Bereich von Hirntumoren, insbesondere den höher malignen, die BBB fast immer gestört oder zerstört ist (s. oben), so daß die hydrophile Konversionskomponente des HMPAO das Gewebe wieder verlassen kann. Es besteht zudem die hiesigen Wissens nicht geklärte Frage, ob die physikalische

Schädigung der BBB nicht schon primär zu einer anderen Permeabilität und konsekutiv anderen Retentionswahrscheinlichkeit für das Radiopharmakon führt. Es ist daher als sicher anzunehmen, daß die Darstellbarkeit des rCBF in Hirntumoren mittels HMPAO ein zeitabhängiges und daher nicht valides variables Phänomen darstellt. Langen selbst, der die weitaus größte Gruppe von Patienten untersuchte (n = 66) [28] konzediert zumindest, daß "der Blutfluß in Hirntumoren durch die ⁹⁹ᵐTc-HMPAO-SPECT nur innerhalb der ersten Stunde nach der Injektion des Indikators zuverlässig wiedergegeben wird" [29].

Der klinische Einsatz von Perfusionsstudien bei Hirntumoren mit HMPAO ist sicher sehr limitiert. Neben der oben dargestellten grundsätzlichen methodischen Problematik ist festzuhalten, daß keine Informationen über den Tumortyp oder den Malignitätsgrad erwartet werden können [28]. Hinzu kommt, daß die Perfusion im Tumor selbst oft sehr heterogen ist, so daß bei einer räumlichen Auflösung moderner SPECT-Systeme von 7 mm Partialvolumeneffekte zu beachten sind.

¹²³IMT

PET-Untersuchungen mit ¹¹C-markierten Aminosäuren haben sich als nützlich in der Diagnose und Therapiekontrolle von Hirntumoren erwiesen [30–32]. Die Synthese der Aminosäure L-3-(¹²³J)iodo-α-Methyltyrosin (IMT) erbrachte einen neuen vielversprechenden Tracer für die konventionelle Nuklearmedizin, sprich für die SPECT [33–35].

Langen et al. [36] untersuchten die intrazerebrale Kinetik mit IMT bei Patienten mit Hirntumoren und konnten zeigen, daß die Stabilität der Tracerkonzentration im Hirn die Substanz geeignet für die SPECT macht. IMT wird im Gehirn und im Tumor mit Hilfe eines erleichterten Transports via eines Carriersystems aufgenommen, nicht jedoch in die Proteine inkorporiert [36]. Langen konnte aufzeigen [29], daß die klinischen Ergebnisse der IMT-SPECT bei Patienten mit Hirntumoren den Ergebnissen von PET-Studien mit ¹¹C-L-Methionin vergleichbar sind (s. unten), worauf in Abschn. 4.2.3 noch näher eingegangen wird. H.N. Wagner postuliert bereits, daß "IMT as effective as ¹¹C methionine in characterizing brain tumors" sei [37].

In einer Studie wurde die Anreicherung von IMT und MET bei 14 Patienten mit zerebralen Gliomen verglichen. In allen Fällen zeigte sich für beide Aminosäuren eine erhöhte Anreicherung in den Tumoren, und es konnten keine Unterschiede in der Tumorausdehnung festgestellt werden. Die Tumor/Hirn-Quotienten zeigten jedoch nur eine schwache Korrelation, da sich in einigen Gliomen deutlich unterschiedliche Anreicherungsgrade für IMT und MET feststellen ließen. Dies war unabhängig vom Malignitätsgrad und der Blut-Hirn-Schrankenstörung der einzelnen Gliome. Der Aufnahmemechanismus für Aminosäuren in Gliome scheint somit relativ komplex zu sein, und die Ergebnisse von Untersuchungen bezüglich des Anreicherungsgrades lassen sich selbst zwischen großen neutralen Aminosäuren nicht direkt aufeinander übertragen. Dennoch erscheinen Untersuchungen mit jodierten Aminosäuren sehr vielversprechend, da sie für die SPECT das spezifische biologische Fenster des Proteinstoffwechsels oder zumindest des Aminosäuretransports erschließen.

Bedauerlicherweise ist IMT z.Z. noch nicht kommerziell verfügbar, aber die Zulassung beim BGA ist beantragt.

Somatostatinrezeptorszintigraphie mit ^{111}In-DTPA-Octreotide (OctreoScan)

Somatostatin (SMS), ein Neuropeptid, inhibiert die Sekretion des Wachstumshormons. Es ist seit langem bekannt, daß SMS-Rezeptoren in praktisch allen Hypophysenadenomen, die Wachstumshormon produzieren, vorhanden sind [38]. 1987 führte die Gruppe um Krenning [39, 40] das Somatostatinanalogon Octreotide, markiert mit [123]J, für die Lokalisation primärer und metastatischer SMS-rezeptorreicher Tumoren ein, insbesondere für neuroendokrine Tumoren. Später erfolgte auch eine Markierung mit [111]In. Auch das In-vivo-SMS-Rezeptor-Imaging war in den meisten Fällen positiv. Es bestand eine enge Korrelation zwischen der Anwesenheit von SMS-Rezeptoren bei wachstumshormon-produzierenden Hypophysenadenomen in vitro und der präoperativen In-vivo-Darstellung der tumorösen Wachstumssekretion mit Octreotide [38]. In einer Studie konnte gezeigt werden, daß bei 6 von 7 Patienten mit Hypophysenadenomen, die SMS-rezeptorpositiv waren, eine langzeitmäßige hochdosierte Octreotidebehandlung in 4 Fällen zu einer Reduktion der tumorösen Gonadotropinsekretion führte (2 Patienten) bzw. zu einer Verbesserung der Gesichtsfeldausfälle (3 Patienten). Eine substantielle Verringerung der Tumorgröße konnte hingegen nicht gefunden werden [41].

In einer 28 Patienten umfassenden Studie untersuchten Krausz et al. [42] die Rolle der SMS-Rezeptor-Szintigraphie im Management von endokrinen Tumoren, sprich in der Lokalisation primärer okkulter Tumoren, Rezidive oder metastatischer Foci. Die Untersuchung fand im Vergleich zu CT- und MRT-Befunden statt und erbrachte ergänzende Aussagen insofern, als ein positiver Octreotidebesatz Patienten einer möglichen Octreotidetherapie zuführt bzw. (in Zukunft) der Behandlung mit einem radioaktiven SMS-Analogon zuführen könnte. Lastoria et al. [43] unterstreichen, daß ^{111}In-Octreotide zum Staging neuroendokriner Tumoren unerläßlich ist, um Patienten zu selektieren, die einen klinischen Benefit von einer Therapie mit SMS erzielen. Zum gleichen Ergebnis kommt die Arbeitsgruppe um Verhoeff [44].

Der Besatz von primären Hirntumoren mit SMS-Rezeptoren ist sehr unterschiedlich. So haben etwa alle Meningiome eine hohe Anzahl von SMS-Rezeptoren, und die ^{111}In-Octreotide-Szintigraphie bringt diese im allgemeinen sehr gut zur Darstellung. Aus diesem unterschiedlichen Rezeptorenbesatz der Hirntumoren ergeben sich jedoch keine therapeutischen Konsequenzen, zudem scheint der Rezeptorbesatz im wesentlichen abhängig zu sein von der gestörten BBB, denn die normale BBB wird weder von SMS noch von Octreotide penetriert.

4.2.3 Klinische Fragestellungen

Grading

Mit steigender Bedeutung stereotaktischer Biopsien, die zumeist nur sehr kleine Probenvolumina ergeben, steigt die Notwendigkeit einer zuverlässigen präinvasiven Untersuchung der tatsächlichen Malignitätsstufe von Hirntumoren.

Primäre Hirntumoren haben häufig sowohl hoch- als auch niedrigmaligne Komponenten, welche zu gravierenden Fehleinschätzungen bei der Gewinnung stereotaktischer Biopsieproben führen können, d.h., daß der tatsächliche Malignitätsgrad unterschätzt werden kann. Eine prächirurgische Methode, die eine exaktere lokale Prognose der Tumorhistologie ermöglicht,

– gestattet es dem Neurochirurgen, die Wahrscheinlichkeit einer fehlerhaften Biopsie zu reduzieren,
– reduziert die notwendige Menge an Biopsiematerial,
– hilft, die Biopsie tatsächlich in der wesentlichen Zone, sprich der Zone höchsten Stoffwechsels durchzuführen.

Es gibt eine Vielzahl von Publikationen, in denen über eine gesteigerte Glukose- und/oder Aminosäureaufnahme in Gliomen, gemessen mit PET und FDG oder ^{11}C-Methionin, berichtet wird [45, 46]. Diese PET-Untersuchungen wurden durchgeführt, um präzise den Grad der Malignität des Fokus zu identifizieren und das klinische Verhalten vorherzusagen.

Es ist jedoch auch möglich, eine SPECT unter Verwendung von Thallium-201-Chlorid (^{201}Tl) als Tracer durchzuführen. Es konnte gezeigt werden [47], daß mit dieser Methode eine bessere Korrelation zwischen ^{201}Tl-Uptake und dem Vorhandensein eines hochmalignen Glioms besteht als bei Verwendung von anderen Radionukliden oder Kontrastmittel-CT/MRT. Die Kontrastmittelanreicherung im CT bzw. die sichtbare Einlagerung von Gadolinium-DTPA im MRT hängen im wesentlichen von der gestörten BBB ab. Hingegen wird die Intensität der Aufnahme von ^{201}Tl im Tumor von dessen Zellwachstum bestimmt und z.B. nicht durch Steroidmedikation beeinflußt.

Es kann nach umfangreichen experimentellen Untersuchungen davon ausgegangen werden, daß maligne Hirntumorzellen Tl mit Hilfe der Adenosintriphosphat-(ATP-)Zellmembranpumpe anreichern. Vergleiche zwischen Thallium- und Kaliumaufnahme (K^+) in verschiedenen Geweben zeigten, daß die Bewegungen von Tl- und K^+-Ionen die gleichen sind, d.h., daß der aktive Transportmechanismus für den Kaliumeinstrom in die Zelle nicht zwischen K^+ und Tl unterscheiden kann. Das bedeutet, daß Tl K^+ bei der Aktivierung der (Na^+/K^+)sensitiven ATPase ersetzt. Im Vergleich zu anderen Elektrolyten ist Tl insofern ein einzigartiger Ersatz für K^+ in der Aktivierung der ATPase, als es eine Affinität zum K^+-aktivierenden Part hat, der 10fach stärker ist als der von K^+ selbst. Ein anderes wesentliches Merkmal ist, daß der Ausstrom von Tl aus der Zelle langsamer als der von (z.B.) K^+ ist [48].

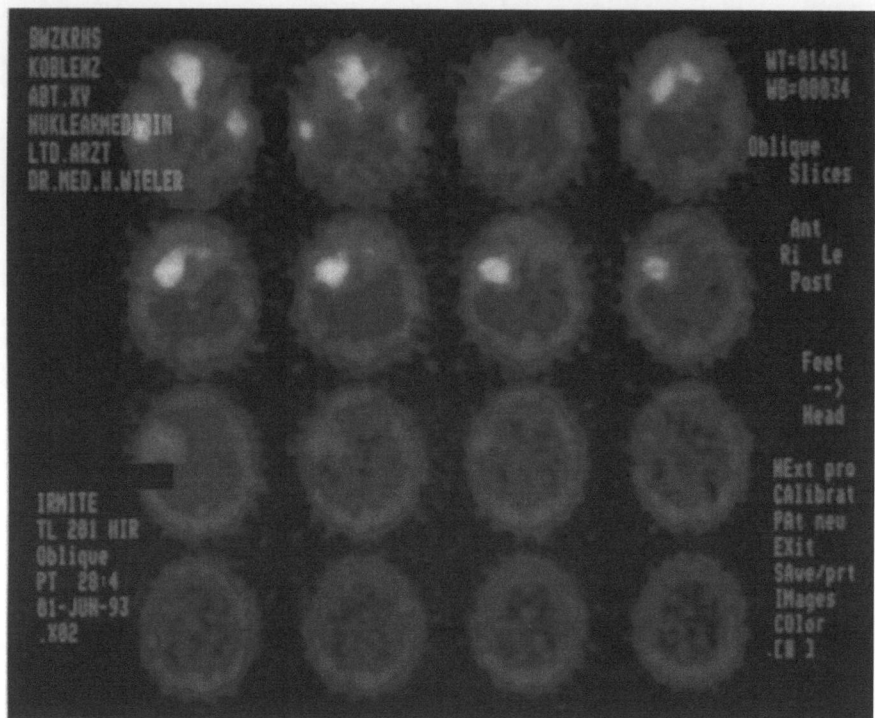

Abb. 4.6. 57jähriger Patient, Glioblastoma multiforme IV, mit intensiver Thalliumanreicherung auf etwa 6 Schichten à 0,7 cm Schichtdicke. Transversale Schnitte

Methode Zur Durchführung einer Tl-SPECT injizieren wir 148 MBq ^{201}Tl-Chlorid und führen SPECT-Untersuchungen mit einer unserer SPECT-Kameras durch (z.B. 7500 Digitrac-Orbiterkamera, Siemens AG, Erlangen). Die Untersuchung beginnt 5 min nach Injektion der Aktivität. Es wird eine 360°-Rotation um den Kopf in 64 Winkelschritten durchgeführt, mit einer Expositionszeit von 60 s pro Step bei einer 64 × 64 Matrix. Die Rekonstruktion der transversalen Schnitte wird unter Verwendung eines Butterworth-Filters durchgeführt. Es folgt die Erstellung sagittaler, koronaler und oblique-transversaler Schnitte parallel zur Orbitomeatallinie. Diese transversalen Schnitte erleichtern den Vergleich mit CT- und MRT-Bildern. Präoperative CT-oder MRT-Bilder werden als anatomische Führer verwendet.

Ohne Kenntnis der Histologie der Läsion wird eine sog. *Region of Interest* (ROI) in der oblique-transversalen Schicht erstellt, in der der Uptake innerhalb des Tumorareals am größten ist. Durch eine Standardsoftware (horizontal flip) entsteht eine zweite gleichgroße ROI, die spiegelbildlich zur ersten in der kontralateralen gesunden Hemisphäre positioniert wird (Abb. 4.6 und 4.7). Der Quotient der Counts (cts)/Pixel im Tumor wird dividiert durch die cts/Pixel in der kontralateralen gesunden Hirnregion. Der erhaltene Quotient wird als Grading Index (GI) bezeichnet.

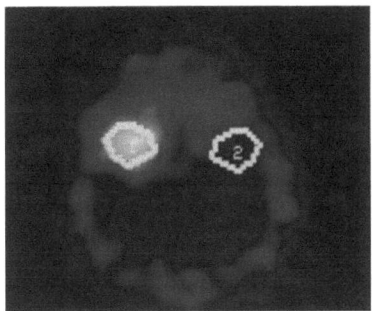

Abb. 4.7. Repräsentativer oblique-transversaler Schnitt beim Patienten von Abb. 4.6, mit einer ROI im Tumor (*1*) und in der kontralateralen gesunden Hirnhälfte (*2*). GI = 3,5

$$GI = \frac{\text{cts im Tumor}}{\text{cts im gesunden Gewebe}}$$

Dieses Vorgehen wird in gleicher Weise im internationalen Schrifttum favorisiert [z.B. 47, 49].

Diskussion Nach intravenöser Injektion dringen nur geringe Mengen von [201]TI in das normale Hirngewebe. Die Verteilung von [201]TI, das sich biologisch wie K[+] verhält (s. oben), hängt ab von

- dem regionalen zerebralen Blutfluß (rCBF),
- den Veränderungen der BBB,
- einem verstärkten Einstrom in die Zellen des malignen Tumors bedingt durch die Aktivität der Na[+]/K[+]-ATPase.

Das bedeutet, daß die verstärkte Durchlässigkeit der BBB alleine nicht notwendigerweise den TI-Uptake verstärkt, da etwa nichtneoplastische Läsionen, die die BBB zerstören, bzw. auch Nekrosen praktisch keinen oder nur einen geringen Uptake von Thallium aufweisen [12, 47, 48]. Autopsiedaten [50] zeigen auf, daß die TI-Aufnahme im Hirntumor eine exaktere Korrelation mit der Aktivität desselben als z.B. die Aufnahme von ^{67}Ga und ^{99m}Tc-Glucoheptonat zeigt. Es konnte auch demonstriert werden, daß ein Anstieg in der Aufnahme von TI in malignen Tumorzellen nicht allein durch eine Steigerung des Blutflusses im Tumor erklärbar ist [12, 14, 15]. Die gesteigerte Aufnahme ist ebenso abhängig vom Vorhandensein vitaler Zellen mit einer intakten Zellmembran [50].

Die Ergebnisse unserer eigenen Gruppe [51, 52] demonstrieren ebenso wie umfangreiche jüngere Untersuchungen [53, 54], daß die [201]TI-SPECT als semiquantitative Methode dazu dient, die metabolische Aktivität von Hirntumoren zu charakterisieren und bei der Differenzierung zwischen hochgradig malignen (WHO III–IV) und niedriggradig malignen (WHO I–II) Gliomen zu helfen. Das Ziel einer exakteren präoperativen Feinnadelbiopsie – stereotaktisch durchgeführt – ist erreichbar unter Verwendung der sog. ROI-Overlay-Technik [55]. Hierbei handelt es sich um eine dreidimensionale Superpositionierung der anatomischen (CT, MRT) und metabolischen (SPECT-)Bilder. Diese Methode kann dazu beitragen, einen direkten Zugang zu jenen Zonen verstärkter Malignität in Tumoren zu finden, die histologisch verschiedene Grade von Malignitätsstufen besitzen. Hier wird in näherer Zukunft vor allem industrielles Know-how gefordert sein.

Unsere Ergebnisse [51, 52] und die jüngst veröffentlichten Studien [53, 54] lassen den Schluß zu, daß ein ^{201}Tl-GI von kleiner als 1,5 die Wahrscheinlichkeit des Vorhandenseins eines hochgradig malignen Glioms weitgehend ausschließt. Unter Übertragung dieser Feststellungen auf bekannte PET-Ergebnisse mit FDG oder Methionin [37] wäre ein zukünftiger Einsatz der Methode dahingehend zu überprüfen, ob bei einem niedrigen Level der Tl-Akkumulation ein operatives Vorgehen speziell in kritischen Lokalisationen ggf. hintanzustellen ist.

Differentialdiagnose Rezidiv/Nekrose

In der morphologisch orientierten posttherapeutischen Nachsorge von Hirntumoren bestehen oft Schwierigkeiten in der Differentialdiagnostik Rezidiv vs. Nekrose (vs. Ödem). Kaplan [50] und Mountz [56] beschrieben die Fähigkeit von [201]Tl – im Vergleich mit cCT und MRT – Gliomresiduen darzustellen und zu einer frühen Entdeckung von Rezidivtumoren beizutragen.

Yoshii et al. [57] bestätigen in einer Vergleichsuntersuchung MRT/SPECT mit ^{201}Tl, daß die Diagnose "viables Tumorgewebe" mit der Gd-DTPA-MRT überschätzt wird, weil in fast allen Fällen einer strahlenbedingten Nekrose ebenfalls ein starkes Gd-DTPA-Enhancement auftritt. Allerdings bleibt viables Tumorgewebe durch die ^{201}Tl-SPECT dann unentdeckt, wenn die Tumoren einen kleineren Durchmesser als 1,5 cm haben [57]. Dies dürfte Folge des Partialvolumeneffekts und/oder der zu geringen Auflösung der ^{201}Tl-SPECT sein [47, 58].

Auch mit der Aminosäure [123]IMT konnte der frühe Nachweis eines Rezidivs von Hirntumoren (bis zu 6 Monaten diagnostisch richtungsweisend vor morphologischen Veränderungen, CT/MRT) geführt werden, so daß hiermit – in Analogie zu PET-Untersuchungen – ein zusätzlicher, die Verlaufskontrolle und Therapieentscheidung beeinflussender Parameter etabliert wurde [59]. Diesbezüglich stehen weitere Daten der Münsteraner Arbeitsgruppe [59] unmittelbar vor der Publikation. – Leider ist IMT derzeit noch nicht kommerziell verfügbar.

Abschätzung der Prognose

Die Intensität der Aufnahme etwa von FDG oder auch von ^{11}C-methyl-L-Methionin, gemessen mit der PET, korreliert nicht nur mit dem Grad von Gliomen, sondern ist auch Prädiktor der Überlebenszeit der Patienten [60, 63]. CT und MRT sind nicht sehr zuverlässig in der Unterscheidung zwischen High-grade- und Low-grade-Gliomen [64], so daß eine leicht verfügbare Methode wie SPECT im klinischen Alltag wünschenswert ist.

Oriuchi et al. [54] untersuchten in einer Follow-up-Studie 28 Patienten mit supratentoriellen Gliomen mit Hilfe der ^{201}Tl-SPECT, die zwischen 1 und 37 Tagen präoperativ durchgeführt wurde. Die Patienten wurden über einen Zeitraum von mindestens 25 Monaten nach ihrer Operation nachuntersucht. Die Ergebnisse dokumentieren klar die Fähigkeit der Methode, die Prognose der Patienten vorherzusagen. Der [201]TI-GI bei Patienten, die innerhalb von 38 Monaten nach dem operativen Eingriff starben (n = 12), war signifikant höher als der jener Patienten (n = 16), die 25 Monate nach der Operation noch lebten (p < 0,01; TI-GI der Verstorbenen 1,73 ± 0,44 vs. 1,22 ± 0,44 bei noch Lebenden). Daß die [201]TI-SPECT – vergleichbar der FDG-PET – einen klaren Vorhersagewert für die Prognose des Patienten besitzt, wurde jüngst in mehreren Studien bestätigt [65].

Exaktere Bestimmung der Tumorausdehnung

Präoperativ angefertigte cCT zeigen oft nicht die volle Ausdehnung einer tumorösen Läsion [66]. Bereits 1983 berichteten Bergström et al. [67] darüber, daß sich Hirntumoren im PET im Vergleich zum CT z.t. erheblich größer darstellen. Die Gruppe verwendete ^{11}C-L-Methionin und ^{11}C-Glukose. Post-mortem-Untersuchungen am pathologischen Präparat ergaben, daß die Tumorgröße genau mit der Ausdehnung der erhöhten ^{11}C-L-Methionin-Aufnahme korrelierte. Der SPECT-Tracer IMT, dessen analoges biologisches Verhalten zum PET-Tracer [124]IMT von Langen et al. eindrucksvoll bewiesen wurde [36, 68], bietet sich dazu an, die wahre Tumorgröße darzustellen und gleichzeitig lokalisatorische Hinweise auf die Foci höchster biologischer Aktivität zu geben (Abb. 4.8) [69]. Hier ist die Industrie aufgefordert, die in Forschungszentren und universitären Einrichtungen hergestellten und vielfach validierten Tracer kommerziell zu vertreiben (IMT).

Die in diesem Zusammenhang den Neurochirurgen auch intraoperativ interessierenden Aspekte wurden schon in Kap. 3.3 dargestellt, wobei die interdisziplinäre Gruppe des Cedars-Sinai Medical Center in Los Angeles den Gedanken einer intraoperativen Untersuchung von Hirntumoren unter Verwendung von [201]TI bereits verwirklicht. Diese monitort mit Hilfe einer tragbaren Gammakamera zu bestimmten Zeiten während der Operation die Fortschritte bei der Entfernung des mit [201]TI-markierten Tumors. Die Gruppe geht davon aus, daß das [201]TI-Monitoring für den Neurochirurgen sehr hilfreich war und in einigen Fällen der Tumor nur aufgrund des Monitoring sogar komplett entfernt wurde [70].

Es ist bekanntermaßen oft schwierig, die volle Ausdehnung eines Tumors während einer Operation zu erkennen. Die Industrie sollte Overlay-Programme für funktionelle und anatomische Daten entwickeln, die die Art des operativen Vorgehens zukünftig entscheidend positiv beeinflussen werden [71].

Frühe Erkennung metabolischer Effekte der Chemotherapie

Derlon et al. [31, 72] führten PET-Untersuchungen mit ^{11}C-L-Methionin vor und nach Chemotherapie mit BCNU bei Patienten mit malignen Gliomen durch. Hierbei ergaben sich bereits Hinweise, daß mit Hilfe des Ausmaßes der Aminosäureanreicherung ein Ansprechen auf die Chemotherapie vorhergesagt werden konnte. Langen et al. transferierten die PET-Erkenntnisse auf die SPECT, indem sie 10 Patienten mit malignen Gliomen mehrere Male vor und innerhalb

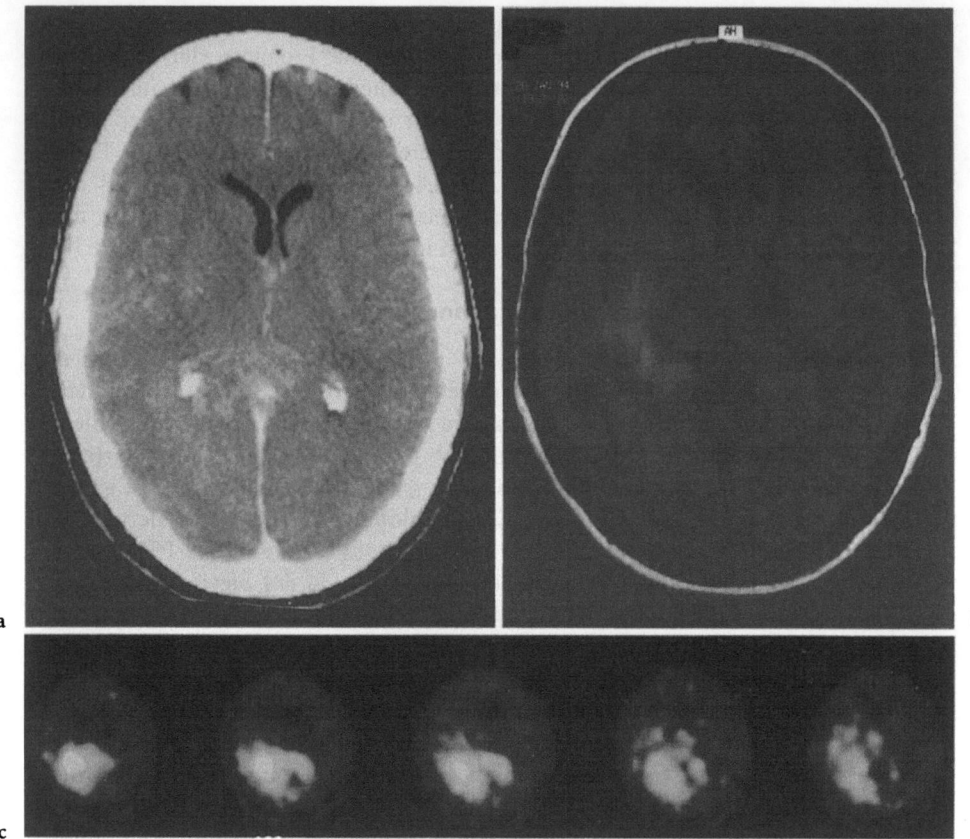

Abb. 4.8a–c. 61jähriger Patient, Astrozytom Grad II. cCT (**a**), MRT (**b**) und SPECT mit ^{123}I-α-Methyltyrosin (**c**). Jeweils transversale Schnitte. (*Für die Überlassung der Abb. 3 a–c danke ich Herrn Priv.-Doz. Dr. K.-J. Langen, KFA Jülich.*)

von einer Woche nach intraarterieller Chemotherapie mit dem Nitrosoharnstoff ACNU mit Hilfe von ^{123}IMT untersuchten [37, 73]. Auch die Ergebnisse dieser Jülich-Düsseldorfer Arbeitsgruppe weisen daraufhin, daß mit der IMT-SPECT metabolische Effekte einer intraarteriellen Chemotherapie nachgewiesen werden können und ein eventuelles Ansprechen auf die Therapie möglicherweise frühzeitig vorhergesagt werden kann. Dies hätte unmittelbare klinisch-therapeutische Konsequenzen. Langzeitbeobachtungen fehlen hier noch, da die Substanz ^{123}IMT nicht kommerziell verfügbar und daher nur wenigen Forschungszentren mit eigener Radiochemie zugänglich ist. Die Ergebnisse [37, 73] stimmen mit den in der Literatur berichteten Resultaten der ^{11}C-L-Methionin Anreicherung in Hirntumoren gut überein. Die ^{123}IMT-SPECT ist ein weiteres Beispiel dafür, daß PET-Ergebnisse auf die SPECT transferiert werden können und damit (potentiell) das Spektrum nuklearmedizinischer Routineuntersuchungen erweitern.

Literatur

1. Alavi A, Hirsch LJ (1991) Studies of central nervous system disorders with single photon emission computed tomography and positron emission tomography: evolution over the past 2 decades. Semin Nucl Med 21:58–81
2. Moore GE (1947) Fluoresceine as an agent in the differentiation of normal and malignant tissues. Science 106:130
3. Richards P (1960) A survey of the production at the Brookhaven national laboratory of radioisotopes for medical research. In: 5 Congresso Nucleare, Rome, 2:225, Comitato Nationale Ricerche Nucleari, Via della Scrofa, 14, Rome 1960
4. Alberts B, Bray D, Lewis J, Raff M, Roberts K, Watson JD (1983) Molecular biology of the cell. Garland, New York
5. Rollo FD, Cavallieri RR, Born M, Blei L, Schew M (1977) Comparative evaluation of ^{99m}Tc-GH, ^{99m}Tc-O4 and ^{99m}Tc-DTPA as brain imaging agents. Radiology 123:379–383
6. Cormack AM (1963) Representation of a function by its line integrals, with some radiological applications. J Appl Phys 34:2722–2727
7. Cormack AM (1964) Representation of a function by its line integrals, with some radiological applications. II. J Appl Phys 35:2908–2913
8. Hounsfield GN (1973) Computerized transverse axial scanning (tomography) Part I: Description of system. Br J Radiol 46:1016
9. Tonami H, Hisada K (1977) Clinical experience of tumour imaging with ^{201}Tl-chloride. Clin Nucl Med 2:75–81
10. Salvatore M, Carratu L, Porta E (1976) Thallium-201 as a positive indicator for lung neoplasms: preliminary experiments. Radiology 121:487–488
11. Bradley-Moore PR, Lebowitz E, Greene MW, Atkins HL, Ansari AN (1975) Thallium-201 for medical use. II. Biologic behaviour. J Nucl Med 16:156–160
12. Atkins HL, Budinger TF, Lebowitz E, Ansari AN, Green MW, Fairchild RG, Ellis KJ (1977) Thallium-201 for medical use. Part 3: Human distribution and physical imaging properties. J Nucl Med 18:133–140
13. Ancri D, Busset JY, Lonchampt MF, Etavard E (1978) Diagnosis of cerebral lesions by thallium 201. Radiology 128:417–422
14. L'Abbate A, Biagini A, Michelassi C, Maseri A (1979) Myocardial kinetics of thallium and potassium in man. Circulation 60:776–785
15. Carlin RD, Jan K (1985) Mechanism of thallium extraction in pump perfused canine hearts. J Nucl Med 26:165–169
16. Elligsen JD, Thompson JE, Frey ME (1974) Correlation of (Na$^+$-K$^+$)ATPase activity with growth of normal and transformed cells. Exp Cell Res 87:233–240
17. Eilles Chr, Gerhards W, Börner W (1984) SPECT mit ^{123}Jod-Amphetamin: Semiquantitative Auswertung. Nuc Compact 15:326–329
18. Kuhl DE, Barrio JR, Huang SC et al. (1982) Quantifying local cerebral blood flow by N-isopropyl-p-(^{123}I)iodoamphetamine (IMP)tomography. J Nucl Med 23:196–203
19. LaFrance ND, Wagner HN, Whitehouse R (1981) Decreased accumulation of isopropyl-iodo amphetamine (^{123}I)in brain tumors. J Nucl Med 22:1081–1083
20. Ell PJ, Jarritt PH, Costa C, Cullum ID, Lui D (1987) Functional imaging of the brain. Semin Nucl Med 17:214–229
21. Hill TC, Hollmann BL, Lovett R et al. (1982) Initial experience with SPECT (Single photon computerized tomography) of the brain using N-isopropyl-l-123-p-iodoamphetamin: Concise communication. J Nucl Med 23:191–195
22. Creutzig H, Schober O, Gielow P, Friedrich R, Becker H, Dietz H, Hundeshagen H (1986) Cerebral dynamics of N-isopropyl-(^{123}I)-p-iodoamphetamine. J Nucl Med 27:178–183
23. Nishizawa S, Tanada S, Yonekura Y et al. (1987) Clinical value of regional cerebral perfusion scan with ^{123}I-labelled amphetamine in brain tumours. J Cereb Blood Flow Metab 7[Suppl 1]:555
24. Neirinckx RA, Canning LR, Piper IM et al. (1987) ^{99m}Tc-D,L-HM-PAO: A new radiopharmaceutical for SPECT imaging of regional cerebral blood perfusion. J Nucl Med 28:191–202

25. Novotnik DP, Canning LE, Cumming SA et al. (1985) Development of a ^{99m}Tc-labelled radio-pharmaceutical for cerebral blood flow imaging. Nucl Med Commun 6:499–506

26. Lindegaard MW, Skretting A, Hager B (1986) Cerebral and cerebellar uptake of ^{99m}Tc-(d,l)-hexamethyl-propyleneamine oxime (HM-PAO) in patients with brain tumor studied by single photon emission computerized tomography. Eur J Nucl Med 12:417–420

27. Langen KJ, Herzog H, Kuwert T et al. (1987) Tomographic studies of rCBF with Tc-99m-HM-PAO SPECT in patients with primary brain tumours: comparison with continuous inhalation of CO-15-O and PET. J Nucl Med 28:591 (Abstract)

28. Langen KJ, Roosen N, Herzog H et al. (1989) Investigations of brain tumours with ^{99m}Tc-HM-PAO SPECT. Nucl Med Commun 10:325–334

29. Langen KJ (1991) SPECT mit ^{99m}Tc-HMPAO und ^{123}I-alpha-Methyltyrosin zur Erfassung des regionalen cerebralen Blutflusses und der Aminosäureaufnahme von Hirntumoren. Habilitationsschrift, Heinrich-Heine-Universität, Düsseldorf

30. Schober O, Meyer GJ, Duden C (1987) Die Aufnahme von Aminosäuren in Hirntumoren mit der Positronen-Emissionstomographie als Indikator für die Beurteilung von Stoffwechselaktivität und Malignität. ROFO 147:503–509

31. Derlon JM, Bourdet C, Bustany P, Chatel M, Theron J, Darcel F, Syrota AS (1989) (^{11}C)L-methionine uptake in gliomas. Neurosurg 25:720–728

32. Lilja A, Bergström K, Hartvig P (1985) Dynamic study of supratentorial gliomas with L-methyl-^{11}C-methionine and positron emission tomography. AJNR 6:505–514

33. Kawai K, Fujibayashi Y, Saji H, Konishi J, Yokoyama A (1988) New radioiodinated radio-pharmaceutical for cerebral amino acid transport studies: 3-iodo-alpha-methyl-L-tyrosine. J Nucl Med 29:778 (Abstract)

34. Biersack HJ, Coenen HH, Stöcklin G et al. (1989) Imaging of brain tumors with L-3-(^{123}I)iodo-alpha-methyl-tyrosine and SPECT. J Nucl Med 30:110–112

35. Coenen HH, Stöcklin G (1988) Evaluation of radiohalogenated amino acid analogues as potential tracers for PET and SPECT studies of protein synthesis. In: Radioaktive Isotope in Klinik und Forschung 18:402–407

36. Langen KJ, Coenen HH, Roosen N et al. (1990) SPECT studies of brain tumors with L-3-(^{123}I)iodo-Alpha-Methyl-Tyrosine: comparison with PET, ^{124}IMT and first clinical results. J Nucl Med 31:281–286

37. Wagner HN Jr (1994) Disease as dissonance – 1994 Annual Meeting Highlights. J Nucl Med 35(8):13N–26N

37a. Langen KJ, Ziemons K, Kiwit JCW et al. (1994) Dynamic I-123-alpha-Methyltyrosine SPECT and C-11-L-Methionine PET: Comparison of results in human gliomas. 6th World Congress of the World Federation of Nuclear Medicine & Biology, 23–28 October 1994, Sydney, Australia

38. Reubi JV, Ladolf AM (1989) The growth hormone responses to octreotide in acromegaly correlate with adenoma somatostatin receptor status. J Clin Endocrinol Metab 68:844–850

39. Krenning EP, Bakker WH, Breeman WAP et al. (1989) Localization of endocrine related tumours with radioiodinated analogue of somatostatin. Lancet I:242–245

40. Bakker WH, Krenning EP, Breeman WA et al. (1990) Receptor scintigraphy with a radioiodinated somatostatin analogue: radiolabelling, purification, biological activity and in vivo applications in animals. J Nucl Med 31:1501–1509

41. De Bruin TWA, Kwekkeboom DJ, van't Verlaat JW, Reubi JC, Krenning EP, Lamberts SWJ, Croughs RJM (1992) Clinically nonfunctioning pituitary adenoma and octreotide response to long term high dose treatment and studies in vitro. J Clin Endocrinol Metab 75:1310–1317

42. Krausz Y, DeJong RBJ, Glaser B (1993) Somatostatin-receptor scintigraphy of endocrine tumors. J Nucl Med 34[Suppl]:164 P (Abstract)

43. Lastoria S, Vergara E, Varrella P (1993) In vivo detection of human somatostatin receptor positive tumors by indium-111 octreotide. J Nucl Med [Suppl]:219 P (Abstract)

44. Verhoeff NPLG, Meylaerts SAG, Miedema AR, van Royen EA, Assies J, van der Zant FM (1993) Somatostatin Receptor Imaging in the Pituitary Using (In-111-DTPA)-Octreotide and High Resolution Brain SPECT. J Nucl Med 34[Suppl]:41 P (Abstract)

45. Brooks DJ, Beaney RP, Thomas DG (1986) The role of positron emission tomography in the study of cerebral tumors. Semin Oncol 13:83–93

46. Coleman RE, Hoffmann JM, Hanson MW, Sostman D, Schold SC (1991) Clinical application of PET for the evaluation of brain tumors. J Nucl Med 32:616–622

47. Kim KT, Black KL, Marciano D et al. (1990) Thallium-201 SPECT. Imaging of brain tumors: Methods and results. J Nucl Med 31:965–969

48. Britten JS, Blank M (1968) Thallium activation of (Na+-K+)activated ATPase of rabbit kidney. Biochem Biophys Acta 159:160–166

49. Black KL, Hawkins RA, Kim KT, Becker DP, Lerner C, Marciano D (1989) Use of thallium-201 SPECT to quantitate malignancy grade of gliomas. J Neurosurg 71:342–346

50. Kaplan WD, Takvorian T, Morris JH, Rumbaugh CL, Connolly BT, Atkins HL (1987) Thallium-201 brain tumor imaging: A comparative study with pathologic correlation. J Nucl Med 28:47–52

51. Wieler H, Miltner FO, Mittelbach L et al. (1990) Grading of brain tumors by thallium-201-SPECT. Nuc Compact: 272–275

52. Burkard B, Kaiser KP, Wieler H, Klawki P, Linkamp A, Mittelbach L, Göller T (1992) Contribution of thallium-201-SPECT to the grading of tumorous alterations of the brain. Neurosurg Rev 15:265–273

53. Endo K, Yui N, Suzuki K, Torizuka K (1994) Clinical usefulness of thallium-201 chloride in the diagnosis of tumors (I)-Evaluation in brain tumors. Kaku-Igaku 31(1):53–61

54. Oriuchi N, Tamura M, Shibazaki T et al (1993) Clinical evaluation of thallium-201 SPECT in supratentorial gliomas: relationship to histologic grade, prognosis and proliferative activities. J Nucl Med 34 (12):2085–2089

55. Kaiser HJ, Reiche W, Büll U (1989) Vergleich von cerebraler Morphologie und Funktion in MRT- und SPECT-Studien in quantifizierender ROI-overlay Technik. Nuklearmedizin 28: V 35 (Abstract)

56. Mountz JM, Stafford-Schuck K, McKeever PE, Taren J, Beierwaltes WH (1988) Thallium-201 tumor/cardiac estimation of residual astrocytoma. J Neurosurg 68:705–709

57. Yoshii Y, Satou M, Yamamoto T et al. (1993) The role of thallium-201 single photon emission tomography in the investigation and characterization of brain tumours in man and their response to treatment. Eur J Nucl Med 20:39–45

58. Kosuda S, Shoyama Y, Kamata N, Suzuki K, Tanaka Y, Nakamura O, Matsutani M (1991) Differential diagnosis between recurrence of brain tumor and radiation necrosis of 201TI-SPECT. J Jpn Radiol 51:415–421

59. Assmann S, Sciuk J, Wagner W et al. (1994) Der frühe Nachweis des Rezidivs bei Hirntumoren mit der Aminosäure-SPECT (123I-alpha-Methyltyrosin). Nuklearmedizin 33[Suppl]:A 10 (Abstract)

60. Di Chiro G, De La Paz RL, Brooks RA (1982) Glucose utilization of cerebral gliomas measured by (18F)fluorodeoxyglucose and positron emission tomography. Neurology 32:1323–1329

61. Patronas NJ, DiChiro G, Kufta C (1985) Prediction of survival in glioma patients by means of positron emission tomography. J Neurosurg 62:816–822

62. Ericson K, Lilja A, Bergström M (1985) Positron emission tomography with ((11C)-methyl)-L-methionine, (11C)D-glucose, and (68Ga)EDTA in supratentorial tumors. J Comput Assist Tomogr 9:683–689

63. Pardo FS, Effird J, Aronen H et al. (1993) Functional imaging correlates of glioma prognosis. J Nucl Med 34:206 P (Abstract)

64. Tonami N (1993) Thallium-201 SPECT in the evaluation of gliomas. J Nucl Med 34:2089–2090 (Editorial)

65. Macapinlac H, Finlay J, Scott AM et al. (1993) Predictive value of TI-201 SPECT and F-18 FDG PET with MRI in the survival of patients with malignant astrocytomas treated by chemotherapy, autologous marrow rescue and radiation therapy. Eur J Nucl Med 20:975 (Abstract)

66. Blatt DR, Friedman WA, Agee OF (1993) Delayed computed tomography contrast enhancement patterns in biopsy proven cases. Neurosurgery 32:560–569

67. Bergström M, Collins VP, Ehrin E et al. (1983) Discrepancies in brain tumor extent as shown by computed tomography and positron tomography using 68Ga-EDTA, (11C)-glucose and 11C-methionine. J Comput Assist Tomogr 7:1062–1066

68. Langen KJ, Roosen N, Coenen HH et al. (1991) Brain and brain tumor uptake of L-3-(^{123})Iodo-alpha-methyl-tyrosine: competition with natural L-amino acids. J Nucl Med 32:1225–1228
69. Langen KJ, Ziemons K, Kiwit JCW et al. (1994) Comparison of ^{123}I-alpha-Methyltyrosine SPECT and ^{11}C-L-Methionine PET in patients with brain tumors. J Nucl Med 35[Suppl]:8 P (Abstract)
70. Waxman AD, Grode M, Ashok G, Kooba A, Ramanna L (1993) Intraoperative Assessment of Brain Malignancies Using TI-201 (TI). J Nucl Med 34[Suppl]:37 P (Abstract)
71. Apuzzo ML, Weinberg RA (1993) Architecture and functional design of advanced neurosurgical operating environments. Neurosurg 33:663–673
72. Derlon JM, Bourdet C, Chatel M (1987) Study of ^{11}C-L-methionine uptake in glial tumors by positron emission tomography: metabolic grading and effect of radiotherapy and intra-arterial chemotherapy. J Cereb Blood Flow Metab 7[Suppl 1]:5476
73. Langen KJ, Roosen N, Kuwert T et al. (1989) Early effects of intraarterial chemotherapy in patients with brain tumors studied with PET: preliminary results. Nucl Med Commun 10:779–790

4.3 Hirn-SPECT bei Epilepsie

F. Grünwald

4.3.1 Einleitung

Wichtigstes Ziel des Einsatzes emissionstomographischer Verfahren in der Epilepsiediagnostik ist der Nachweis einer umschriebenen funktionellen Veränderung, die als Fokushinweis gewertet werden kann. Die klinische Wertigkeit von SPECT (und auch PET) zu beurteilen ist äußerst schwierig. Wird als Bewertungskriterium ("gold standard") das interiktale Oberflächen-EEG herangezogen und lediglich die Übereinstimmung mit dem interiktalen EEG-Fokus als Kriterium für die Qualität des SPECT gewertet, so kann daraus nicht eine Indikationsstellung zur Durchführung eines SPECT (zusätzlich zum EEG) abgeleitet werden. Aus dem Vergleich mit morphologischen Verfahren (CT/MRT), bei dem sich für die meisten Patientenkollektive eine höhere "Sensitivität" der funktionellen Methoden ergibt, kann nicht gefolgert werden, daß CT und MRT überflüssige Methoden sind und durch SPECT oder PET ersetzt werden können. MRT und CT haben natürlich ihren festen Platz im diagnostischen Ablauf, insbesondere dann, wenn ein chirurgischer Eingriff geplant ist. Folgende Argumente sprechen für den klinischen Einsatz der Hirn-SPECT in der Epilepsiediagnostik:

1. Nicht immer läßt sich eine epileptogene Zone im Oberflächen-EEG nachweisen. Unter der Annahme, daß der SPECT-Befund in hohem Maße mit der epileptogenen Zone übereinstimmt, kann das SPECT in diesen Fällen dazu herangezogen werden, diese genauer zu lokalisieren. Unter Umständen kann so z.B. festgelegt werden, an welche Stellen Subdural- oder Tiefenelektroden implantiert werden.
2. Darüber hinaus können zusätzliche funktionelle Defizite erfaßt werden, die eine prognostische Aussage nicht nur in bezug auf die postoperative Anfallsfrequenz, sondern auch hinsichtlich der Gedächtnissituation ermöglichen.
3. Unter Umständen können epileptische von psychogenen Anfällen abgegrenzt werden.
4. Bei Kindern, bei denen die mentale Entwicklung besonders stark durch die Epilepsie beeinträchtigt werden kann, korreliert die Entwicklung mit der Änderung der zerebralen Perfusion (und des zerebralen Stoffwechsels), so daß die SPECT dazu beitragen kann, die Auswirkungen epileptischer Anfälle auf die Hirnfunktion zu verfolgen.

4.3.2 Untersuchungstechniken

Durchblutung

Radiopharmaka   Es existieren Berichte über den erfolgreichen Einsatz von ^{133}Xe, ^{123}J-IMP, ^{123}J-HIPDM, ^{99m}Tc-HMPAO und ^{99m}Tc-Bicisat in der Diagnostik fokaler Epilepsien [1–14]. Die allgemeinen Vor- und Nachteile der einzelnen Tracer (bezüglich Strahlenexposition, Gammaenergie usw.) sollen hier nicht diskutiert werden. Die "Sensitivität" hängt unter anderem von der räumlichen Auflösung ab, die durch die pharmakokinetischen Eigenschaften des Tracers und die physikalischen Eigenschaften des Isotops mitbestimmt werden. ^{133}Xe bietet den Vorteil der absoluten Quantifizierbarkeit, die unter Umständen bei Zuständen eine Rolle spielen kann, die nicht sicher als iktal oder interiktal eingestuft werden können und bei denen lediglich eine Seitendifferenz (z.B. in den Temporallappen) festzustellen ist. In diesen Fällen kann nur eine quantitative Methode zwischen einer Hyperperfusion eines Temporallappens und einer Hypoperfusion der kontralateralen Seite differenzieren.

Meist sind umschriebene Perfusionsänderungen aber auch im Vergleich mit der ipsilateralen Hemisphäre erkennbar. Gegenüber ^{99m}Tc-HMPAO hat ^{99m}Tc-Bicisat den Vorteil der längeren In-vitro-Stabilität (bis zu 8 h); dies erlaubt auch bei Patienten mit niedriger Anfallsfrequenz eine iktale Tracerinjektion zu Beginn des Anfalls, da das fertige Präparat bereits neben dem Patienten stehen kann und nicht erst noch eine Markierung erfolgen muß. Es ist bekannt, daß die "Sensitivität" der iktalen Untersuchung mit größer werdendem Abstand zwischen Anfallsbeginn und Tracerinjektion abnimmt (s. unten). ^{99m}Tc-HMPAO hat dagegen den Vorteil, daß pro Stunde weniger als 1% der im Hirngewebe fixierten Tracermenge ausgewaschen werden und damit dieser Tracer die bestmögliche "Fixierung" des iktalen Perfusionsmusters erlaubt.

Interiktale SPECT   Die interiktale Untersuchung ist logistisch einfach durchzuführen. Wünschenswert ist eine Tracerinjektion unter EEG-Kontrolle, um "subklinische" Anfälle zu diesem Zeitpunkt auszuschließen. Einige Berichte über interiktale fokale Mehrdurchblutungen und über einen längeren Zeitraum persistierende postiktale Mehrdurchblutungen sind möglicherweise durch diese kurzdauernden regional begrenzten Anfälle, die zwar im EEG erkennbar sind, aber nicht mit sichtbaren Entäußerungen einhergehen, bedingt.

Iktale SPECT   Mit Hilfe von "chemischen Mikrosphären" (Tracer, die bei der ersten kapillären Passage in hohem Maße ins Hirngewebe extrahiert werden) kann das Durchblutungsmuster während des Anfalls "eingefroren" werden. Typischerweise kommt es während des Anfalls zu einer deutlichen umschriebenen Perfusionssteigerung im Fokus. Die iktale Untersuchung ist allerdings mit einem erheblichen logistischen Aufwand verbunden, da ein Arzt beim Patienten auf Zeichen eines Anfallsbeginns warten muß. Eine Alternative dazu sind zur Zeit noch in der Entwicklung befindliche "Autoinjektor-Geräte", die automatisch anfallstypische Potentiale registrieren und – nach kurzer Bestätigung durch EEG-Assistenz bzw. Arzt – den Tracer selbständig in eine Vene freisetzen [15]. Einen großen Vorteil bieten hier Radiopharmaka mit langer In-vitro-Stabilität. Es wurden Protokolle zu einer raschen Durchführung der Markierung von ^{99m}Tc-HMPAO erarbeitet [8], die eine Zeit von insgesamt 30 s (bis zur Injektion) benötigen. Um die elektrophysiologische Situation zum Zeitpunkt der intrazerebralen Fixierung des Tracers in Verbindung mit dem klinischen Bild beurteilen zu können, sollte die Injektion in einer Videomonitoringeinheit erfolgen.

Eine Subtraktion der interiktalen und iktalen Bilder voneinander steigert die Sensitivität [16]. Die Kombination einer iktalen Hyperperfusion und einer interiktalen Hypoperfusion bietet die höchste Treffsicherheit, zumal Partialvolumeneffekte durch morphologische Veränderungen bei der interiktalen Untersuchung hier zu weniger Fehlinterpretationen führen können. Die Bedeutung der interiktalen SPECT ist angesichts der relativ niedrigen Sensitivität dieser Untersuchung allein somit auch in der Erstellung einer "Baseline-SPECT" zu sehen.

Postiktale SPECT   Die Sensitivität der postiktalen SPECT ist zwar niedriger als die der iktalen, sie ist aber mit wesentlich geringerem logistischen Aufwand verbunden und der interiktalen SPECT in der Diagnostik der Temporallappenepilepsien noch überlegen [17]. Die Markierung des Tracers wird für postiktale SPECT-Untersuchungen bei den ersten Zeichen eines Anfalls begonnen. Im Gegensatz zu den streng iktalen Untersuchungen muß der injizierende Arzt nicht beim Patienten warten, sondern kann bei Anfallsbeginn gerufen werden. Die Latenzzeit sollte wegen der abnehmenden Sensitivität der Untersuchung möglichst gering sein, in jedem Fall sollte das Intervall unter 10 min betragen.

Diamox (Acetazolamid)   Von verschiedenen Arbeitsgruppen wurde versucht, die Sensitivität der interiktalen SPECT durch eine Diamoxprovokation zu steigern. Die berichteten Ergebnisse [18, 19] differieren allerdings so sehr voneinander, daß eine zusammenfassende Aussage nicht möglich ist und diese Methode für den klinischen Einsatz nicht empfohlen werden kann.

Rezeptoren

Benzodiazepinrezeptoren ^{123}J-Iomazenil ist zur Zeit der einzige kommerziell erhältliche Rezeptortracer, der für einen Einsatz in der Epilepsiediagnostik in Frage kommt. Verschiedene vergleichende Studien ergaben bei der Temporallappenepilepsie – im Gegensatz zur Frontallappenepilepsie – eine leichte Überlegenheit der ^{123}J-Iomazenil-SPECT gegenüber der interiktalen SPECT mit Durchblutungsmarkern [20, 21, 22]; allerdings ist der hohe finanzielle – und auch logistische – Aufwand zu bedenken (das Präparat muß bereits vor dem Untersuchungstag bestellt werden), der letztlich dazu geführt hat, daß die ^{123}J-

Iomazenil-SPECT bisher keinen festen Platz in der Epilepsiediagnostik eingenommen hat.

Andere Rezeptorsysteme   Auch andere Rezeptortracer wurden in ersten Studien erfolgreich in der Epilepsiediagnostik eingesetzt, wie z.B. das ^{123}J-Iododexetimide [23]. Da diese Präparate aber noch nicht kommerziell erhältlich sind, soll hier nicht auf sie eingegangen werden.

Auswahl geeigneter Schichten

Schnittführung   Bei allen Prozessen, die die Temporallappen betreffen, sind die koronalen Schnitte [auf denen ggf. eine Verkippung des Kopfes ("tilt") erkennbar ist] sowie die parallel zur Längsachse der Temporallappen reorientierten Schichten zusätzlich zu den transversalen Schichten wichtig. Die Schnittdicke sollte möglichst gering sein und bei den koronalen Schichten etwa 6–10 mm und bei den temporal reangulierten Schichten etwa 2–5 mm betragen.

Overlay   Eine Überlagerung von SPECT-Befunden mit morphologischen Bildern erlaubt eine bessere anatomische Zuordnung von funktionellen Veränderungen [24]. Zusätzlich können so interiktale Minderdurchblutungen, die über den Defekt im CT/MRT hinausgehen, auch bei Patienten mit ausgedehnteren morphologischen Veränderungen nachgewiesen werden.

4.3.3 Klinische Fragestellungen

Partielle Epilepsie

Temporallappenepilepsie   Das breiteste Anwendungsgebiet für die klinische SPECT sind die partiellen Epilepsien – unter ihnen am häufigsten die Temporallappenepilepsie. Als typischer Befund zeigt sich im betroffenen Temporallappen interiktal eine Durchblutungsminderung [1–7] (Abb. 4.9). Diese ist häufig größer als der eigentliche epileptogene Herd. Die inhibitorische Aktivität, die durch die fokale Entladung initiiert wird, bedingt eine Disfaszilitation größerer Hirnregionen [25].

Zahlreiche Veröffentlichungen aus der Anfangszeit des Einsatzes in der Epilepsiediagnostik hoben die Bedeutung der interiktalen SPECT – insbesondere in der prächirurgischen Diagnostik – hervor. In einer größeren Übersicht über verschiedene interiktale Studien aus dem Jahr 1990 [1] ergab sich bei insgesamt 149 Patienten mit eindeutigem EEG-Fokus in 117 Fällen (79%) eine Übereinstimmung mit der Emissionstomographie. Inzwischen werden relativ häufig Patienten ohne größere morphologische Läsionen prächirurgisch evaluiert; die klinische Wertigkeit der interiktalen SPECT bei der Fokuslokalisation wird nun etwas kritischer gesehen. Die Übereinstimmung mit dem EEG beträgt etwa 40–70%, wenn keine ausgedehnteren Defekte vorliegen [2–6], wobei allerdings auch falsch-positive Befunde auftreten können.

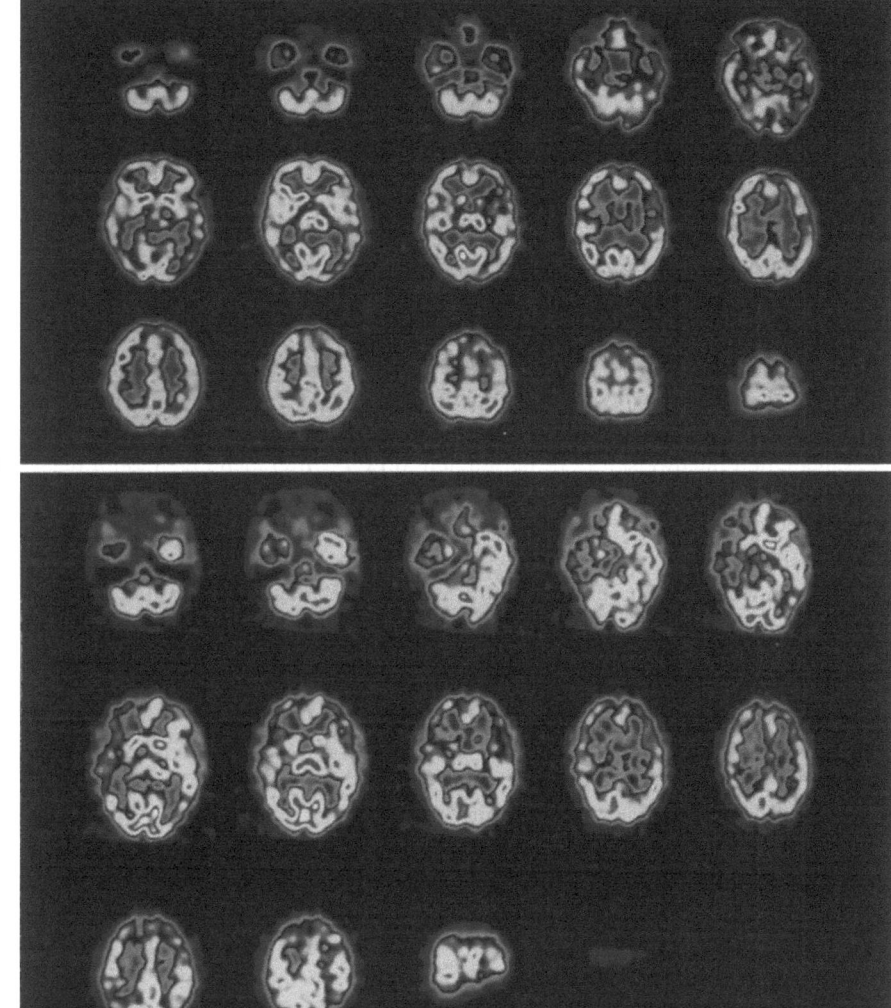

Abb. 4.9a,b. Hirn-SPECT bei Temporallappenepilepsie nach interiktaler (a) und iktaler (b) Injektion (ca. 20 s nach Anfallsbeginn) von jeweils ca. 700 MBq ⁹⁹ᵐTc-Bicisat (transversale Schichten). Interiktal zeigt sich eine geringgradige Minderdurchblutung linkstemporal. Iktal ergibt sich eine deutliche Mehrdurchblutung linkstemporal (mit Betonung der polaren und lateralen Anteile)

Die Sensitivität (und evtl. auch die Spezifität) ist sicherlich von der räumlichen Auflösung der verwendeten Kamera abhängig, so daß sich mit dedizierten Systemen bessere Ergebnisse erzielen lassen. Rowe et al. [2] zeigten, daß eine semiquantitative Auswertung der interiktalen SPECT die Sensitivität leicht verbessern kann. Die Überlegenheit der FDG-PET in der Epilepsiediagnostik beruht vermutlich darauf, daß die Messung der lokalen Glukoseutilisation per se eine sensitivere Methode zu sein scheint, wie vergleichende PET-Untersuchungen von Durchblutung und Glukosestoffwechsel zeigten [26]. Somit ist die bessere räumliche Auflösung nicht der alleinige Vorteil der PET in der interiktalen Epilepsiediagnostik. Mittels quantitativer Durchblutungsmessung (^{133}Xe-SPECT) kann bei fokaler Epilepsie in vielen Fällen interiktal eine Durchblutungsminderung außerhalb des EEG-Fokus nachgewiesen werden [27], häufig ist das kontralaterale Kleinhirn betroffen (gekreuzte zerebelläre Diaschisis) [27]. Als Ursache für diese Phänomene wird eine Verminderung der afferenten Signale diskutiert.

Für das iktale SPECT wird von verschiedenen Autoren bei der Temporallappenepilepsie eine hohe Sensitivität (bis zu 97%) und Spezifität angegeben [8–10]. Im Anfall kommt es zu einer dramatischen Steigerung von Stoffwechsel und Durchblutung, welche mit hoher Treffsicherheit in der SPECT nachgewiesen werden kann, falls der Tracer zu einem frühen Zeitpunkt injiziert wird (s. Abb. 4.9). Bei Patienten mit Temporallappenepilepsie, die im Anfall dystone Bewegungsmuster aufweisen, lassen sich häufig iktale Hyperperfusionen der Basalganglien nachweisen [28]. Bei iktalen SPECT-Untersuchungen kann bei der Temporallappenepilepsie auch eine Mehrdurchblutung der kontralateralen Kleinhirnhemisphäre beobachtet werden [29].

Typischerweise ergibt sich postiktal eine persistierende Durchblutungssteigerung in den anterioren und mesialen Anteilen des Temporallappens, während es im lateralen Temporallappen (evtl. in geringerem Maße auch auf der kontralateralen Seite) zu einer Minderdurchblutung kommt, die meist etwas länger persistiert [17]. Es ist also im lateralen Temporallappen ein Übergang von der iktal gesteigerten zur postiktal verminderten Durchblutung anzunehmen. Dieses Phänomen, das einige Minuten nach Anfallsende auftritt, wird als "postictal switch" bezeichnet [30].

Während verschiedene Studien eine Korrelation zwischen SPECT-Ergebnis und präoperativem neuropsychologischem Befund belegen [3, 31, 32], kann das interiktale SPECT bei der Temporallappenepilepsie auch zur Abschätzung der postoperativen Gedächtnissituation herangezogen werden [3]. Wenn bei Eingriffen am linken Temporallappen der SPECT-Befund mit der Operationsseite übereinstimmt, so ist postoperativ eine Verbesserung – zumindest aber eine unveränderte Leistung – des Verbalgedächtnisses zu erwarten, während bei kontralateraler oder bilaterer SPECT-Läsion das Risiko für eine Verschlechterung des Verbalgedächtnisses hoch ist [3]. Für rechtsseitige Eingriffe oder das Nonverbalgedächtnis ergibt sich kein prognostischer Hinweis aus der SPECT.

Bei der Erfassung des lokalen Glukosestoffwechsels mittels PET kann die Ausdehnung der Läsion und deren Beziehung zum Resektionsgebiet zur Prognose bezüglich der Anfallssituation beitragen. Wenn die hypometabole Zone über das resezierte Areal hinausgeht, zeigt sich häufig eine Persistenz der Anfälle. Wenn die hypometabole Zone dagegen innerhalb der Resektionsgrenzen liegt, ist die Chance hoch, daß die Patienten postoperativ anfallsfrei werden [33]. Wenn der iktale ^{99m}Tc-HMPAO-SPECT-Befund bei der Temporallappenepilepsie mit der operierten Seite übereinstimmt, ist eine bessere Prognose in bezug auf die Anfallsfrequenz zu erwarten [34]; dagegen kann aus dem interiktalen SPECT-Befund nicht auf die postoperative Anfallssituation geschlossen werden [3, 34].

Insgesamt ist die Bedeutung der interiktalen und periiktalen SPECT vor allem in der Unterstützung der elektrophysiologischen Diagnostik zu sehen, z.B. um die invasiven Eingriffe zur Elektrodenimplantation zu minimieren. In vielen Fällen steht nach den übrigen Befunden der prächirurgischen Diagnostik fest, daß die Anfälle von einem Temporallappen ausgehen, so daß die SPECT dann vor allem zur Seitenlokalisation beitragen kann.

Extratemporale Epilepsie Die Lokalisierung des Fokus mittels funktioneller Verfahren ist bei extratemporalen Anfällen schwieriger als bei der Temporallappenepilepsie. Nur bei Patienten mit MRT-Läsionen zeigen sich häufig auch funktionelle Defekte, während bei Patienten ohne MRT-Befund diese seltener nachzuweisen sind [35]. Bei iktalen Untersuchungen ist eine Injektion in der frühen Phase des Anfalls bei extratemporalen Anfällen besonders wichtig, da die epileptische Aktivität noch rascher als bei der Temporallappenepilepsie in andere Hirnregionen fortgeleitet wird, z.B. in die Temporallappen [36, 37]. Von Marks et al. [38] wird beschrieben, daß die iktalen Hyperperfusionen bei extratemporaler Epilepsie umschriebener als bei der Temporallappenepilepsie sind und daß es in einigen Fällen zur Hyperperfusion der ipsilateralen Basalganglien und des kontralateralen Kleinhirns kommen kann. Bei Parietallappenepilepsien sind die iktalen Durchblutungssteigerungen oft nur diskret ausgeprägt [37].

Epilepsia partialis continua Bei Untersuchung während eines Status zeigt sich oft eine umschriebene Mehrdurchblutung, auch wenn das EEG zu diesem Zeitpunkt keinen klaren Befund liefert (Abb. 4.10) [39].

Idiopathische generalisierte Epilepsie

Bei idiopathisch generalisierter Epilepsie konnte weder mittels PET eine Veränderung des zerebralen Glukosestoffwechsels noch mittels ^{133}Xe-SPECT eine Änderung der zerebralen Durchblutung festgestellt werden [40, 41]. Bei der visuellen Beurteilung fiel bei einigen Patienten eine geringe "Hypofrontalität" auf. Insgesamt ergibt sich aber bei gesicherter idiopathisch generalisierter Epilepsie keine Indikation für die Hirn-SPECT mit Durchblutungsmarkern.

Epilepsien im Kindesalter

Bei kindlichen Epilepsien liegen zahlreiche Berichte zu PET- sowie einige Publikationen zu SPECT-Untersuchungen vor. Es finden sich sowohl fokale Minderdurchblutungen als auch diffuse Perfusionsstörungen einer gesamten Hemisphäre (Abb. 4.11). Die Ausdehnung des Defekts in der SPECT korreliert mit dem kognitiven Defizit bzw. der mentalen Retardierung und auch mit der Häufigkeit der Anfälle [42], so daß die Diagnostik mit funktionellen Methoden zur Verlaufsbeurteilung der geistigen Entwicklung beitragen kann.

Beim West-Syndrom lassen sich fokale Minderdurchblutungen, die auf eine kortikale Läsion als Ursache der Erkrankung hinweisen können, häufig frontal nachweisen [43]. Fokale Durchblutungssteigerungen scheinen bei der Persistenz

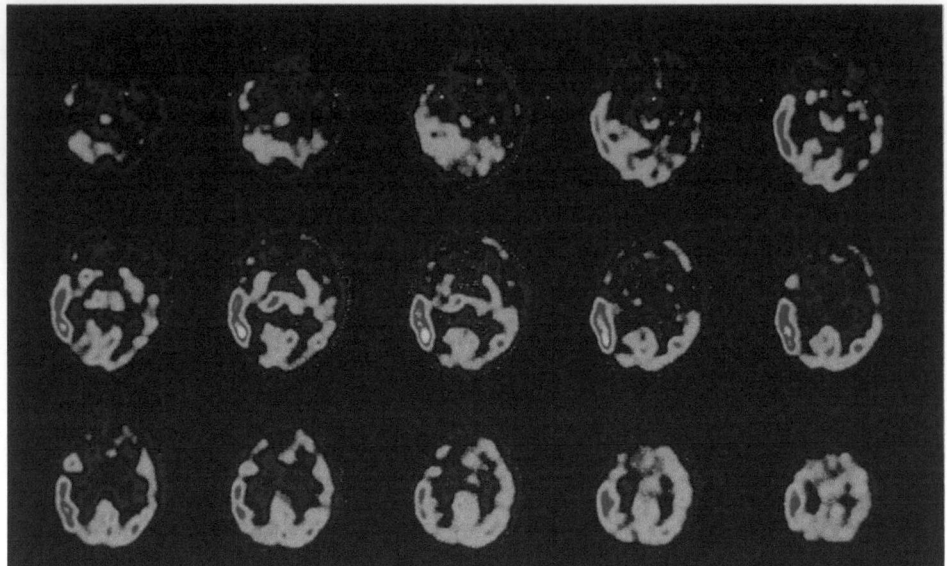

Abb. 4.10. Hirn-SPECT bei Epilepsia partialis continua nach iktaler Injektion von ca. 600 MBq ^{99m}Tc-HMPAO (transversale Schichten). Es zeigt sich eine deutliche Mehrdurchblutung rechtstemporal und parietal

einer generalisierten Epilepsie eine Rolle zu spielen [43]. Bei Kindern mit West-Syndrom und visuellen Defiziten zeigen sich häufig parietookzipitale Defekte [44]. Bei der kortikalen Dysplasie sind trotz der veränderten Relation graue/weiße Substanz interiktal Durchblutungsminderungen und postiktal Durchblutungssteigerungen nachzuweisen [45].

Es ist bekannt, daß bei Säuglingen mittels PET in einigen Fällen hypermetabole Zonen nachzuweisen sind. Kürzlich konnte bei einem erst 16 Tage alten Kind in einer iktalen Untersuchung eine umschriebene Mehrdurchblutung nachgewiesen werden [46]. Bei Neugeborenen ist allerdings zu berücksichtigen, daß das physiologische Durchblutungsmuster deutlich von dem des Erwachsenen abweicht [47, 48].

Beim Lennox-Gastaut-Syndrom lassen sich auch bei normalem CT/MRT-Befund häufig umschriebene Perfusionsstörungen nachweisen, die in vielen Fällen

▶

Abb. 4.11a–c. Hirn-SPECT bei einem 7 Monate alten Kind mit Epilepsie (Status mit Kloni, hauptsächlich der rechten Körperhälfte) nach interiktaler (**a**) und iktaler (**b**) Injektion von jeweils ca. 150 MBq ^{99m}Tc-HMPAO (transversale Schichten). Während sich interiktal bis auf eine geringgradige Minderdurchblutung linkstemporal kein pathologischer Befund zeigt, ergibt sich bei der iktalen Untersuchung eine deutliche Mehrdurchblutung in der gesamten linken Großhirnhemisphäre. Im EEG zeigen sich vorwiegend linksseitig lokalisierte EEG-Veränderungen über den gesamten Hemisphären (mit zentraler Betonung). Das MRT (**c**) ergibt eine Seitenasymmetrie der Unterhörner, ansonsten keinen auffälligen Befund

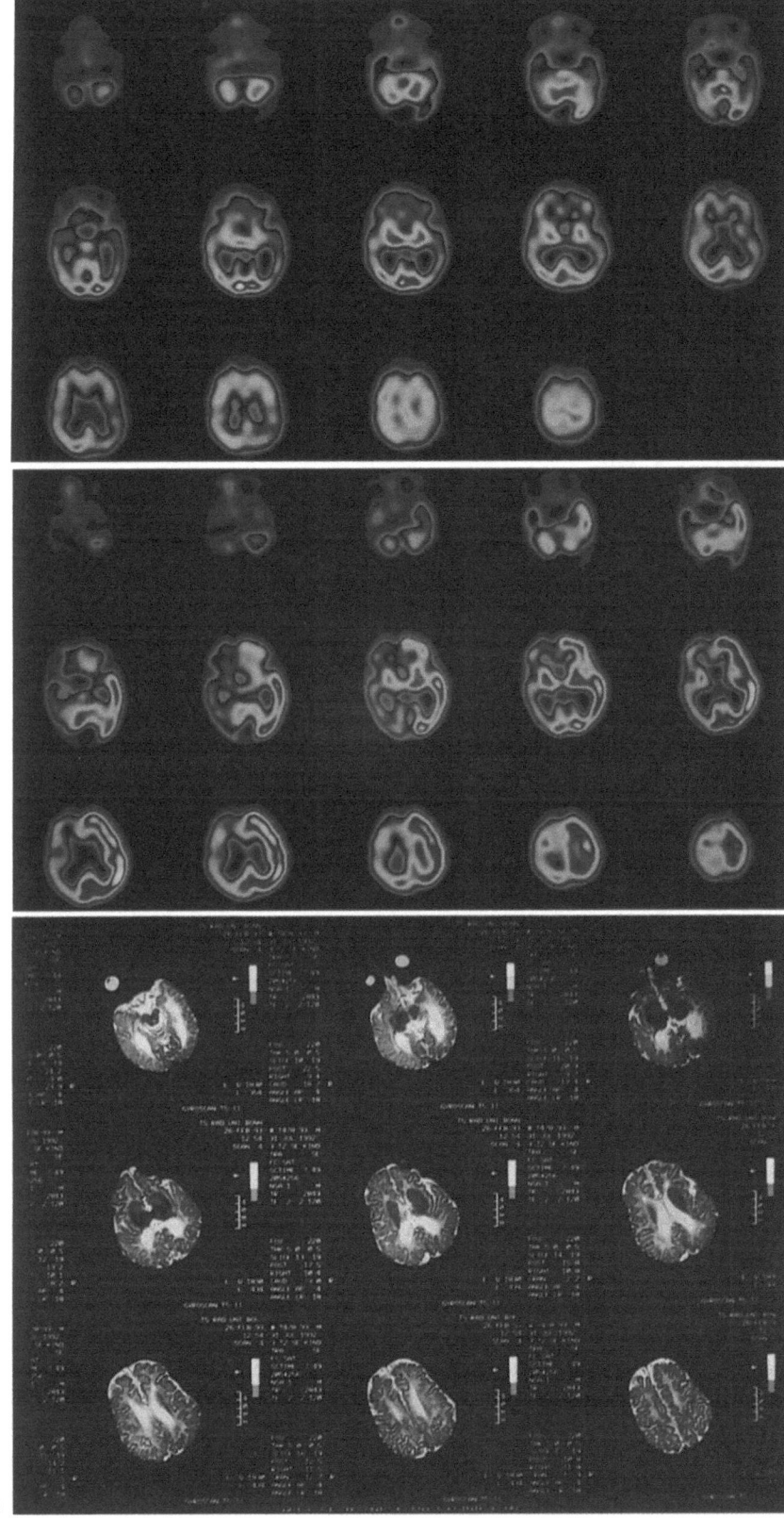

a

b

c

die Frontallappen und (etwas weniger häufig) auch die Temporallappen betreffen [49]. Bei der Rasmussen-Enzephalitis zeigt sich in der interiktalen SPECT typischerweise eine Durchblutungsminderung der betroffenen Seite, die in der Regel auch CT/MRT-Läsionen aufweist. Aber auch vor dem Auftreten morphologischer Veränderungen können in einzelnen Fällen von Rasmussen-Enzephalitis Defekte in der SPECT nachgewiesen werden [50]. Im allgemeinen sind ausgedehnte Durchblutungsdefekte bei der interiktalen Untersuchung mit morphologischen Veränderungen verbunden. Beim Sturge-Weber-Syndrom können dagegen auch große Defekte im SPECT auftreten, ohne daß im CT Veränderungen nachweisbar sind [51].

Psychogene Anfälle

Im Gegensatz zu den ("echten") epileptischen Anfällen zeigen sich bei psychogenen Anfällen interiktal keine und iktal ebenfalls keine (oder nur gering ausgeprägte) Durchblutungssteigerungen, die vermutlich auf eine Aktivierung motorischer Zentren zurückzuführen sind [52, 53].

Wada-Test

Bei Injektion von Amobarbital in eine A. carotis interna (Wada-Test) ergibt sich eine deutliche Minderperfusion im Versorgungsgebiet der A. cerebri media [54]. Aber auch in den Versorgungsgebieten der Aa. cerebri anteriores und posteriores zeigen sich häufig Abnahmen der Durchblutung [54]. Außerdem ergibt sich in über 80% eine Minderdurchblutung des kontralateralen Kleinhirns (gekreuzte zerebelläre Diaschisis) [54–57]. Die Durchblutungsminderung ist auf der sprachdominanten Seite deutlich stärker ausgeprägt, so daß bei unklarem Befund im Wada-Test das SPECT-Ergebnis zur Lokalisation der sprachdominanten Hemisphäre beitragen kann [56, 57].

Der Abstand der Tracerinjektion zur Barbituratgabe sollte mindestens 30 s betragen [58]. Mit einer Injektion von HMPAO in eine A. carotis interna während des Wada-Testes können zusätzlich zum angiographischen Befund Aufschlüsse über die vom Barbiturat erfaßten Hirnareale gewonnen werden. Dies ist besonders für den mesialen Temporallappen wichtig, da dessen Gefäßversorgung stark variiert und der hintere Anteil überwiegend durch die A. cerebri posterior versorgt wird [59]. Auch Cross-flow-Phänomene, deren Nachweis für die richtige Interpretation der Wada-Test-Ergebnisse essentiell ist, können teilweise ausschließlich im SPECT nachgewiesen werden [60].

Einfluß der antikonvulsiven Medikation

Bei antikonvulsiver Therapie ist die Durchblutung des Kleinhirns zwar nur geringfügig – aber doch statistisch signifikant – vermindert [61]. Die SPECT mit Perfusionsmarkern kann zur Beurteilung der verminderten Kleinhirndurchblutung während der Behandlung mit Phenytoin eingesetzt werden [62]. Eine Wiederholung der interiktalen SPECT-Untersuchung unter geänderter Medikation kann in einigen Fällen die Sensitivität der Methode erhöhen [63].

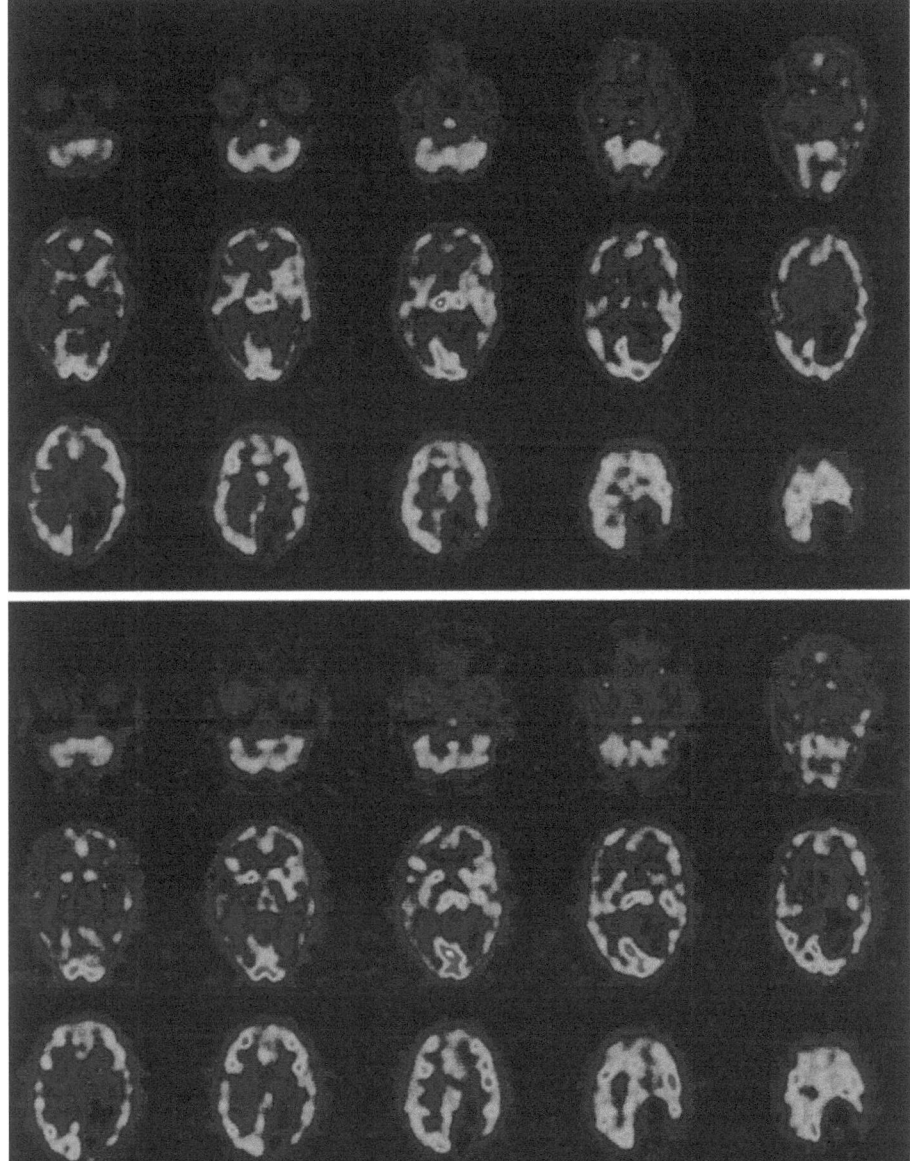

Abb. 4.12 a,b. Hirn-SPECT nach Injektion von jeweils ca. 500 MBq ⁹⁹ᵐTc-Bicisat unter Ruhe-bedingungen (**a**) und bei visueller Stimulation (**b**) bei einem Patienten mit bekanntem Strukturdefekt (porenzephale Zyste) linksparietal (transversale Schichten). Bei der optischen Stimulation zeigt sich eine Zunahme der Durchblutung bilateral im visuellen Kortex

Stimulation

Bei visueller Stimulation läßt sich mittels SPECT in der Sehrinde eine deutliche Durchblutungssteigerung nachweisen [64]. Wenn – insbesondere bei Kleinkindern – vor einem chirurgischen Eingriff nicht sicher beurteilbar ist, ob ein größerer morphologischer Defekt zu einer Deafferenzierung von Kortexarealen geführt hat, so kann mittels SPECT unter Stimulation geprüft werden, ob die Durchblutung des entsprechenden Kortexareals durch einen geeigneten Stimulus gesteigert werden kann. So kann z.B. aus dem Vergleich einer Basisuntersuchung mit der SPECT unter Flickerlichtstimulation auf die Intaktheit der zur Sehrinde führenden Bahnen geschlossen werden (Abb. 4.12).

Literatur

1. Devous MD, Leroy RF, Homan RW (1990) Single photon emission computed tomography in epilepsy. Sem Nucl Med 20:325–341
2. Rowe CC, Berkovic SF, Austin MC, Saling M, Kalnins RM, McKay WJ, Bladin PF (1991) Visual and quantitative analysis of interictal SPECT with technetium-99m-HMPAO in temporal lobe epilepsy. J Nucl Med 32:1688–1694
3. Grünwald F, Durwen HF, Bockisch A, Hotze A, Kersjes W, Elger CE, Biersack HJ (1991) Technetium-99m-HMPAO brain SPECT in medically intractable temporal lobe epilepsy: a postoperative evaluation. J Nucl Med 32:388–394
4. Bauer J, Stefan H, Feistel H, Schüler P, Platsch G, Neubauer U, Neundörfer B (1991) Iktuale und interiktuale ^{99m}Tc-HMPAO-SPECT Untersuchungen bei Temporallappenepilepsie mit unilateralem EEG-Fokus. Nervenarzt 62:745–749
5. Berkovic SF, Newton MR, Rowe CC (1991) Localization of epileptic foci using SPECT. In: Hans Lüders (ed) Epilepsy surgery. Raven, New York, pp 251–256
6. Bonte FJ, Stokely EM, Devous MD, Homan RW (1983) Single-photon tomographic study of regional cerebral blood flow in epilepsy: a preliminary report. Arch Neurol 40:267–271
7. Ryding E, Rosen I, Elmquist B, Ingvar DH (1988) SPECT measurement with ^{99m}Tc-HMPAO in focal epilepsy. J Cereb Blood Flow Metab 8:95–100
8. Newton MR, Austin MC, Chan JG, McKay WJ, Rowe CC, Berkovic SF (1993) Ictal SPECT using technetium-99m-HMPAO: methods for rapid preparation and optimal deployment of tracer during spontaneous seizures. J Nucl Med 34:666–670
9. Stefan H, Pawlik G, Bocher-Schwartz HG, Biersack HJ, Burr W, Penin H, Heiss WD (1987) Functional and morphological abnormalities in temporal lobe epilepsy: a comparison of interictal and ictal EEG, CT, MRI, SPECT and PET. J Neurol 234:377–384
10. Stefan H, Bauer J, Feistel H et al. (1990) Regional cerebral blood flow during focal seizures of temporal and frontocentral onset. Ann Neurol 27:162–166
11. Shen W, Lee BI, Park HM, Siddiqui AR, Wellman HH, Worth RM, Markland ON (1990) HIPDM-SPECT brain imaging in the presurgical evaluation of patients with intractable seizures. J Nucl Med 31:1280–1284
12. Lassen NA, Andersen AR, Rapin J (1990) ^{133}Xe, ^{99m}Tc-HM-PAO and other tracers for measurement of cerebral blood flow by SPECT in temporal lobe epilepsy In: Baldy-Moulinier M, Lassen NA, Engel J Jr, Askienazy S (eds) Focal epilepsy: clinical use of emission tomography. John Libbey, London, pp 34–51
13. Grünwald F, Menzel C, Pavics L et al. (1994) Ictal and interictal brain SPECT imaging in epilepsy using technetium-99m-ECD. J Nucl Med 35: 1896–1901
14. Jibiki I, Kubota T, Fujimoto K, Yamaguchi N, Matsuda H, Hisada K (1991) Regional relationship between focal hypofixation images in I-123-IMP single photon emission computed

tomography and epileptic EEG foci in interictal periods in patients with partial epilepsy. Eur Neurol 31:360–365

15. Alksne JF, Tecoma E, Iragui-Madoz V et al. (1993) Development of a device to facilitate routine ictal SPECT studies. Epilepsia 34[Suppl 6]:139

16. Spencer S, Zubal G, Hoffer P, Tran T, Lamoureux D, Masuoka L (1993) Subtraction technique for epilepsy localization using SPECT. Epilepsia 34[Suppl 6]:121

17. Rowe CC, Berkovic SF, Sia STB, Austin M, McKay WJ, Kalnins RM, Bladin PF (1989) Localization of epileptic foci with post ictal single photon emission computed tomography. Ann Neurol 26:660–668

18. Su MS, Yiu CH, Liu RS, Yeh SH (1993) Acetazolamide-enhanced [^{99m}Tc]HMPAO SPECT for localization of epileptic focus in intractable partial epilepsy. Epilepsia 34[Suppl 6]:112

19. Devous MD, Homan RW, Bonte FJ (1987) Cerebrovascular reactivity in patients with partial complex epilepsy. J Nucl Med 28:408

20. Hierholzer J, Keske U, Ferstl F, Schmitz B, Cordes M, Barzen G, Felix R (1991) Benzodiazepin receptor imaging in patients with epileptic seizures. Eur J Nucl Med 18:599

21. Bartenstein P, Ludolph A, Schober O, Lottes G, Scheidhauer K, Sciuk J, Beer HF (1991) Benzodiazepine receptors and cerebral blood flow in partial epilepsy. Eur J Nucl Med 18:111–118

22. Van Huffelen AC, van Isselt JW, van Bentum AME et al. (1990) Localization of epileptic foci with ^{123}I-iomazenil SPECT. A comparison with ^{18}FDG-PET and ictal EEG findings in patients with medically intractable complex partial seizures. In: Baldy-Moulinier M, Lassen NA, Engel J Jr, Askienazy S (eds) Focal epilepsy: clinical use of emission tomography. John Libbey, London, pp 123–131

23. Müller-Gärtner HW, Fisher RS, Lesser RP et al. (1992) Decreased binding of I-123 iododexetimide to muscarinic cholinergic receptors in hippocampus in temporal lobe epilepsy. J Nucl Med 33:928

24. Coubes P, Kotski PO, Baldy-Moulinier M, Frerebeau P, Rossi M (1990) Superimposing anatomical and functional brain images: a reference system method for localization of epileptogenic zone. In: Baldy-Moulinier M, Lassen NA, Engel J Jr, Askienazy S (eds) Focal epilepsy: clinical use of emission tomography. John Libbey, London, pp 53–63

25. Elger CE, Speckmann EJ (1987) Mechanisms controlling the spatial extent of epileptic foci. In: Wieser HG, Speckmann EJ, Engel J Jr (eds) Current problems in epilepsy; the epileptic focus. Libbey, London, pp 45–58

26. Kuhl DE, Engel J, Phelps ME, Selin C (1980) Epileptic patterns of local cerebral metabolism and perfusion in humans determined by emission computed tomography of ^{18}FDG and ^{13}NH$_3$. Ann Neurol 8:348–360

27. Pantano P, Matteucci C, di Piero V et al. (1991) Quantitative assessment of cerebral blood flow in partial epilepsy using Xe-133 inhalation and SPECT. Clin Nucl Med 16:898–903

28. Weis M, Stefan H, Feistel H (1993) Iktuale Hyperperfusion der Basalganglien bei Patienten mit TLE- eine 99mTc-HMPAO SPECT Studie. Deutsch-Österreichischer Neurologen-Kongreß, Wien; P1.3:90

29. Park CH, Kim SM, Streletz LJ, Zhang J, Intenzo C (1992) Reverse crossed cerebellar diaschisis in partial complex seizures related to Herpes simplex encephalitis. Clin Nucl Med 17:732–735

30. Newton MR, Berkovic SF, Austin M, Rowe CC, McKay WJ, Bladin PF (1992) Postictal switch in blood flow distribution and temporal lobe seizures. J Neurol Neurosurg Psychiatry 55:891–894

31. Valmier J, Touchon J, Daures P, Zanca M, Baldy-Moulinier M (1987) Correlations between cerebral blood flow variations and clinical parameters in temporal lobe epilepsy: an interictal study. J Neurol Neurosurg Psychiatry 50:1306–1311

32. Homan RW, Paulman RG, Devous MD, Walker P, Jennings LW, Bonte FJ (1989) Cognitive function and regional cerebral blood flow in partial seizures. Arch Neurol 46:964–970

33. Faisal F, Morrell M, Segall G (1993) Role of PET in predicting clinical outcome after epilepsy surgery. Epilepsia 34[Suppl 6]:45

34. Devous MD, Walker BS, Leroy RF (1993) Localizing power of ictal RCBF SPECT in temporal lobe epilepsy relative to surgical outcome. J Nucl Med 34:23

35. Abou-Khalil B, Kuzniecky RI, Kessler RM, Faught E, Ge Y, Margolin R (1993) Positron emission tomography in extratemporal lobe epilepsy. Epilepsia 34[Suppl 6]:121

36. Feistel H, Schüler P, Neubauer U, Ordnung D, Stefan H, Wolf F (1992) Frontallappenepilepsie – hochspezifischer Fokusnachweis im iktualen Tc-99m-HMPAO-SPECT. Nucl Med 31:43
37. Ho SS, Berkovic SF, Newton MR, Austin MC, McKay WJ, Bladin PF (1993) Ictal ^{99m}Tc-HMPAO SPECT findings in parietal lobe epilepsy. Epilepsia 34[Suppl 6]:112–113
38. Marks DA, Katz A, Hoffer P, Spencer SS (1992) Localization of extratemporal epileptic foci during ictal single photon emission computed tomography. Ann Neurol 31:250–255
39. Stecker MM, Tatum WO, Alavi A (1992) Tc-HMPAO-SPECT perfusion imaging in status epilepticus. J Nucl Med 33:928
40. Theodore W, Brooks R, Margolin R et al. (1985) Positron emission tomography in generalized seizures. Neurology 35:684–690
41. Leroy RF, Devous MD, Ajmani AK, Rao KK, Bonte FJ (1987) Regional cerebral blood flow determined by Xenon-133 inhalation and SPECT scan among epileptics with primary generalized seizures. Neurology 37:102
42. Denays R, Rubenstein M, Ham H, Piepsz A, Noel P (1988) Single photon emission computed tomography in seizure disorders. Arch Dis Child 63:1184–1188
43. Chiron C, Dulac O, Bulteau C, Nuttin C, Depas G, Raynaud C, Syrota A (1993) Study of regional cerebral blood flow in West syndrome. Epilepsia 34:707–715
44. Jambaque I, Chiron C, Dulac O, Raynaud C, Syrota A (1993) Visual inattention in West syndrome: a neuropsychological and neurofunctional imaging study. Epilepsia 34:692–700
45. Otsubo H, Hwang PA, Jay V, Becker LE, Hoffman HJ, Gilday D, Blaser S (1993) Focal cortical dysplasia in children with localization related epilepsy: EEG, MRI, and SPECT findings. Pediatr Neurol 9:101–107
46. Green C, Buchhalter JR (1993) Ictal SPECT in a 16-day-old infant. Clin Nucl Med 18:768–770
47. Grünwald F, Bindl L, Biersack HJ (1988) HM-PAO-SPECT des Hirns bei einem Neugeborenen. Nuc Compact 19:146–147
48. Tzourio N, Chiron C, Raynaud C, Dulac O, Mazoyer B, Bourguignon M, Syrota A (1988) Cerebral maturation during the first 20 months of life studied with the regional cerebral blood flow measurement using SPECT. J Nucl Med 29:743–744
49. Connolly MB, Poskitt KJ, Nadel H, Farrell K (1993) Cerebral blood flow (HMPAO-SPECT, Xenon-CT) in children with cryptogenic Lennox-Gastaut syndrome. Epilepsia 34[Suppl 6]:47
50. Burke GJ, Fifer SA, Yoder J (1992) Early detection of Rasmussen's syndrome by brain SPECT imaging. Clin Nucl Med 17:730–731
51. Chiron C, Raynaud C, Tzourio N, Diebler C, Dulac O, Zilbovicius M, Syrota A (1989) Regional cerebral blood flow by SPECT imaging in Sturge-Weber disease: an aid for diagnosis. J Neurol Neurosurg Psychiatry 52:1402–1409
52. Grünwald F, Durwen HF, Bülau P et al. (1988) HMPAO-SPECT bei zerebralen Anfällen. Nucl Med 27:248–251
53. Tatum WO, Chheda H, Easton TS (1993) SPECT during suggestion of nonepileptic seizures. Epilepsia 34[Suppl 6]:61
54. Harvey JH, Morris HH, Antar MA, Tuxhorn I (1993) Perfusion changes documented by SPECT during the intracarotid amytal procedure (Wada test). Epilepsia 34[Suppl 6]:131
55. Kurthen M, Reichmann K, Linke DB, Biersack HJ, Reuter BM, Durwen HF, Grünwald F (1990) Crossed cerebellar diaschisis in intracarotid sodium amytal procedures: a SPECT study. Acta Neurol Scand 81:416–422
56. Biersack HJ, Linke DB, Brassel F et al. (1987) Technetium-99m HM-PAO brain SPECT in epileptic patients before and during unilateral hemispheric anesthesia (Wada test): report of three cases. J Nucl Med 28:1763–1767
57. Biersack HJ, Grünwald F, Linke DB (1988) Transient cerebellar diaschisis. Lancet II April 9:825
58. Ryding E, Sjöholm H, Skeidsvoll H, Elmquist D (1989) Delayed decrease in hemispheric cerebral blood flow during Wada test demonstrated by 99mTc-HMPAO single photon emission computer tomography. Acta Neurol Scand 80:248–254
59. Jeffery PJ, Monsein LH, Szabo Z et al. (1991) Mapping the distribution of amobarbital sodium in the intracarotid Wada test by use of Tc-99m HMPAO with SPECT. Radiology 178:847–850

60. Hietala SO, Silfvenius H, Aasly J, Olivecrona M, Jonsson L (1990) Brain perfusion with intracarotid injection of ^{99m}Tc-HM-PAO in partial epilepsy during amobarbital testing. Eur J Nucl Med 16:683–687

61. Homan RW, Devous MD, Stokely EM (1987) Cerebellar blood flow in partial seizures. Neurology 37:327

62. Jibiki I, Kido H, Yamaguchi N, Matsuda H, Hisada K (1993) Probable cerebellar abnormality on N-isopropyl-(iodine-123)-p-iodoamphetamine single photon emission computed tomography scans in an epileptic patient receiving long-term high-dose phenytoin therapy. Neuropsychobiology 27:204-209

63. Biersack HJ, Grünwald F, Elger CE, Durwen HF, Reichmann K (1990) Brain SPECT in epilepsy – are "interventional" techniques necessary? In: Baldy-Moulinier M, Lassen NA, Engel J Jr, Askienazy S (eds) Focal epilepsy: clinical use of emission tomography. John Libbey, London, pp 159–166

64. Crosson B, Williamson DJG, Shukla SS, Honeyman JC, Nadeau SE (1994) A technique to localize activation in the human brain with technetium-99m-HMPAO SPECT: a validation study using visual stimulation. J Nucl Med 35:755–763

4.4 SPECT bei psychiatrischen Erkrankungen

H. Feistel*

> Jahrhundertelang stellten die traurigen Gesichter der Patienten die einzige Ansicht dar, die Psychiater von der klinischen Depression hatten.
>
> Mark S. George

Die Diskussion über Sinn und Nutzen einer emissionstomographischen Untersuchung des Gehirns wird nirgends kontroverser geführt als auf dem Gebiet der psychiatrischen Erkrankungen. Dies rührt daher, daß die Ergebnisse der bildgebenden Verfahren in der Psychiatrie anfangs als wenig hilfreich angesehen wurden, insbesondere die Ergebnisse der strukturabbildenden Untersuchungen. Hier sind allenfalls organische Psychosyndrome ihrer Diagnose nähergebracht worden. Eine neue Ära wurde mit der Einführung der funktionsabbildenden Verfahren eingeläutet, allen voran die Positronenemissionstomographie (PET), die Schnittbilder von Perfusion und Glukosemetabolismus in Abhängigkeit von Funktion und Stimulation darstellte. Damit war zum ersten Mal die Möglichkeit gegeben, Veränderungen der Hirnfunktion bei psychiatrischen Erkrankungen auf definierte anatomische Strukturen zu projizieren und mittels externer oder pharmakologischer Stimulation physiologische und pathologische Reaktionsmuster zu dokumentieren. Man erkannte, daß eine "physiologische Dysfunktion" eine "Verhaltensabnormalität" auslöst [1, 2]. Es zeigten sich Ansätze, ein neuronales System des Gehirns mit verschiedenen Ausdrucksformen und damit verschiedenen "Qualitäten" eines Krankheitsbildes, z.B. der Depression, in Verbindung zu bringen (Tabelle 4.1). Damit konnte der Weg des "functional imaging", der einst bei Broca begann, über Penfield, Rasmussen und Lassen weitergeführt werden bis Sokoloff, Reivich und Ido in unsere Tage [3].

Die aufwendige Technik limitierte die Anwendbarkeit des Verfahrens zunächst auf wenige Zentren. Ähnliches galt für die ersten Einzelphotonenstrahler, hier vor allem Xenon-133, das zunächst in Multisondenhelmtechnik, danach mit rotierenden Kamerasystemen eine Darstellung der regionalen zerebralen Blutflusses gestattete. Seit Anfang der 80er Jahre die ersten Jod-123-markierten, wenige Jahre später auch Technetium-99m-markierte Tracer zu Verfügung standen, begann sich die Single-Photon-Emissions-Computertomographie (SPECT) klinisch zu etablieren; die zunächst nur in PET- und ^{133}Xe-Inhalationstechnik gewonnen Ergebnisse waren für breitere Anwenderkreise nachvollziehbar geworden; SPECT begab sich in der Psychiatrie auf die Suche nach ihrem Stellenwert.

Seit langer Zeit existiert die Vorstellung, daß Funktionsabläufe des Gehirns in aktivierten und inhibierten Neuronenverbänden in Form von Schaltschleifen organisiert sind, die sich wegen der Komplexität der Architektur einer detaillierten Darstellung entziehen. Man nahm daher beizeiten Abstand davon, in der Hirn-SPECT einen "apparativen Test für psychiatrische Krankheitsbilder" [4] zu sehen, allenfalls läßt sich dies für bestimmte dementielle Formen behaupten. Dies impliziert, daß SPECT bei psychiatrischen Bildern meist nur im Rahmen von "Test-retest-Studien", d.h. im

---

* Unter Mitwirkung von D. Ebert und G. Platsch.

Tabelle 4.1. Zusammenhänge zwischen Krankeitsqualitäten, Ausdruck und neuronalem System am Beispiel der Depression. In Anlehnung an Cummings [2]

Qualität	Ausdruck	Neuronales System	Interaktion
Stimmung	Traurigkeit Dysphorie	Limbisches System	Dopaminmediation
Affekt	Ängstlichkeit Emotioneller Ausdruck	Rechte Hemisphäre Limbisches System Paralimbisches System Hirnstamm Kortex, Pyramidenbahn Pontine motorische Fazialiskerne	 Speichert motorisches Programm für spontane Gesichtsausdrücke
Motivation	Anhedonie Lustbetonte Reaktionen Belohnungsinduziertes Verhalten	Medialer Frontallappen Limbisches System Hypothalamus Oberer Hirnstamm	Dopaminerges System Kokainstimulierbar Blockade dopaminerger Antagonisten
Kognitiver Gehalt	Hoffnungslosigkeit Wert-/Nutzlosigkeit	Frontallappen Subkortikale Strukturen Nucleus caudatus	"reduced volitional control" Umgebungsabhängigkeit
Motorische Beteiligung	Gang Haltung Stimme	Basalganglien Rechtsfrontaler Kortex mit BG	

Vergleich "Ruhe" zu "Stimulation", "vor Therapie" zu "unter Therapie", "akut" zu "im Intervall" sinnvoll wird.

Eine Erkrankung des Gehirns hat im Zusammenspiel von Transmittern, Rezeptoren und Modulatoren funktionelle Konsequenzen: Exzitation und Inhibition sind energieabhängige Prozesse und beeinflussen die zerebrale "metabolic rate" und über diese wiederum den zerebralen Blutfluß. Letztere sind im allgemeinen eng miteinander gekoppelt; Ausnahmen sind fokale Epilepsien am Ende eines Anfalls sowie zerebrale Insulte im subakuten Stadium. Das heißt, daß über die Abbildung des zerebralen Blutflusses Rückschlüsse auf metabolische Störungen und damit auf abweichende Organisationsabläufe möglich werden [5].

So konnten Ergebnisse der Hirn-SPECT als Abbildung von Perfusion, später auch Rezeptorverfügbarkeit in den letzten Jahren Einfluß auf die Erforschung von psychiatrischen Krankheitsbildern nehmen. In dieser Übersicht soll versucht werden, einen Querschnitt durch die SPECT-Untersuchungen auf diesem Gebiet darzustellen, Verbindungen zur PET dort zu umreißen, wo Ergebnisse auf die SPECT übertragbar erscheinen und dem tomographierenden Untersucher wesentliche Krankheitsbilder vorzustellen (Tabelle 4.2). Die Übersicht ist als Einstieg in das Thema gedacht, sie muß daher immer als unvollständig angesehen werden.

Tabelle 4.2. Auswahl psychiatrischer Krankheitsbilder

Schizophrenien	Schlafstörungen, Schlafapnoesyndrom
– Halluzination	Störungen durch psychotrope Substanzen (Abhängigkeit, Mißbrauch)
Stupor	– Kokain
Affektive Sörungen	– Alkohol
– Depression, Manie	– Medikamente
– Schlafentzug	Organisch bedingte psychische Störungen
Angststörungen	– Demenzen kortikale, subkortikale, white matter diseases,
Zwangsstörungen	gemischte Formen
	– Trauma
Eßstörungen	
– Anorexia nervosa	
– Bulimia nervosa	

4.4.1 Radiopharmazeutika

In der nuklearmedizinischen Routine werden vorwiegend ^{99m}Tc-markierbare Substanzen eingesetzt; verwendbar sind derzeit für die Darstellung des zerebralen Blutflusses:

- Hexamethylpropylenaminoxim (HMPAO, Exametazime, Fa. Amersham). Die lipophile Sustanz wird nach intravenöser Injektion rasch in das Gehirn aufgenommen. Nach Durchkreuzen der Blut-Hirn-Schranke (blood-brain barrier, BBB) kommt es zu einer Interaktion mit Glutathion, wodurch das Molekül seine Lipophilität verliert, "getrapped" bleibt und keinen nennenswerten Auswasch über die nächsten Stunden erfährt. Die Untersuchung kann wenige Minuten nach Injektion beginnen, möglich ist der Beginn bis ca. 4 h später. Nachteil der Substanz ist die In-vitro-Instabilität, die eine Verwendung innerhalb von 30 min nach Präparation nötig macht. An einer stabileren Verbindung wird derzeit gearbeitet.
- Äthylcysteindimer (ECD, Bicisate, Fa. Dupont Pharma). Der Tracer benötigt nach Präparation eine Inkubationszeit von 30 min, danach ist er in vitro stabil und kann bis zu 6 h später verwendet werden. Nach Injektion erfolgt der Durchtritt durch die BBB, eine Esterasereaktion trennt das Molekül in Metaboliten, die teilweise lipophil sind und nach Rückdiffusion über die Niere eliminiert werden. Dieser Wash-out ist zu berücksichtigen, Untersuchungsbeginn ist frühestens 30 min p.i. Kritisch ist daher auch die Gesamtdauer der Untersuchung. Nach hinreichend langer Wartezeit ist keine Weichteildarstellung im Gesichtsbereich erkennbar, so daß die Substanz speziell für Mehrkopfsysteme und kurze Untersuchungszeiten geeignet erscheint.

In der Anfangszeit der tomographischen Untersuchungen wurden vorwiegend ^{133}Xe intravenös oder per inhalationem sowie ^{123}J-Amphetaminderivate (^{123}J-IAMP) verwendet, die wegen ungünstiger physikalischer oder logistischer Eigenschaften

Tabelle 4.3. Kommerziell erhältliche und im Experimentierstadium befindliche Blutflußmarker und Rezeptorliganden für die Hirn-SPECT

Perfusionsmarker	Interaktion	Physikalische Halbwertzeit
^{99m}Tc-HMPAO	Glutathion	6 h
^{99m}Tc-ECD	Esterase	6 h
^{133}Xe	Rein diffusibel	5,3 Tage
^{123}J-Amphetamin	Aminrezeptor	13,2 h
Rezeptorliganden	*Rezeptor*	
^{123}J-IBZM	Dopamin-D2	13,2 h
^{123}J-Iomazenil	Benzodiazepin	13,2 h
Experimentelles Stadium		
^{123}J-QNB	Acetylcholin (muskarinerg)	13,2 h
^{123}J-Ketanserin	Serotonin	13,2 h
^{123}J-β-CIT	Serotonin, Dopamin	13,2 h

in der Zwischenzeit verdrängt wurden. Studienergebnisse mit diesen Substanzen werden zitiert, da Studienprotokolle auf Technetiumtracer meist übertragbar sind.

Für Rezeptoruntersuchungen stehen derzeit (teilweise begrenzt) die in Tabelle 4.3 aufgeführten Liganden zur Verfügung. Wegen der Verwendung von ^{123}J als Marker ist eine Schilddrüsenblockade nötig. Sinnvoll ist ein Untersuchungsgang mit 2 SPECT-Läufen, wobei einer nach Injektion aufgezeichnet wird und der Perfusionsphase entspricht, der zweite nach 90–120 min akquiriert wird und die eigentliche Rezeptorbindungsphase darstellt. Perfusionsvarianten können dann bei der Beurteilung berücksichtigt werden (S. Kap. 4.6 und 4.8).

4.4.2 Technische Voraussetzungen

Einzelheiten zur Datenakquisition sind an anderer Stelle bereits ausführlich dargestellt worden [6]. Da eine hohe Detailerkennbarkeit angestrebt werden muß, empfiehlt sich ein hochauflösendes System mit nicht zu glättendem Rekonstruktionsfilter. Die eigenen Aufnahmen wurden mit einer Einkopfgammakamera (Orbiter, Siemens AG) mit einem Kollimator mit Conebeamcharakteristik (Neurofocal, Siemens AG) angefertigt (128 × 128 Matrix, 128 Winkelinkremente, 125 kcts/projektion, typische Aufnahmezeit ca. 35 min, Butterworthfilter 5.Ordnung, 0,5 Ny Cut-off). Bei extrem unruhigen Patienten muß die Untersuchungszeit evtl. durch Verwendung einer groberen Matrix verringert werden. Über ein zeitsynchron konstruiertes Sinogramm läßt sich das SPECT auf Bewegungsartefakte durch Patient oder Kameramechanik überprüfen.

Semiquantifizierung der Daten erfolgt mit einem Verfahren in Region-of-interest-Technik (ROI) durch Berechnung von Perfusionsindizes [7], bzw.

Bindungsindizes. Dabei werden in vier kondensierten SPECT-Schnitten insgesamt 36 ROI auf anatomisch relevante kortikale und subkortikale Regionen gelegt und die Impulsgehalte dieser Voxels zur Summe aller Voxels in Relation gesetzt.

4.4.3 Patientenvorbereitung

Psychiatrische Patienten müssen ihr Einverständnis im Zustand der Geschäftsfähigkeit geben. Das Einverständnis kann in Einzelfällen vom gesetzlichen Vormund eingeholt werden. Bei kontrollierten Studien muß geprüft werden, ob eine Genehmigung der örtlichen Ethikkommission erforderlich ist.

Bei Patienten mit stark eingeschränkter Compliance (z.B. schwerste Demenz, hyperkinetische Syndrome, Angsterkrankungen) sollte vorher mit dem behandelnden Kollegen erörtert werden, ob mit dem erfolgreichen Abschluß einer begonnenen SPECT-Untersuchung gerechnet werden kann. Ein besonderes Augenmerk muß in diesem Zusammenhang auf eine für den Patienten angenehme Untersuchungsatmosphäre gerichtet werden. Bei Test-retest-Untersuchungen müssen identische Bedingungen herrschen, was Umgebung, Licht, Ruhe und die kontrollierte Applikation von Stimuli anbetrifft.

Nomenklatur

Die Krankheitsbezeichnungen werden nach Möglichkeit in Anlehnung an das *Diagnostic and Statistical Manual for Mental Disorders* (3rd edn. rev., AbK. DSM-III-R) [8] bzw. nach ICD10 [9] verwendet. In diesen Werken sind psychiatrische Erkrankungen systematisch in Gruppen klassifiziert und Anleitungen zur Klassifikation gegeben, wobei die Nomenklatur nach DSM-III-R vorwiegend im angloamerikanischen Schrifttum verwendet wird, ICD10 international durch Förderung der WHO Anwendung findet. Durch Vergabe von Kennummern ist eine Zuordnung von Symptomen zu Diagnosen standardisiert und dadurch eindeutiger.

4.4.4 Schizophrenie

Bei der Schizophrenie unterscheidet man ein klinisches Bild mit Negativsymptomatik, d.h. Verflachung in den Affekten, verringerte Sozialkontakte, Apathie, von einer positiven oder produktiven Form, dazu zählen Wahnvorstellungen, Halluzinationen, Neologismen, sowie bizarre Verhaltensformen. Bei den strukturabbildenden Untersuchungen der Gehirne schizophrener Patienten sind immer wieder Ventrikelerweiterung, sowohl global als auch umschrieben, betont worden. Die Ergebnisse ließen sich jedoch nicht eindeutig auf die Schizophrenie beziehen, so daß sich mit Einführung der Funktionsabbildungen neue Erwartungen stellten.

Als weitere Schwierigkeit kommt hinzu, daß "Schizophrenie" häufig als Terminus eines einheitlichen Krankheitsbilds gebraucht wird: wahrscheinlich ist jedoch, daß diese Bezeichnung nur als "Regenschirmkonzept" [10] für eine Vielzahl von Erkrankungen unterschiedlicher Ätiologie und Prognose (z.B. paranoide/nichtparanoide Formen) dient. Die Möglichkeit einer Subklassifikation psychiatrischer Erkrankungen [11–15] ist eine der großen Herausforderungen an das "functional imaging"; dies gilt speziell auch für die affektiven Erkrankungen.

Erste funktionelle Untersuchungen 1974 bei schizophrenen Patienten mit ^{133}Xe [16] und FDG-PET [17] erbrachten den Nachweis einer verringerten regionalen Hirndurchblutung bzw. eines eingeschränkten Glukosemetabolismus im frontalen Kortex im Vergleich zu gesunden freiwilligen Probanden. In der Folgezeit wurde diese "Hypofrontalität" als schizophrenietypisch angesehen, dies läßt sich jedoch nach zunehmendem Kenntnisstand nicht aufrechterhalten, da die Hypofrontalität weder einen sehr sensitiven noch einen sehr spezifischen Befund darstellt [18, 19]. Bis heute wurden folgende Abweichungen in den funktionsbildliefernden Verfahren beschrieben.

1. "Hypofrontalität",
2. Basalgangliendurchblutung bzw. -metabolismus verändert,
3. Temporallappenduchblutung bzw. -metabolismus verändert.

Dabei wurde versucht, insbesondere die Hypofrontalität als diagnostisches Kriterium einzusetzen. Im Unterschied zu Normalprobanden, bei denen die frontale Perfusion durch den "Wisconsin card sorting test", eine gezielte Stimulation des frontalen Cortex, erhöht werden kann, bleibt dieser Effekt bei Schizophrenen aus. Der Unterschied ist signifikant. In einem "number matching test" dagegen, einem weniger auf die Frontalfunktion abgehobenen Verfahren, ist der Unterschied weitaus schwächer [20]. In einer Studie der Weinberger-Gruppe [20] wurden monozygote Zwillinge, von denen einer eine Schizophrenie aufwies, mit Hilfe des Wisconsin-Tests untersucht. Bei jedem Paar blieb beim erkrankten Geschwister die regionale frontale Perfusion unter der des gesunden Zwillings. Woods zieht den Schluß, daß eine Zwillingskontrollgruppe besser sei als eine mit gesunden Probanden [21]. Einige Untersuchungen mit HMPAO bestätigten "hypofrontale" Perfusionsmuster [22], medizierte Schizophrene zeigten ausgeprägtere linkshirnige Hypofrontalität als Schizoaffektive [23]. Dagegen fanden Cohen [24] und Van Heertum [25] keine signifikanten Unterschiede. Bajc beschrieb bei negativ symptomatischen Schizophrenen einen inhomogenen, bei positiv symptomatischen einen mehr homogenen Traceruptake [26].

Hypofrontalität ist nach dem derzeitigen Kenntnisstand nicht eindeutig abhängig von neuroleptischer Medikation. Die Hypofrontalität muß bezüglich der Spezifität gegenüber der Depression und den bipolaren Erkrankungen abgegrenzt werden. Weinberger gibt für die Hypofrontalität beim Wisconsin-Test eine Sensitivität von 60% bei einer Spezifität von 77% an [20]. – Abbildung 4.13 zeigt eine SPECT-Aufnahme eines 31jährigen schizophrenen Patienten. Man beachte die vorwiegend linksfrontale, aber auch linkstemporale Perfusionsminderung,

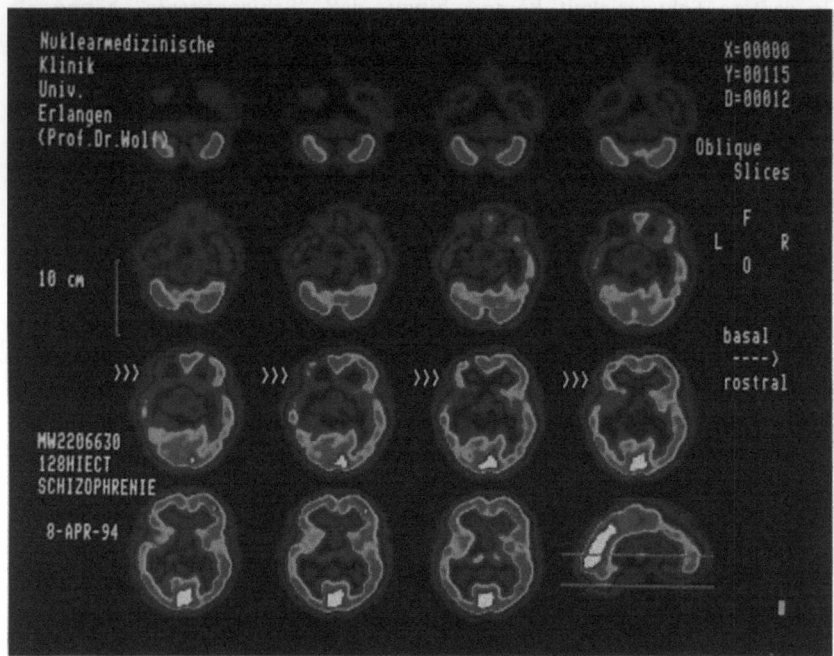

Abb. 4.13. 31jähriger Patient mit chronischer Schizophrenie. Man beachte die linksfrontale Perfusionsminderung (*Pfeile*); auch linkstemporal eingeschränkte Perfusion

auch im sagittalen Schnitt unten rechts ist die Hypofrontalität deutlich zu erkennen.

Was die Basalganglien-und Temporallappenperfusion bzw. den Metabolismus betrifft [27], so sind die Ergebnisse der Hirnfunktionsuntersuchungen bisher widersprüchlich. Es sind sowohl erniedrigte als auch normale, aber auch erhöhte Werte beschrieben, wobei der Tendenz nach letztere der neuroleptischen Medikation zugeschrieben werden [28–31]. Andere Autoren [32] beschreiben bei Paranoid-Schizophrenen mit Wahnvorstellungen vermehrte Kaudatum-Perfusionen, die bei zusätzlichen auditorischen Halluzinationen mit temporalen Hyper-, bei Zerstörungswut mit frontalen Hypoperfusionen kombiniert waren. Diese Stammganglienbeteiligungen haben die Hypothese gestützt, daß die Dopamin-rezeptorverteilung eine bedeutende Rolle bei der Schizophrenie spielt.

Rezeptorszintigraphie

Aus Medikamentenwirkungen wurde geschlossen, daß Dopaminrezeptoren eine wichtige Neurotransmissionsrolle in der Pathologie der Schizophrenie spielen. Die "Dopamin-Hypothese der Schizophrenie" war daher der Grund, daß zahlreiche Studien mit Dopaminrezeptorliganden durchgeführt wurden [12, 33–36]. Es wird gemutmaßt, daß bei der Schizophrenie die Dopaminrezeptorendichte erhöht ist [37]. Mit PET-Untersuchungen wurde mit verschiedenen Liganden geprüft, bei welchen Neuroleptikatitern welcher Grad von Rezeptorbesetzung

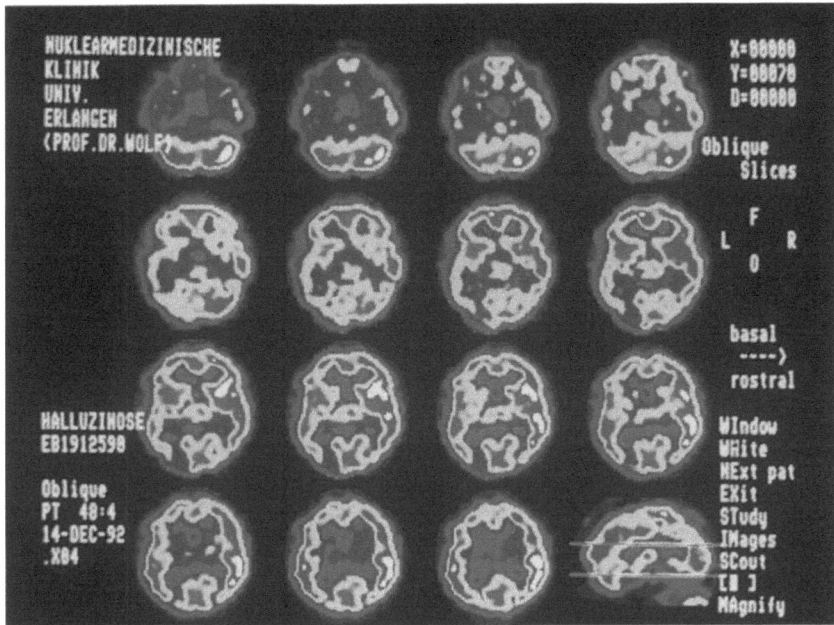

Abb. 4.14. 34jähriger Patient mit Schizophrenie und einem Schub einer akuten Halluzinose (Stimmenhören). Gesteigerte Perfusion in den Hörzentren rechtstemporal sowie im Inselbereich und den Basalganglien rechts (Sprachmediation?)

beim therapeutischen Effekt vorliegt. Insbesondere wurde die Rolle des "atypischen" Neuroleptikums Clozapin und die verschiedenen Wirkungen auf D1- und D2-Rezeptoren erforscht, die Wirkung auf den D4-Rezeptor wird diskutiert [38]. Der Dopaminhypothese wird jedoch widersprochen [39, 40]. An SPECT-fähigen Dopamin-D2-Rezeptorliganden steht das ^{123}J-markierte Iodobenzamid (IBZM) zur Verfügung. Auch mit dieser Substanz wurde der ungewöhnliche Wirkungsmechanismus von Clozapin festgestellt, der schon bei sehr niedriger D2-Rezeptor-Besetzung eintritt [38]. (Zur ausführlichen Darstellung S. Kap. 4.6.)

Halluzinationen

Spezielle Aspekte der Schizophrenie sind ebenso in SPECT-Technik untersucht worden: So zeigte Matsuda [41] mit ^{123}J-IAMP bei einem Alkoholiker und einem Schizophrenen mit akustischer Halluzination eine erhöhte Perfusion im oberen linken Temporallappen in Projektion auf primäre und sekundäre Hörfelder. Im eigenen Patientengut gelang der Nachweis einer vermehrten Perfusion im rechtstemporalen Bereich bei einem schizophrenen Patienten mit akustischen Halluzinationen (Abb. 4.14). Bei einer Kontrolluntersuchung 3 Wochen später unter Medikation waren sowohl klinisch das halluzinatorische Stimmenhören als auch die Hyperperfusion verschwunden (Abb. 4.15). Musalek fand bei akustisch Halluzinierenden die Hippokampusregion gereizt, bei taktilen Halluzinationen ("Dermatozoenwahn" mit Kratzneigung) die Infratemporalregion vermindert perfundiert [42, 43]. Herkwoh stellte eine musikalische Halluzination vor [44]. Aufgrund der PET und SPECT-Ergebnisse wird an einer Klassifikation der Halluzinationen gearbeitet [45, 46].

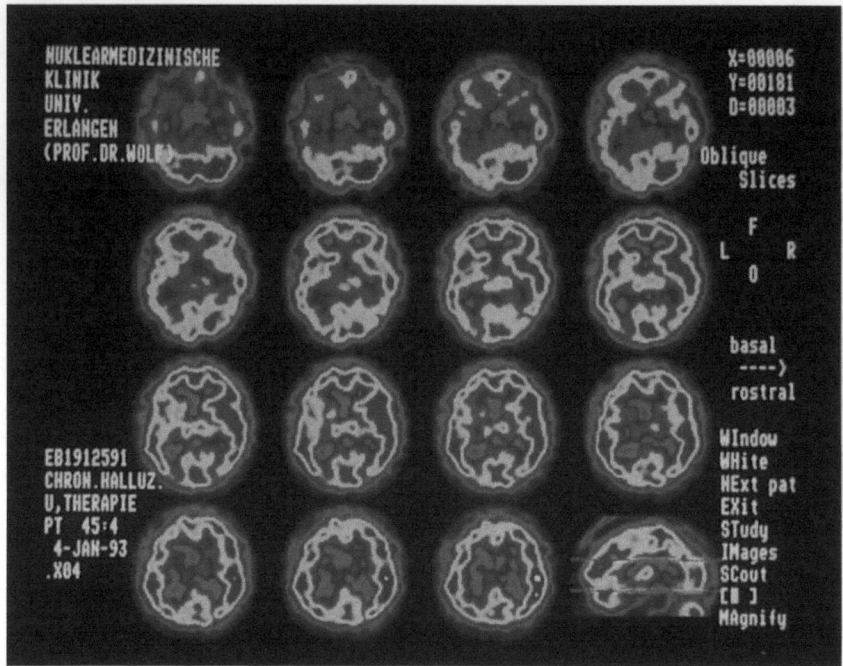

Abb. 4.15. Derselbe Patient wie in Abb. 4.14 etwa 3 Wochen später unter Clozapinmedikation. Klinisch keine halluzinatorische Symptomatik mehr, szintigraphisch weitgehende Normalisierung

Stupor

Stupor ist ein Symptom, das bei verschiedenen Erkrankungen auftreten kann. Man bezeichnet damit ein völliges Fehlen des Antriebs und der Motorik. Stuporöse Patienten bemerken und verstehen alle Vorgänge in ihrem Umfeld, es ist ihnen jedoch nicht möglich, adäquat darauf zu reagieren. Die scheinbare Unbeteiligung, gepaart mit völlig fehlender Mimik, läßt fälschlicherweise den Verdacht auf eine weitgehende Gedankenleere des Patienten entstehen. Tatsächlich jedoch können Angst, Wahn und Halluzinationen regelrechte Gedankenstürme auslösen, die nicht nach außen dringen, den Patienten aber einem massiven Leidensdruck unterwerfen. Ein stuporöser Patient zeigte in einer HMPAO-SPECT-Untersuchung eine massive Hyperperfusion der Nuclei caudati (Abb. 4.16). Damit werden Berichte von Patienten bestätigt, die eine stuporöse Phase durchlebt haben und die die quälende Diskrepanz zwischen Innen-und Außenwelt beschrieben.

4.4.5 Affektive Störungen (Depression, Manie)

Bis zu 5% der Bevölkerung leiden zumindest zeitweilig unter einer depressiven Symptomatik. Die Depression ist damit die häufigste psychiatrische Erkrankung.

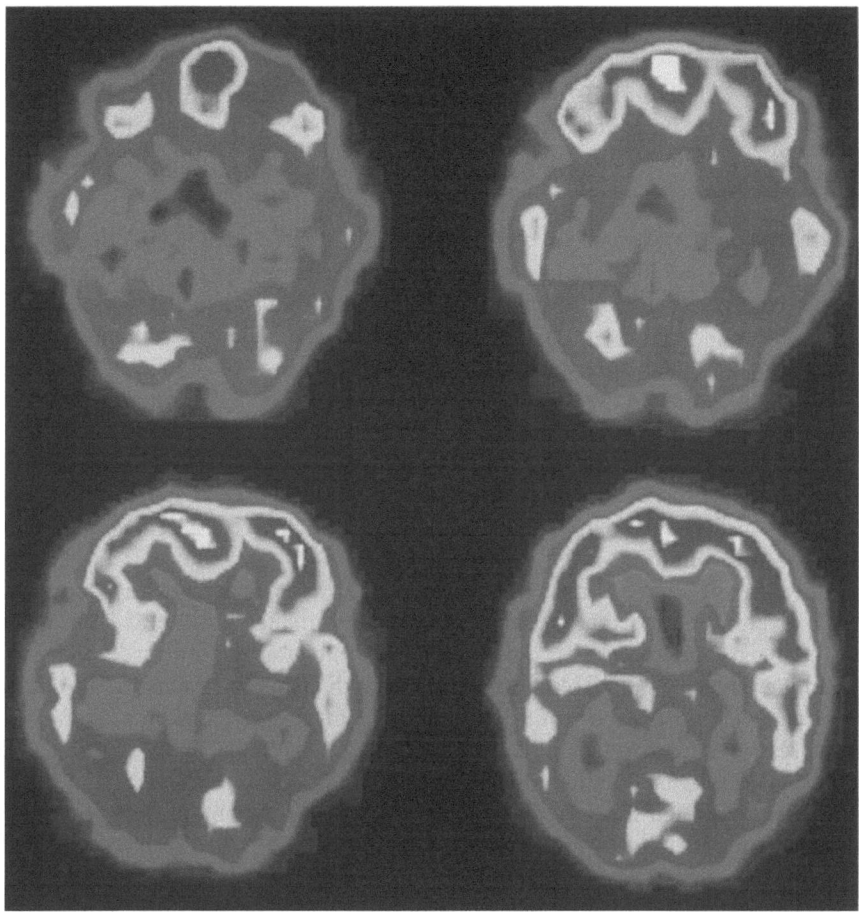

Abb. 4.16. 50jähriger Patient mit Stupor. Auffallend beide Capites nuclei caudati, Striatum links, Thalamus rechts

Klinisch unterscheidet man eine primäre Depression, bei der sich keine organische Ursache für das Leiden findet, von einer sekundären Form, die als Folgesyndrom einer bereits bestehenden, meist neurologischen Grunderkrankung eintritt.

Eine weitere Einteilung wird nach der Verlaufsform vorgenommen: Unter "major depression" versteht man eine meist rezidivierende Episode eines depressiven Zustands, in dem Niedergeschlagenheit, Antriebsmangel, vegetative Störungen und Suizidalität vorherrschen. Besteht ein Krankheitsverlauf nur aus depressiven Episoden, so liegt eine "unipolare" Form vor – früher häufig als endogene Depression bezeichnet. Wechseln sich die depressiven Phasen mit manischen ab, in denen Euphorie, Antriebssteigerung und überzogenes Wohlbefinden erkennbar werden, spricht man von einer bipolaren Form. Letztere wurde früher auch als "Zyklothymie", noch früher als "manisch-depressives Irresein" bezeichnet. Rein manische Episoden, die als "endogene Manie" bezeichnet werden könnten, sind selten.

Der Verdacht, daß die Depression eine Erkrankung des Gehirns darstellt und auf der Fehlregulation verschiedener topologischer Funktionseinheiten basiert, d.h., daß es eine "Neuroanatomie der Depression" gibt [2], hat sich aus verschiedenen Beobachtungen heraus immer weiter verdichtet:

- Patienten mit zerebralen Insulten weisen in höheren Anteilen eine depressive Symptomatik auf (60–90%), wenn der Insult linkshirnig, speziell linksfrontal, in den Basalganglien und/oder im Nucleus caudatus eingetreten ist. Der Schweregrad der depressiven Symptomatik ist dabei unabhängig vom Schweregrad einer mitbestehenden Aphasie [47, 48];
- Parkinson-Patienten weisen zu 50% eine depressive Symptomatik auf. Bei asymmetrischem Verlauf zeigen linkshirnige Beeinträchtigungen ein ausgeprägteres depressives Stimmungsbild [49]; neuropsychologische Tests, die auf die Untersuchung frontaler subkortikaler Hirnfunktionen abzielen, zeigen bei Parkinson-Patienten einen Zusammenhang zwischen frontaler Dysfunktion und Depression [50];
- Patienten mit Chorea Huntington zeigen in 40% der Fälle depressive Symptome. Die Suizidrate unter dieser Gruppe ist bekanntermaßen erhöht: Es kann nicht nur angenommen werden, daß bei Diagnosestellung das erschreckende, im Familienkreis häufig bereits erfahrene Krankheitsbild nicht mehr durchlebt werden will und es daher zur Selbsttötung kommt, sondern daß eine regelrechte Depression an der Entschlußfassung mitwirkt. Betroffene Hirnstrukturen sind Nucleus caudatus, Putamen und Gyrus cingularis.
- Bei der multiplen Sklerose (MS) sind 40–50% der Patienten depressiv, auch wieder unabhängig vom Grad der Behinderung. Patienten mit MS und depressiver Symptomatik zeigen häufiger Temporallappenfehlfunktionen [51], Patienten mit MS und bipolarer Depression wiesen einen 13fach stärkeren Zusammenhang der Symptome auf als erwartet [52]; Schiffer fand eine erhöhte Prävalenz für manisch-depressive Erkrankungen bei MS [53].
- Epileptiker sind zu 30% depressiv, davon ist wiederum ein Drittel suizidal-depressiv. Die Rate ist 3fach höher als bei Gesunden. Mendez [54] fand einen starken Zusammenhang zwischen linkshirnigem EEG-Fokus, linker Temporallappenepilepsie und Depression. Ausgeprägter sollen die "depressiven" Symptome Verfolgungswahn, Anhedonie, Anergie, Appetit- und Schlafstörungen sein. Eher selten sind "neurotische" Störungen wie Selbstmitleid, Schuldgefühle, Somatisierungen und Angst.

Aus der Zusammenschau solcher Ergebnisse, auch im Hinblick auf Beobachtungen bei Patienten mit linksfrontalen und linkstemporalen Hirnverletzungen und -operationen, wurde der Schluß gezogen, daß die Depression eine Erkrankung ist, die sich in einer Fehlfunktion insbesondere links präfrontaler, links anterotemporaler und links subkortikaler miteinander verwobener Schaltkreise äußert. Hier sind insbesondere das limbische System, aber auch Hirnstamm und Hypothalamus zu nennen.

Szintigraphisch erkennt man dementsprechend in der SPECT eine linksfrontale und eine linkstemporale Perfusionsminderung [55–60]. Dieses Bild ist dem der Schizophrenie ähnlich, daher nicht spezifisch genug, um per se die Diagnose "Depression", die nach wie vor klinisch gestellt wird, zu beeinflussen.

Schlafentzug

Außer den bekannten 3 Behandlungsmöglichkeiten der Depression – Antidepressiva (z.B. trizyklische MAO-Hemmer), Elektrokonvulsions- und Psychotherapie – deren Wirkungseintritt nach Tagen bis Wochen erkennbar ist, läßt sich durch totalen Schlafentzug ein nichtpharmakologischer antidepressiver Effekt binnen 24 h herbeiführen, jedoch nicht bei allen Patienten, sondern nur bei einem Teil, die als "Responder" bezeichnet werden. Die Patienten sind nach Schlafentzug zwar müde, jedoch von der Stimmungslage her gebessert. Schlaf scheint eine depressogene Wirkung zu haben, das "Morgentief" bei Depressiven ist bekannt.

Unter der Fragestellung, ob sich zerebrale Perfusion oder Metabolismus durch Schlafentzug verändern und ob sich Unterschiede zwischen Respondern und Nonrespondern feststellen, d.h., ob sich Veränderungen in bestimmten Regionen einem therapeutischen Effekt zuordnen lassen, wurden unabhängig voneinander zwei Studien durchgeführt. Die klinische Wirkung wurde mit der Hamilton Rating Scale for Depressed gemessen. Wu [61] untersuchte mit PET den Glukosemetabolismus und fand bei Respondern vor Schlafentzug einen erhöhten Stoffwechsel im Gyrus cinguli, in den Stammganglien und im Thalamus. Durch Schlafentzug normalisiert sich der Metabolismus. In einer HMPAO-SPECT-Studie gelang es der eigenen Arbeitsgruppe, einen ähnlichen Effekt nachzuweisen (Abb. 4.17). Außer der frontomedianen Perfusionssteigerung war eine Erhöhung auch im Hippokampusbereich gesehen worden, also insgesamt in einem neuronalen Schaltkreis, der als limbische Schleife bekannt ist [62]. Bei einer erweiterten Studie konnten die Befunde bestätigt werden [63]. Volk fand Veränderungen linkstemporal und rechtsparietal [64].

Nach Ergebnissen dieser Art erhebt sich die Frage, ob ähnlich wie bei der Schizophrenie auch bei der Depression eine Teilung in Untergruppen erforderlich wird, die klinisch mit dem gleichen Syndrom imponieren, jedoch über einen anderen Pathomechanismus entstehen. Die Wichtigkeit emissionstomographischer Studien zur Klärung solcher Fragen ist bereits vielfach betont worden [61].

4.4.6 Angststörungen

Angst kann ein beigeordnetes Symptom anderer Erkrankungen, z.B. der Depression, der koronaren Herzkrankheit u.a. darstellen oder als normalpsychologische Reaktion z.B. bei einem Examen auftreten. Unter Angststörung versteht man, daß das psychosomatische Phänomen Angst einen nahezu eigengesetzlichen Verlauf

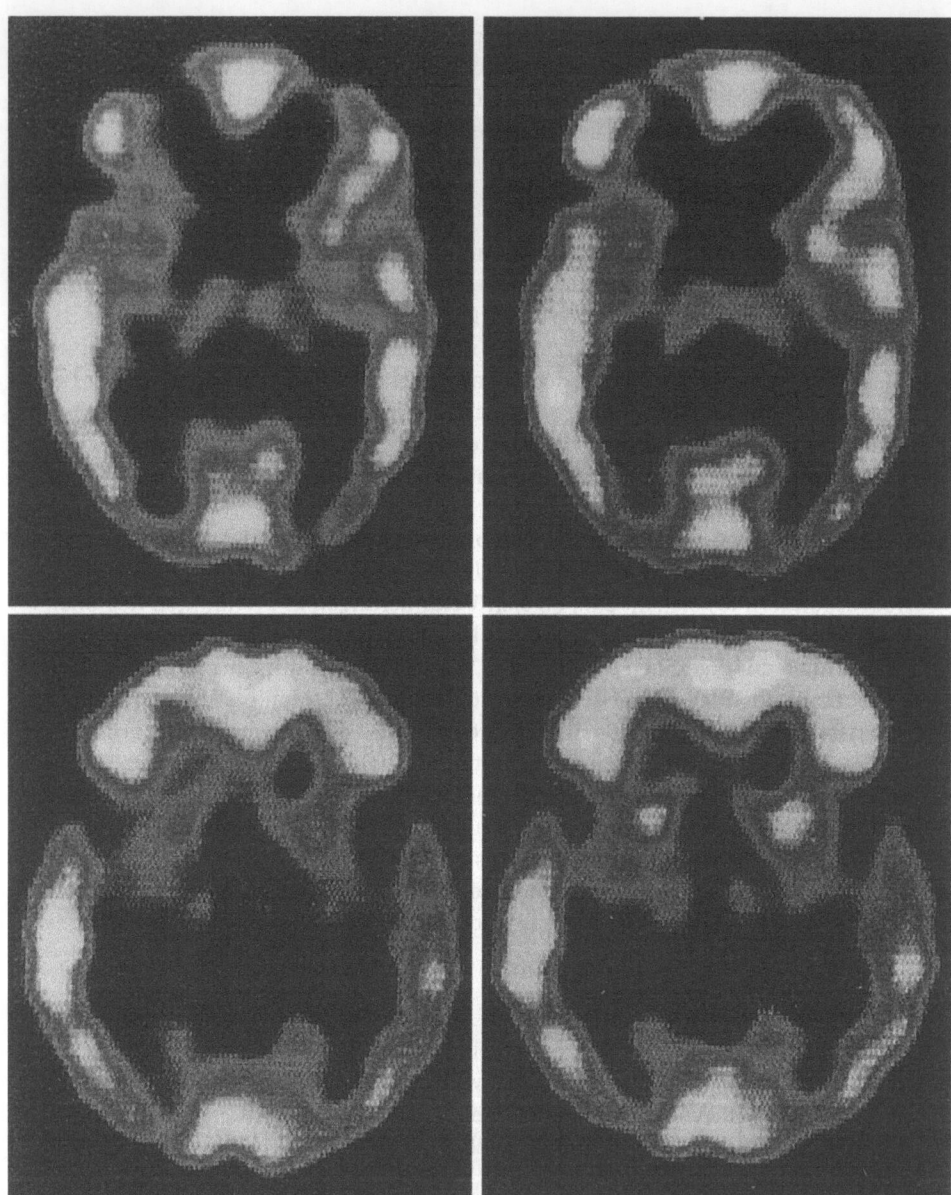

Abb. 4.17. ^{99m}Tc-HMPAO-SPECT bei depressiven Patienten vor Schlafentzug. *Obere Reihe*: Nonresponder. Perfusionseinschränkung links anterolateral. *Untere Reihe*: Responder. Gesteigerte Perfusion frontal, insbesondere median im Bereich des Gyrus cingularis. Diese Hyperaktivierung normalisiert sich nach therapeutischem Schlafentzug

und Krankheitscharakter annimmt. Man unterscheidet unter Berücksichtigung von DSM-III-R und ICD 10:

1. *Panikstörung.* Unter einer Panikattacke versteht man eine zeitlich begrenzte Episode intensiver Angst oder Unbehagens, bei der mindestens 4 Symptome aus einer 13-Punkte-Liste festgestellt werden können. Ein direkter Auslöser liegt nicht vor. Mindestens 4 solcher Attacken sind in 4 Wochen eingetreten. Liegen weniger als 4 Symptome vor, spricht man von unvollständiger Symptomatik. Bei Patienten mit Mitralklappenprolaps spricht man bei diesen Panikstörungen von Mitralklappenprolapssyndrom.

2. *Agoraphobie mit und ohne Panikstörung.* Agoraphobie ist die Angst, über größere Plätze gehen zu müssen und notfalls nicht schnell genug Hilfe zu bekommen bzw. überhaupt die Wohnung zu verlassen ("Reiseangst"). Häufig muß eine Begleitperson herangezogen werden, um außer Haus gehen zu können.

3. *Isolierte Phobie.* Eine Phobie ist eine situations- und objektgebundene Angst ("Spinnenphobie"), deren Sinnlosigkeit vom Patienten meist erkannt wird, gegen die er sich jedoch nicht wehren kann. Phobien haben Gemeinsamkeiten mit Zwangsstörungen, häufig bedingen die Phobien ein Vermeidungsverhalten für den Auslöser und die Situation.

4. *Soziale Phobie.* Die Angst, im Mittelpunkt der Aufmerksamkeit zu stehen und zu versagen (Arbeitsgruppe, öffentliche gesellschaftliche Veranstaltungen), beeinträchtigt Leistungen und Sozialkontakte. Die Situationen werden gemieden oder nur mit starker Angst durchgestanden.

5. *Generalisierte Angststörung.* Unrealistische und übertriebene Angst bezüglich zweier oder mehrer Lebensumstände (Angst vor Schicksalsschlägen, unbegründete Geldsorgen) besteht mindestens 6 Monate lang mit mindestens 6 von 18 definierten Symptomen.

Panikattacken lassen sich bei entsprechender Angstdisposition durch Laktat oder Yohimbin induzieren. Auf diese Weise können bei entsprechendem Studiendesign Patienten während einer Attacke untersucht werden. Dies gilt auch für Phobien, bei denen der Patient dem phobogenen Reiz (z.B. bei Kleintierphobie) exponiert wird.

Steward zeigte mit ^{133}Xe bei laktatinduzierten Panikattacken eine verminderte Reaktion des Blutflusses bei Patienten im Panikzustand, während bei den anderen Patienten und bei Normalen ein Anstieg erkennbar war [64]. PET-Studien jedoch erbrachten konträre Ergebnisse. Reimann beschrieb bei laktatinduzierten Panikattacken gesteigerten Metabolismus beidseits temporal, in Insel, Klaustrum, im lateralen Putamen, in den Colliculi laterales und in der Vermis [65]. Ähnliche Befunde sah er bei Probanden mit antizipatorischer Angst vor schmerzhaftem Elektroschock [66]. Frederikson [67] und Wik [68] untersuchten Patienten mit Schlangenphobie. Ersterer stellte mit PET einen erhöhten Blutfluß im visuellen Kortex uud im Thalamus dar und vermutet im Thalamus eine Schaltstelle für Angstreaktionen. Wik fand bei Verteidigungsreaktionen eine erhöhte Perfusion im sekundären visuellen Kortex, dagegen gesenkte Durchblutung im Thalamus, orbitofrontal, präfrontal, temporopolar und im Zingulum. Woods legt eine Studie mit HMPAO vor, in der Patienten mit Yohimbin in eine Panikattacke versetzt wurden, wobei während der Attacke HMPAO injiziert wurde [69]. Bei diesen Patienten konnte er frontal reduzierte Perfusionsverhältnisse dokumentieren. Er erklärt dies mit noradrenergen Projektionsbahnen, die vom yohimbin-stimulierten Locus coeruleus

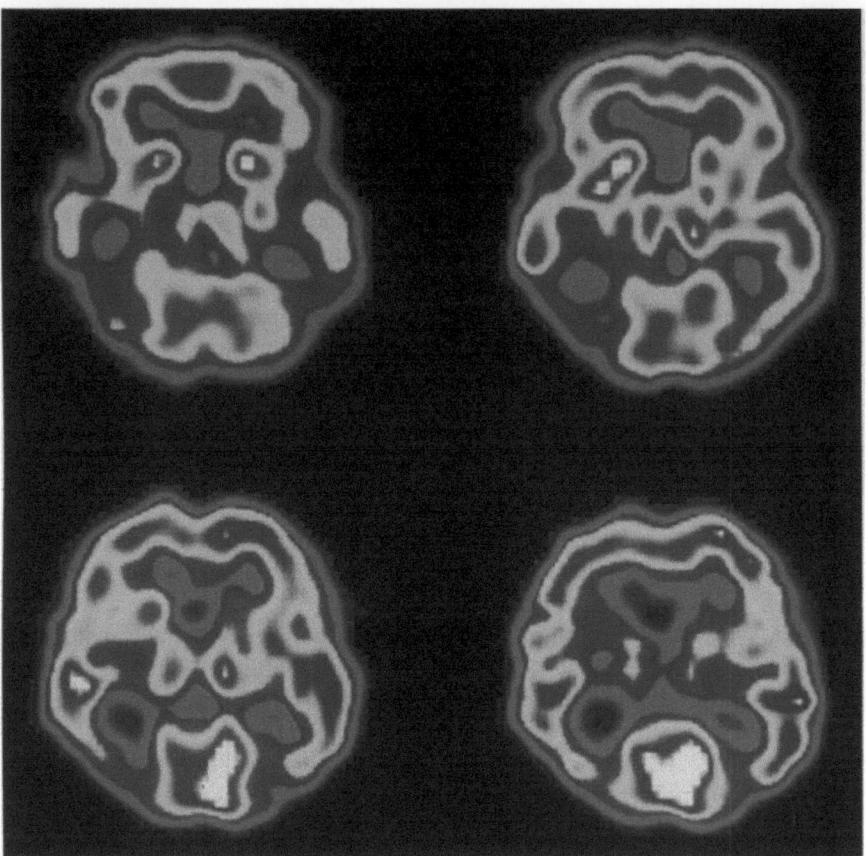

Abb. 4.18. 46jähriger Patient mit schweren Angstzuständen im Rahmen einer Depression. Aktivierung des Gyrus cingularis besonders links, des linken Nucleus caudatus und der frontalen Strukturen insgesamt

zum Frontalhirn reichen und eine Funktionsdrosselung auslösen. Mit Laktatinduktion und HMPAO-SPECT wies De Cristofaro inferiofrontale Asymmetrien, okzipitale Perfusionssteigerung und hippokampale verminderte Durchblutung nach [70]. Er vermutet im Hippokampus eine Triggerfunktion für Angst.

Zusammenfassend läßt sich sagen, daß die Verarbeitungen von Angstreaktionen bei den verschiedenen Angstmodalitäten offensichtlich differenziert ablaufen und mit hoher Wahrscheinlichkeit eine biologische Komponente aufweisen. An der Verarbeitung scheinen Zingulum, Frontalhirn, Hippokampus, Thalamus und der visuelle Kortex bei Phobien beteiligt zu sein (Abb. 4.18). Unterstützt wird diese "biologische" These durch Befunde mit der Rezeptorszintigraphie.

Wiesel betont in diesem Zusammenhang die Notwendigkeit von Koordination der Studien, um konsistentere Ergebnisse zu erhalten [71]. Eine Standardisierung in den verabreichten Stimuli, im Untersuchungsambiente und in der technischen Durchführung erscheinen ratsam. So zeigt zum Beispiel Gottschalk, daß sich schon in Ruhe durch Vorstellen bildhafter Inhalte und Konzentrieren ein Einfluß spontaner Gedanken auf das Ergebnis von PET-Untersuchungen feststellen läßt [72], während Mountz bei einfachen Phobien auch durch ein wiederholtes Ruhe-Furcht-Paradigma keine Unterschiede feststellen kann, wenn der durch angst-bedingte Hyperventilation ausgelöste Hypokapnieeffekt berücksichtigt wird [73].

Rezeptorszintigraphie

Da Benzodiazepine bei Angsterkrankungen therapeutisch eingesetzt werden, wurde die zerebrale Benzodiazepinrezeptorverteilung von Patienten mit Angsterkrankungen mit Hilfe von ^{123}J-Iomazenil (Fa. Mallinckrodt) dargestellt. In einer eigenen Serie wurden 14 Patienten mit verschiedenen Angsterkrankungen nach DSM-III-R untersucht: 4 hatten Panikattacken, 4 weitere litten an Phobien. Zum Vergleich dienten 6 Patienten mit Angstsymptomen anderer Genese (Dysthymie, Neurose). Die Patienten mit Panikattacken zeigten einen verminderten Rezeptorbesatz in der "limbischen Schleife": frontal-temporal-hippokampal. Die mehr depressiv-ängstlichen Patienten wiesen linksfrontal eine verminderte Rezeptordarstellung auf [74]. Eine neuere Studie von Schlegel kam zu ähnlichen Ergebnissen [75].

4.4.7 Zwangsstörungen

Zwangserkrankungen sind meist als "Zwangsneurosen" der breiten Ärzteschaft bekannt. Erst in den letzten Jahren wurde mit dem Begriff der Zwangsstörung eine eigene Gruppe von Erkrankungen gekennzeichnet. Die englische Bezeichnung "obsessive-compulsive disorder" (OCD) trägt der Charakterisierung dieses Formenkreises insoweit eher Rechnung, als sie erkennen läßt, daß zwanghafte Gedanken (obsessions) gegen den Willen des Patienten von ihm Besitz ergreifen und ihn zu Handlungen (compulsions) drängen, deren Unsinnigkeit er zu erkennen vermag, deren Nichtausführung jedoch Angstgefühle erzeugt, die der Patient vermeiden will. Deswegen werden manchmal Zwangsstörungen in die Rubrik "Angststörung" eingereiht.

Bekannte Zwangsstörungen sind Kontrollzwang und Waschzwang; seltener ist das "Gilles-de-la-Tourette-Syndrom", bei dem Zwangshandlungen (z.B. Ko-prolalie) mit Tic-Phänomenen gepaart sind [76]. Aus dem Gesagten wird klar, daß die Abgrenzung von Zwangsstörungen gegenüber Angststörung, Psychose, De-pression und, Tourette-Störung schwierig ist; die Diskussionen darüber sind kontrovers.

Erste Untersuchungen über den Glukosemetabolismus [77–80] bei OCD ließen einen erhöhten Stoffwechsel in den Stammganglien, speziell Nucleus caudatus, in den Gyri orbitales der Frontallappen sowie im vorderen Gyrus cingularis erkennen. Swedo kommt zum Ergebnis, daß OCD in einer Funktionsstörung im frontalen limbischen Basalganglienkreis liegen [81, 82].

In einem Provokationstest, bei dem individuell angepaßte und kontrollierte Stimuli die Probanden in einen symptomatischen OCD-Zustand versetzten, gelang ebenso der Nachweis (mit $C^{15}O_2$-Inhalation in PET-Technik) einer erhöhten Perfusion im rechten Nucleus caudatus, dem anterioren Zingulum und im orbitofrontalen Kortex [83]. Erste Untersuchungen in SPECT-Technik bestätigten die PET-Befunde bezüglich des frontalen, zingulären und striatären Hypermetabolismus bzw. der Hyperperfusion. Goodman diskutiert soger die Rolle einer therapeutischen Zingulotomie bei schwerst Zwangskranken.

4.4.8 Eßstörung

Außer Eßstörungen bei Kindern existieren zwei Krankheitsbilder, die vorwiegend Frauen betreffen und meist im zweiten Lebensjahrzehnt einsetzen. Bei Eßstörungen fallen Gemeinsamkeiten mit affektiven Störungen auf.

Anorexia nervosa

Von Anorexie spricht man, wenn es zu Gewichtsverlust mit Nahrungsverweigerung, Amenorrhö, Störung der eigenen Körperwahrnehmung, Angst vor Gewichtszunahme kommt, ohne daß eine organische Grunderkrankung gefunden werden kann.

Bei der Anorexia nervosa wurde ein subkortikaler Hypermetabolismus festgestellt. Eine PET-Studie mit 8 Patienten mit Eßstörungen, die mit 10 Kontrollpersonen und 10 unipolar Depressiven verglichen wurden, erbrachte den Nachweis einer erhöhten Glukoseutilisation im Nucleus caudatus [82]. Zum gleichen Ergebnis kommt Krieg [84], der 7 Anorexiepatientinnen mit 9 Bulimikerinnen verglich. Auch er fand einen erhöhten Kaudatummetabolismus.

Bulimia nervosa

Eine Bulimie liegt dann vor, wenn sich Heißhungerattacken 2-bis 3 mal pro Woche über mindestens 3 Monate wiederholen, häufig gepaart mit selbstinduziertem Erbrechen. Eine zusätzliche depressive Symptomatik kann bestehen.

Hagman untersuchte mit FDG-PET 8 Bulimikerinnen und 8 affektiv-depressiv Erkrankte und verglich sie mit 8 Normalen [85]. Während der Raffungsphase von FDG mußte eine Vigilanzaufgabe absolviert werden. Normale wiesen eine rechtskortikale und eine Basalganglienaktivierung auf; bei den Bulimieerkrankten fehlte in einigen rechtskortikalen Arealen die Aktivierung, die Basalganglien waren ebenso aktiviert; bei den Depressiven war die rechte Hemisphäre aktiviert, die Basalganglien im Metabolismus erniedrigt. Hagman schließt daraus, daß die Bulimie ein von der Depression unabhängiges Bild darstellt. Wu [86] aus der gleichen Arbeitgruppe betont den Unterschied zwischen depressiven mit einem erniedrigten, bulimischen mit normalem und anorektischen Patientinnen mit einem erhöhten Stammganglienmetabolismus. Andreasen [87] verglich 11 Bulimie-Patientinnen mit 18 Normalen und testete zusätzlich auf OCD und Depression. Sie stellte fest, daß bei Bulimikerinnen der anterolaterale Hypometabolismus mit der Ausprägung der depressiven Symptome korreliert ist, während Temporallappenhypermetabolismus und -asymmetrie unabhängig von der Stimmungslage sind.

4.4.9 Schlafstörung

Schlafstörungen sind ein häufiges Symptom; 19% aller Patienten zwischen 18 und 65 Jahren, die zum Allgemeinarzt gehen, leiden an ausgeprägten Schlafstörungen [88]. Außer symptomatischen Insomnien bei internistischen Erkrankungen und Medikamentenmißbrauch gibt es Schlafstörungen auch bei psychiatrischen Erkrankungen (Schizophrenie: bei ca. 30% der Patienten, Depression: bei fast allen Patienten, auch bei Neurosen), bei der seltenen Narkolepsie, beim "Restless-legs-Syndrom" sowie in letzter Zeit bei den Schlafapnoesyndromen (SAS). Bei letzteren liegt eine fachliche Überlappung zur Pulmonologie vor, da insbesondere die obstruktiven SAS mit erhöhter CO_2-Spannung als Risikofaktor für zere-brovaskuläre und kardiovaskuläre Erkrankungen angesehen werden.

Kontrollierte Schlafstudien setzen i.allg. ein Schlaflabor und die Ableitung einer Polysomnographie zur Bestimmung von Schlaftiefe und REM-Schlaf voraus, weswegen SPECT-und PET-Untersuchungen auf diesem Gebiet selten sind. In den 70er Jahren sind erste Untersuchungen zum zerebralen Blutfluß im Schlaf mit der ^{133}Xe-Inhalationsmethode durchgeführt worden [89], im Anschluß daran gelang es, Perfusionsveränderungen in den verschiedenen Schlaftiefen, insbesondere während den REM-Phasen zu verfolgen [90, 91].

Pathophysiologisch und therapeutisch von Wichtigkeit sind die Ver-änderungen der Hirndurchblutung bei obstruktivem SAS, da hier die verminderten Perfusionsmuster schon unter Normalbedingungen am Tage mit ^{133}Xe [90] oder HMPAO [92] festgestellt werden können. In einer eigenen Studie wurden 13 Patienten mit SAS untersucht. Die Injektion von HMPAO wurde jeweils in der Nacht zwischen 3.00 und 5.00 Uhr vorgenommen, einmal während apnoischer Phasen und das zweite Mal unter CPAP-Beatmung (continuous positive airway pressure). Die SPECT-Untersuchung erfolgte um 7.30 Uhr. Während Schlafapnoephasen kommt es zu reduziertem Blutfluß temporal und parietal, während eine frontale vermehrte Stimulation als Ausdruck einer halb-schlafinduzierten kognitiven Überlagerung interpretiert werden kann [93]. In einer Rezeptorstudie untersuchte Staedt Patienten mit nächtlichen Myo-klonien mit Hilfe von IBZM-SPECT [94] und fand einen Verlust zentraler Dopaminrezeptoren als mögliche pathophysiologische Erklärung.

4.4.10 Störung durch psychotrope Substanzen

Kokain

Kokain ist ein potenter Vasokonstriktor, der über die Hemmung des prä-synaptischen Reuptake von Noradrenalin und Dopamin wirkt. Die neurologischen

Auswirkungen auf den zerebralen Blutfluß und Metabolismus waren im PET bereits nachgewiesen worden. Holman untersuchte 18 kokainabhängige Polytoxikomane mit hochauflösender HMPAO-SPECT und verglich sie mit einer Normalgruppe von 15 älteren Patienten [95]. Er konnte zeigen, daß bei 16 von 18 Patienten ein pathologisches Blutflußmuster vorlag: Betroffen waren der inferiorparietale (16 mal), der temporale (15 mal), der anterofrontale Kortex (14 mal) und die Basalganglien (11 mal). Bei 11 Patienten konnte ein MRT angefertigt werden, das in 8 Fällen unauffällig war. In einer anderen SPECT-Studie mit ^{123}J-Amphetamin waren bereits bei noch asymptomatischen "social cocaine users" Auffälligkeiten in der Hirndurchblutung festgestellt worden [96].

PET-Ergebnisse lassen erwarten, daß weitere Einwirkungen akuten und chronischen Substanzmißbrauchs auf Hirndurchblutung und -metabolismus nachgewiesen werden können: So konnte gezeigt werden, daß intravenöse Verabreichung von Kokain [97], aber auch von Morphin und Alkohol [98] eine globale Herabsetzung des kortikalen Glukosestoffwechsels verursachen. Da akute Intoxikationszustände mit einer PET-Untersuchung, die 40 min Raffungsphase für ^{18}FDG benötigt, nur mit eingeschränkter zeitlicher Auflösung verfolgt werden können, bieten sich hier Tc-markierte Tracer mit raschestem Uptake für künftige Studien an.

Auswirkungen chronischen Kokainmißbrauchs auf den zerebralen Blutfluß wurden mit ^{15}O-markiertem Wasser [99], in der Zwischenzeit auch mit SPECT-fähigen Substanzen beschrieben [100] – alle belegen sie umschriebene Perfusionsdefekte, die dem vasokonstriktorischen Charakter von Kokain zugeschrieben werden [96]. Wegen der gleichzeitig stattfindenden Blutdruckerhöhung kommen gehäuft Hirnblutungen und Insulte vor. Die Auswirkungen von chronischer Kokainzufuhr auf den Stoffwechsel sind abhängig von der Zeit seit der letzten Einnahme: Innerhalb einer Woche zeigt sich noch ein Basalganglien- und frontoorbitaler Hypermetabolismus, der nach einem Monat nicht mehr in dieser Höhe feststellbar ist [101]. Das Muster der Abweichung ist ähnlich dem, das bei Zwangsstörungen gesehen wird. Beiden Erkrankungen, die klinisch verschiedenen Gruppen angehören, ist der wiederholte zwanghafte Handlungsablauf gemein: Bei OCD in Form von Zwangsritualen (Waschzwang), beim Drogenmißbrauch als wiederholte erzwungene Selbstmedikation [96]. Man vermutet, daß frontoorbitaler Kortex und Basalganglien schaltkreishaft repetitive und zwanghafte Verhaltensweisen kontrollieren. Eine Unterbrechung durch Kokain führt dann zur Zwangssymptomatik.

Alkohol

Die Wirkung von Alkohol auf den zerebralen Metabolismus ist naturgemäß Domäne der PET. Wik fand im Vergleich von 12 Normalen und 9 Alkoholabhängigen eine um 20–30% verminderte Glukoseutilisation vorwiegend in Parietalregionen [102]. Volkow untersuchte den regionalen Glukosetransport [98]. Sie fand, daß Alkohol den Glukosemetabolismus nicht durch Hemmung der Aufnahme in die Zelle senkt, sondern durch Hemmung der Phosphorylierung. Das

Muster der Störung erinnert an die Verteilung der Benzodiazepin/GABA-Rezeptor-verteilung im Gehirn, weshalb eine Interaktion dieser Rezeptoren diskutiert wird. Litton fand im ^{11}C-Flumazenil-PET eine signifikant höhere Varianz in der Ligandenbindung und erklärte dies mit Mehrfacheffekten des Alkohols auf den Rezeptorkomplex [103]. In einer späteren Studie zeigte Volkow in einer FDG-PET mit Lorazepamintervention ein für Normale und Alkoholiker gleiches Ansprechen auf die Substanz im okziptalen und Kleinhirnbereich, ein verschiedenes Ansprechen orbitofrontal, in den Basalganglien und im Thalamus [104]. Sie erklärt damit die eingeschränkte Rezeptorfunktion, die auch Wochen nach Entzug bei ehemals Alkoholkranken feststellbar ist.

SPECT-Studien zum Thema Alkoholmißbrauch sind noch rar. Deisenhammer fand im HMPAO-SPECT bei 11 Korsakoff-Syndromen keine typischen Perfusionsveränderungen [105]. Caspari untersuchte 15 Alkoholkranke gleich nach Entgiftungsbeginn und 3 Wochen später; er fand während des Entzugs gesteigerte Perfusionsmuster in beiden infratemporalen Regionen sowie verringerte Muster in den Supratemporalbereichen [106]. Nahezu alle Studien belegen langanhaltende, noch nach Entziehung vorliegende Schäden bei Alkoholmißbrauch.

4.4.11 Organisch bedingte psychische Störungen

Demenz

Unter Demenz versteht man einen im allgemeinen irreversiblen intellektuellen Abbau, der es dem Patienten unmöglich macht, seinen persönlichen alltäglichen Aufgaben nachkommen zu können. Demenz ist ein Symptom, als solches ist sie bei zahlreichen Erkrankungen anzutreffen. Insbesondere degenerative Erkrankungen des Gehirns gehen mit dementiellen Veränderungen einher. Eine ausführlichere Darstellung der Ergebnisse von SPECT-Untersuchungen bei degenerativen Erkrankungen findet man in Kap. 4.5. Eine funktionell-anatomische Einteilung ist in Tabelle 4.4 zusammengestellt. Damit wird die geläufige sehr grobe Einteilung in

Tabelle 4.4. Demenzformen

Kortikale Demenz	Gemischte Formen
– Demenz vom Alzheimer-Typ, Morbus Alzheimer	– Creutzfeldt-Jacob-Erkrankung
– Morbus Pick	– Multiinfarktdemenz
	– Alkoholmißbrauch
Subkortikale Demenz	– Drogenmißbrauch
– Morbus Parkinson	
– Chorea Huntington	"Reversible" Demenz
– Morbus Wilson	– Medikamente
	– Schilddrüsenerkrankungen
White-matter-disease	– Depression
– Morbus Binswanger	– subdurales Hämatom
– Aids	– Vitamin-B-Mangel
– Normaldruckhydrozephalus	– Folsäuremangel

"Demenz vom Alzheimer-Typ", "Multiinfarktdemenz" und "Frontalhirndemenz" verfeinert und eine mehr übergreifende Beurteilung möglich.

Da Demenz ein relativ weit gestreutes Symptom darstellt, ist ein Hinweis zur Genese und zur differentialdiagnostischen Abgrenzung eine der wichtigsten Herausforderungen, die an die SPECT gestellt werden [105, 107–111]. Insbesondere die Abgrenzung zur Pseudodemenz – einem Symptom bei Depression – und zu "reversiblen Demenzen" kann eine solche Aufgabe darstellen. In dieser Auflistung erkennt man auch den fließenden Übergang zwischen psychiatrischen und primär neurologischen Krankheitsbildern.

Trauma

Leichte und mittelschwere Schädel-Hirn-Traumata hinterlassen in 50–80% der Fälle ein postkommotionelles Syndrom. Dazu zählen zunächst Benommenheit, Sehstörungen, Übelkeit und Erbrechen, später Kopfschmerzen, Ermüdbarkeit, Gedächtnisstörungen, Konzentrationsverlust, Schwindel, Depression, Angst u.a. [112]. Alavi zeigt in einer Übersicht, daß 42% pathologischer PET-Befunde keine korrespondierenden Strukturveränderungen im Computertomogramm aufwiesen [113]. Gray stellt in einer HMPAO-Untersuchung 20 Patienten vor, die wegen leichten Schädel-Hirn-Traumas stationär aufgenommen wurden. Er fand bei 25% Auffälligkeiten im CT, jedoch bei 60% der Patienten Perfusionsstörungen im SPECT [114]. Beide Autoren folgern, daß das "functional imaging" eine höhere Sensitivität als strukturell orientierte Verfahren besitzt.

4.4.12 Zusammenfassung und Ausblick

Die Diagnose einer psychiatrischen Erkrankung ist bis auf den heutigen Tag abhängig vom klinischen Bild und von der Erfahrung des Untersuchers. Hier wird die SPECT in naher Zukunft sicher keine grundlegenden Veränderungen herbeiführen. Die Ergebnisse der letzten Jahre lassen jedoch die Prognose zu, daß mit der SPECT und der Möglichkeit, die regionale Hirndurchblutung und deren Reaktion auf externe Stimuli oder pharmakologische Interventionen mit immer besser werdender Sensitivität abzubilden und Rezeptorverbände darzustellen, ein Ansatzpunkt gegeben ist, neuropsychiatrische Syndrome mit ähnlichem klinischen Verlauf zu differenzieren. Falls dies gelingt, könnte SPECT zur Vorhersage differenzierter Behandlungseffekte beitragen. Heute schon sehr hilfreich erscheint die differentialdiagnostische Potenz bei den Demenzen; zusätzlich zu dieser Möglichkeit kann die Abgrenzung zur Pseudodemenz bei Depression bedeutsam werden. Bei den Demenzen wird heute schon in gewissem Rahmen ein Beitrag zur Therapieentscheidung geleistet. Auch die Beurteilung klinisch nicht eindeutiger oder atypisch verlaufender Krankheitsgeschehen wird unterstützt werden können.

Ein Großteil der Diagnosen in der Psychiatrie wird mit Hilfe von psychopathometrischen Testverfahren erstellt, die auf die Mitwirkung des Patienten angewiesen sind, teilweise sogar auf einer Selbsteinschätzung bestimmter

Symptome beruhen. Die Möglichkeit, den Untersuchungen eine weniger subjektive Komponente zufügen zu können, dürfte ein weiterer Vorteil der Hirn-SPECT sein. Technisch hochqualitative Untersuchungen, vereint mit der Möglichkeit zur Quantifizierung der Ergebnisse, beginnen klinischer Standard zu werden.

Die herausragenden Möglichkeiten der Hirn-SPECT werden auch auf dem Gebiet der klinischen Forschung gesehen. Die "großen" Psychosen Schizophrenie und Depression lassen sich möglicherweise in Subsysteme einteilen, die ätiologisch und pathophysiologisch voneinander unterscheidbar werden. Fragen wie: Ist die Schizophrenie eine einzelne Erkrankung oder besteht sie aus mehreren autonomen Entitäten? Ist eine schizoaffektive Psychose eine Schizophrenie oder eine weitere Erkrankung oder eine Untergruppe der Schizophrenie oder der affektiven Erkrankungen? Sind "major depression" und "psychotische Depression" verschiedene Entitäten? Was ist mit unipolar und bipolar Depressiven? Läßt sich bei Neurosen eine Hirnpathologie feststellen? werden einer Klärung nähergebracht [115].

Die Beurteilung der Organisation von Schaltkreisen zerebraler Funktionsabläufe, die Rolle der Rezeptorverfügbarkeiten, die Darstellung von Medikamenteneinflüssen und das Testen von Hypothesen über die zugrundeliegenden Mechanismen von "seelischen" Erkrankungen werden das Krankheitsverständnis beeinflussen. Die "traurigen Gesichter" werden nicht mehr der einzige Anblick bleiben, den Psychiater von ihren Patienten haben. Richard Reba zitiert am Schluß einer Übersichtsarbeit [3] die Nobelpreisträgerin Rosalynn S. Yalow, die gesagt hat: "Neue Wahrheiten werden offensichtlich, wenn neue Werkzeuge zu Verfügung stehen." Und er fügt hinzu: 'Das gilt insbesondere für die Psychiatrie."

Literatur

1. Kumar A (1993) Functional brain imaging in late-life depression and dementia. J Clin Psychiatry 54[Suppl 11]:21–25
2. Cummings JL (1993) The neuroanatomy of depression. J Clin Psychiatry 54[Suppl]:14–20
3. Reba RC (1993) PET and SPECT:opportunities and challenges for psychiatry. J Clin Psychiatry 54[Suppl]:26–32
4. Barocka A, Feistel H, Ebert D, Lungershausen E (1994) SPECT in der Psychiatrie. In: Helmchen H, Hippius H. (Hrsg) Der gestörte Schlaf. MMV Medizin, München (Psychiatrie für die Praxis, Bd 19, S 130–139)
5. Maurer AH (1988) Nuclear medicine: SPECT comparisons to PET. Radiol Clin North Am 26:1059–1074
6. Feistel H (1991) SPECT in der Gehirndiagnostik. Nuklearmediziner 5, 14:306–323
7. Podreka I, Suess E, Goldenberg G et al. (1987) Initial experience with technetium-99m HM-PAO brain SPECT. J Nucl Med 28:1657–1666
8. American Psychiatric Association (1987) Diagnostic, and statistical manual of mental disorders, 3rd edn rev. Washington DC
9. Weltgesundheitsorganisation (1991) Internationale Klassifikation psychischer Störungen ICD10, Kap. V(F): Klinisch-diagnostische Leitlinien. Hans Huber, Bern

10. Van Heertum RL (1992) Brain SPECT imaging and psychiatry. J Clin Psychiatry 53[Suppl]:7–12
11. Clark CM, Kopala L, James G, Hurwitz T, Li D (1993) Metabolic subtypes in patients with schizophrenia. Biol Psychiatry 33:86–92
12. Cleghorn JM, Zipursky RB, List SJ (1991) Structural and functional brain imaging in schizophrenia. J Psychiatry Neurosci 16:53–74
13. Kishimoto H, Kuwahara H, Ohno S et al. (1987) Three subtypes of chronic schizophrenia identified using 11C-glucose positron emission tomography [published erratum appears in Psychiatry Res 1988 Mar; 23(3):353]. Psychiatry Res 21:285–292
14. Resnick SM, Gur RE, Alavi A, Gur RC, Reivich M (1988) Positron emission tomography and subcortical glucose metabolism in schizophrenia. Psychiatry Res 24:1–11
15. Wiesel FA (1992) Metabolic approaches to physiologic subtyping of schizophrenia. Clin Neuropharmacol 15[Suppl 1 Pt A]:26A–27A
16. Ingvar D, Franzen G (1974) Distribution of cerebral activity in chronic schizophrenia. Lancet 2:1484–1486
17. Buchsbaum MS, Ingvar DH, Kessler R (1982) Cerebral glucography with positron tomography. Arch Gen Psychiatry 39:251–259
18. Gur RE, Resnick SM, Gur RC (1989) Laterality and frontality of cerebral blood flow and metabolism in schizophrenia: relationship to symptom specificity. Psychiatry Res 27:325–334
19. Volkow ND, Brodie JD, Wolf AP (1986) Brain metabolism im patients with schizophrenia before and after acute neuroleptic administration. J Neurol Neurosurg Psychiatry 49:1199–1202
20. Weinberger DR, Berman KF (1988) Speculation on the meaning of cerebral metabolic hypofrontality in schizophrenia. Schizophr Bull 14:157–168
21. Woods SW (1992) Regional cerebral blood flow imaging with SPECT in psychiatric disease: focus on schizophrenia, anxiety disorders, and substance abuse. J Clin Psychiatry 53[Suppl]: 20–25
22 Hawton K, Shepston B, Soper N (1990) Single photon emission computerized tomography (SPECT) in schizophrenia. Br J Psychiatry 156:425–427
23. Schroeder J, Sauer H, Wilhelm KR, Niedermeier T, Georgi P (1989) Regional cerebral blood flow in endogenous psychoses: a Tc-99m HMPAO-SPECT pilot study. Psychiatry Res 29:331–333
24. Cohen MB, Lake RR, Graham LS et al. (1989) Quantitative iodine-123 IMP imaging of brain perfusion in schizophrenia. J Nucl Med 30:1616–1620
25. Van Heertum RL, O'Connell RA, Holt AR (1988) Evaluation of major psychosis with cerebral SPECT. J Nucl Med 29:921 (Abstract)
26. Bajc M, Medved V, Basic M, Topuzovic N, Babic D (1989) Cerebral perfusion inhomogeneities in schizophrenia demonstrated with single photon emission computed tomography and Tc99m-hexamethylpropyleneamineoxim. Acta Psychiatr Scand 80:427–433
27. DeLisi LE, Buchsbaum MS, Holcomb HH et al. (1989) Increased temporal lobe glucose use in chronic schizophrenic patients. Biol Psychiatry 25:835–851
28. Buchsbaum MS (1990) The frontal lobes, basal ganglia, and temporal lobes as sites for schizophrenia. Schizophr Bull 16:379–389
29. Buchsbaum MS, Haier RJ, Potkin SG et al. (1992) Frontostriatal disorder of cerebral metabolism in never-medicated schizophrenics. Arch Gen Psychiatry 49:935–942
30. Buchsabaum MS, Potkin S, Siegel B et al. (1992) PET studies of drug interaction with brain regional glucose metabolism. Clin Neuropharmacol 15[Suppl 1 Pt A]:472A–473A
31. Buchsbaum MS, Potkin SG, Siegel BV Jr, Lohr J, Katz M, Gottschalk LA, Gulasekaram B, Marshall JF, Lottenberg S, Teng CY et al. (1992) Striatal metabolic rate and clinical response to neuroleptics in schizophrenia. Arch Gen Psychiatry 49:966–974
32. Van Heertum RL, O'Connell RA (1991) Functional brain imaging in the evaluation of psychiatric illness. Semin Nucl Med 21:24–39
33. List SJ, Cleghorn JM (1993) Implications of positron emission tomography research for the investigation of the actions of antipsychotic drugs. Br J Psychiatry [Suppl]:25–30
34. Sedvall G (1992) The current status of PET scanning with respect to schizophrenia. Neuropsychopharmacology 7:41–54

35. Wiesel FA (1992) The significance of the D2 dopamine receptor in schizophrenia as studied with PET. Clin Neuropharmacol 15[Suppl 1 Pt A]:460A-461A
36. Wiesel FA, Farde L, Nordstrom AL, Sedvall G (1990) Central D1- and D2-receptor occupancy during antipsychotic drug treatment. Prog Neuropsychopharmacol Biol Psychiatry 14:759–767
37. Wong DF, Wagner HN Jr, Tune LE et al. (1986) Positron emission tomography reveals elevated D2 dopamine receptors in drug-naive schizophrenics [published erratum appears in Science 1987 Feb 6;235(4789):623]. Science 234:1558–1563
38. Pilowsky LS, Costa DC, Ell PJ, Murray RM, Verhoeff NP, Kerwin RW (1992) Clozapine, single photon emission tomography, and the D2 dopamine receptor blockade hypothesis of schizophrenia. Lancet 340:199–202
39. Coppens HJ, Slooff CJ, Paans AM, Wiegman T, Vaalburg W, Korf J (1991) High central D2-dopamine receptor occupancy as assessed with positron emission tomography in medicated but therapy-resistant schizophrenic patients. Biol Psychiatry 29:629–634
40. Martinot JL, Paillere Martinot ML, Loc'h C et al. (1991) The estimated density of D2 striatal receptors in schizophrenia. A study with positron emission tomography and 76Br-bromolisuride. Br J Psychiatry 158:346–350
41. Matsuda H, Gyobu T, Ii M (1988) Iodine-123 iodoamphetamine brain scan in a patient with auditory halluzinations. J Nucl Med 29:558–560
42. Musalek M, Podreka I, Suess E et al. (1988) Neurophysiological aspects of auditory hallucinations. 99mTc-(HMPAO)-SPECT investigations in patients with auditory hallucinations and normal controls – a preliminary report. Psychopathology 21:275–280
43. Musalek M, Podreka I, Walter H et al. (1989) Regional brain function in hallucinations: a study of regional cerebral blood flow with 99m-Tc-HMPAO-SPECT in patients with auditory hallucinations, tactile hallucinations, and normal controls. Compr Psychiatry 30:99–108
44. Erkwoh R, Ebel H, Kachel F, Reiche W, Ringelstein EB, Büll U, Sass H (1993) 18FDG-PET and electroencephalographic findings in a patient suffering from musical hallucinations. Nuklearmedizin 32:159–163
45. Cleghorn JM, Franco S, Szechtman B et al. (1992) Toward a brain map of auditory hallucinations. Am J Psychiatry 149:1062–1069
46. Walter H, Podreka I, Steiner M et al. (1990) A contribution to classification of hallucinations. Psychopathology 23:97–105
47. Robinson RG, Kubos KL, Starr LB (1984) Mood disorders in stroke patients: importance of localization of lesion. Brain 107:81–93
48. Starkstein SE, Robinson RG, Price TR (1987) Comparison of cortical and subcortical lesions in the production of poststroke mood disorders. Brain 110:1045–1059
49. Cummings JL (1992) Depression and Parkinson's disease: a review. Am J Psychiatry 149:443–454
50. Wertmann E, Speedie L, Shemesh Z (1993) Cognitive disturbances in parkinsonian patients. Neuropsychiatr Neuropsychol Behav Neurol 6:31–37
51. Honer WG, Hurwitz T, Li DKB (1987) Temporal lobe involvement in multiple sclerosis patients with psychiatric disorders. Arch Neurol 44:187–190
52. Joffe RT, Lippert GP, Gray TA (1987) Mood disorders and multiple sclerosis. Arch Neurol 44:376–378
53. Schiffer RB, Wineman MN, Weitkamp LR (1986) Association between bipolar affective disorders and multiple sclerosis. Am J Psychiatry 143:94–95
54. Mendez MF, Cummings JL, Benson DF (1984) Depression in epilepsy: significance and phenomenology. Arch Neurol 43:766–770
55. Devous MDS, Gullion CM, Grannemann BD, Trivedi MH, Rush AJ (1993) Regional cerebral blood flow alterations in unipolar depression. Psychiatry Res 50:233–256
56. Dolan RJ, Bench CJ, Liddle PF, Friston KJ, Frith CD, Grasby PM, Frackowiak RS (1993) Dorsolateral prefrontal cortex dysfunction in the major psychoses; symptom or disease specificity?. J Neurol Neurosurg Psychiatry 56:1290–1294

57. Goodwin GM, Austin MP, Dougall N et al. (1993) State changes in brain activity shown by the uptake of 99mTc-exametazime with single photon emission tomography in major depression before and after treatment. J Affect Disord 29:243–253
58. Grasso MG, Pantano P, Ricci M et al. (1994) Mesial temporal cortex hypoperfusion is associated with depression in subcortical stroke. Stroke 25:980–985
59. Grünwald F, Horn R, Rieker O, Klemm E, Menzel C, Moller HJ, Biersack HJ (1993) HMPAO-SPECT bei Demenz vom Alzheimer-Typ und Major Depression mit mnestischen Störungen. Nuklearmedizin 32:128–133
60. Mayberg HS, Lewis PJ, Regenold W, Wagner HNJ (1994) Paralimbic hypoperfusion in unipolar depression. J Nucl Med 35:929–934
61. Wu JC, Gillin JC, Buchsbaum MS, Hershey T, Johnson JC, Bunney WEJ (1992) Effect of sleep deprivation on brain metabolism of depressed patients. Am J Psychiatry 149:538–543
62. Ebert D, Feistel H, Barocka A (1991) Effects of sleep deprivation on the limbic system and the frontal lobes in affective disorders: a study with Tc-99m-HMPAO SPECT. Psychiatry Res 40:247–251
63. Ebert D, Feistel H, Barocka A, Kaschka W (1994) Increased limbic blood flow and total sleep deprivation in major depression with melancholia. Psychiatry Res Neuroimaging 55:101–109
64. Volk S, Kaendler SH, Weber R et al. (1992) Evaluation of the effects of total sleep deprivation on cerebral blood flow using single photon emission computerized tomography. Acta Psychiatr Scand 86:478–483
65. Reiman EM, Raichle ME, Robins E et al. (1989) Neuroanatomical correlates of a lactate-induced anxiety attack. Arch Gen Psychiatry 46:493–500
66. Reiman EM, Fusselman MJ, Fox PT, Raichle ME (1989) Neuroanatomical correlates of anticipatory anxiety. Science 243:1071–1074
67. Fredrikson M, Wik G, Greitz T, Eriksson L, Stone Elander S, Ericson K, Sedvall G (1993) Regional cerebral blood flow during experimental phobic fear. Psychophysiology 30:126–130
68. Wik G, Fredrikson M, Ericson K, Eriksson L, Stone Elander S, Greitz T (1993) A functional cerebral response to frightening visual stimulation. Psychiatry Res 50:15–24
69. Woods SW, Koster K, Krystal JK (1988) Yohimbine alters regional cerebral blood flow in panic disorder. Lancet 11:678
70. De Cristofaro MT, Sessarego A, Pupi A, Biondi F, Faravelli C (1993) Brain perfusion abnormalities in drug-naive, lactate-sensitive panic patients: a SPECT study. Biol Psychiatry 33:505–512
71. Wiesel FA (1992) Glucose metabolism in psychiatric disorders: how can we facilitate comparisons among studies?. J Neural Transm [Suppl] 37:1–18
72. Gottschalk LA, Buchsbaum MS, Gillin JC, Wu J, Reynolds CA, Herrera DB (1992) The effect of anxiety and hostility in silent mentation on localized cerebral glucose metabolism. Compr Psychiatry 33:52–59
73. Mountz JM, Modell JG, Wilson MW, Curtis GC, Lee MA, Schmaltz S, Kuhl DE (1989) Positron emission tomographic evaluation of cerebral blood flow during state anxiety in simple phobia. Arch Gen Psychiatry 46:501–504
74. Feistel H, Kaschka WP, Ebert D, Joraschky P, Wolf F (1993) Assessment of cerebral benzodiazepin receptor distribution in anxiety disorders – a study with I-123-Iomazenil. J Nucl Med 34/5:47 (Abstract)
75. Schlegel R, Steinert H, Bockisch A, Hahn K, Schloesser R, Benkert O (1994) Decreased benzodiazepin receptor binding in panic disorder measured by Iomazenil-SPECT. Eur Arch Psychiatry Clin Neurosci 244:49–51
76 George MS, Trimble MR, Costa DC, Robertson MM, Ring HA, Ell PJ (1992) Elevated frontal cerebral blood flow in Gilles de la Tourette syndrome. A 99Tcm-HMPAO SPECT study. Psychiatry Res 45:143–151
77. Baxter LR Jr, Schwartz JM, Bergman KS et al. (1992) Caudate glucose metabolic rate changes with both drug and behavior therapy for obsessive-compulsive disorder. Arch Gen Psychiatry 49:681–689

78. Baxter LRJ, Schwartz JM, Mazziotta JC, Phelps ME, Pahl JJ, Guze BH, Fairbanks L (1988) Cerebral glucose metabolic rates in nondepressed patients with obsessive-compulsive disorder. Am J Psychiatry 145:1560–1563

79. Horwitz B, Swedo SE, Grady CL, Pietrini P, Schapiro MB, Rapoport JL, Rapoport SI (1991) Cerebral metabolic pattern in obsessive-compulsive disorder: altered intercorrelations between regional rates of glucose utilization. Psychiatry Res 40:221–237

80. Insel TR (1992) Toward a neuroanatomy of obsessive-compulsive disorder. Arch Gen Psychiatry 49:739–744

81. Swedo SE, Pietrini P, Leonard HL et al. (1992) cerebral glucose metabolism in childhood-onset obsessive-compulsive disorder. Revisualization during pharmacotherapy. Arch Gen Psychiatry 49:690–694

82. Swedo SE, Schapiro MB, Grady CL et al. (1989) Cerebral glucose metabolism in childhood-onset obsessive-compulsive disorder. Arch Gen Psychiatry 46:518–523

83. Rauch SL, Jenike MA, Alpert NM, Baer L, Breiter HC, Savage CR, Fischman AJ (1994) Regional cerebral blood flow measured during symptom provocation in obsessive-compulsive disorder using oxygen 15-labeled carbon dioxide and positron emission tomography. Arch Gen Psychiatry 51:62–70

84. Krieg JC (1991) Eating disorders as assessed by cranial computerized tomography (CCT, dSPECT, PET). Adv Exp Med Biol 291:223–229

85. Hagman JO, Buchsbaum MS, Wu JC, Rao SJ, Reynolds CA, Blinder BJ (1990) Comparison of regional brain metabolism in bulimia nervosa and affective disorder assessed with positron emission tomography. J Affect Disord 19:153–162

86. Wu JC, Hagman J, Buchsbaum MS et al. (1990) Greater left cerebral hemispheric metabolism in bulimia assessed by positron emission tomography. Am J Psychiatry 147:309–312

87. Andreasen PJ, Altemus M, Zametkin AJ, King AC, Lucinio J, Cohen RM (1992) Regional cerebral glucose metabolism in bulimia nervosa. Am J Psychiatry 149:1506–1513

88. Hohagen F, Berger M (1989) Differentialdiagnose der Schlafstörungen. In: Hippius H, Lauter H, Greil W (Hrsg) Der gestörte Schlaf. MMV Medizin, München (Psychiatrie für die Praxis, Bd 19, S 19–32)

89. Townsend RE, Prinz PN, Obrist WD (1973) Human cerebral blood flow during sleep and waking. J Appl Physiol 35:620–625

90. Meyer JS, Ishikawa Y, Hata T, Karacan I (1987) Cerebral blood flow in normal and abnormal sleep and dreaming. Brain Cogn 6:266–294

91. Sakai F, Meyer SJ, Karacan I, Derman S, Yamamoto M (1980) Normal human sleep: Regional Cerebral Hemodynamics. Ann Neurol 7:471–478

92. Kneisley LW, Giombetty RJ, Daly JA, Miller BL (1993) Abnormal waking cerebral blood flow in sleep apnea syndrome. In: Togawa K, Katayama S, Hishikawa Y, Ohta Y, Horie T (eds) Sleep apnea and rhonchpathy. Karger, Basel, pp 135–139

93. Feistel H, Merkl M, Siegfried W et al. (1994) Brain perfusion during sleep apnea – a study with Tc-99m-HMPAO in sleep laboratory. J Nucl Med 28:770 (Abstract)

94. Staedt J, Stoppe G, Kogler A, Munz D, Riemann H, Emrich D, Ruther E (1993) Dopamine D2 receptor alteration in patients with periodic movements in sleep (nocturnal myoclonus). J Neural Transm Gen Sect 93:71–74

95. Holman BL, Carvalho PA, Mendelson J et al. (1991) Perfusion scan is abnormal in cocaine – dependent polydrug users: a study using Technetium-99m-HMPAO and SPECT. J Nucl Med 32:1206–1210

96. Tumeh SS, Nagel JS, English RJ (1991) Use of SPECT perfusion brain scintigraphy to investigate effects of cocain in the brain. In: Nahas GG, Latur C (eds) Physiopatholgy of illicit drugs: Cannabis, cocain, opiates. Pergamon, Oxford, pp 143–150

97. London ED, Cascella NG, Wong DF (1990) Cocaine-induced reduction of glucose utilisation in human brain. A study using positron emission tomography and [fluorine-18]-fluorodeoxyglucose. Arch Gen Psychiatry 47:567–574

98. Volkow ND, Hitzemann R, Wolf AP et al. (1990) Acute effects of ethanol on regional brain glucose metabolism and transport. Psychiatry Res 35:39–48

99. Volkow ND, Mullani N, Gould KL, Adler S, Krajewski K (1988) Cerebral blood flow in chronic cocaine users: a study with positron emission tomography. Br J Psychiatry 152:641–648

100. Holman BL, Garada B, Johnson KA et al. (1992) A comparison of brain perfusion SPECT in cocaine abuse and AIDS dementia complex. J Nucl Med 33:1312–1315

101. Volkow ND, Fowler JS, Wolf AP et al. (1991) Changes in brain glucose metabolism in cocaine dependence and withdrawal. Am J Psychiatry 148:621–626

102. Wik G, Borg S, Sjogren I et al. (1988) PET determination of regional cerebral glucose metabolism in alcohol-dependent men and healthy controls using 11C-glucose. Acta Psychiatr Scand 78:234–241

103. Litton JE, Neiman J, Pauli S, Farde L, Hindmarsh T, Halldin C, Sedvall G (1993) PET analysis of [11C]flumazenil binding to benzodiazepine receptors in chronic alcohol-dependent men and healthy controls. Psychiatry Res 50:1–13

104. Volkow ND, Wang GJ, Hitzemann R et al. (1993) Decreased cerebral response to inhibitory neurotransmission in alcoholics. Am J Psychiatry 150:417–422

105. Deisenhammer E, Reisecker F, Leblhuber F, Holl K, Markut H, Trenkler J, Schneider I (1989) Single-photon emission-computed tomography in the differential diagnosis of dementia. Dtsch Med Wochenschr 114:1639–1644

106. Caspari D, Trabert W, Heinz G, Lion N, Henkes H, Huber G (1993) The pattern of regional cerebral blood flow during alcohol withdrawal – a single photon emission tomography study with 99mTc-HMPAO. Acta Psychiatr Scand 87:414–417

107. Bonte FJ, Hom J, Tintner R, Weiner MF (1990) Single photon tomography in Alzheimer's disease and the dementias. Semin Nucl Med 20:342–352

108. Costa DC, Ell PJ, Burns A, Philpot M, Levy R (1988) CBF tomograms with 99mTc-HM-PAO in patients with dementia (Alzheimer type and HIV) and Parkinson's disease – initial results. J Cereb Blood Flow Metab 8:S109–S115

109. Holman BL, Nagel JS, Johnson KA, Hill TC (1991) Imaging dementia with SPECT. Ann NY Acad Sci 620:165–174

110. Launes J, Sulkava R, Erkinjuntti T, Nikkinen P, Lindroth L, Liewendahl K, Iivanainen M (1991) 99Tcm-HMPAO SPECT in suspected dementia. Nucl Med Commun 12:757–765

111. Testa HJ, Snowden JS, Neary D et al. (1988) The use of [99mTc]-HM-PAO in the diagnosis of primary degenerative dementia. J Cereb Blood Flow Metab 8:S123–S126

112. Szymanski HV, Linn R (1992) A review of the postconcussion syndrome. Int J Psychiatry Med 22:357–375

113. Alavi A (1989) Functional and anatomic studies of head injury. J Neuropsychiatry 1:45–50

114. Gray BG, Ichise M, Chung DG (1994) Technetium-99m-HMPAO SPECT in the evaluation of patients with a remote history of traumatic brain injury: a comparison with X-ray computed tomography. J Nucl Med 33:52–58

115. Bonne O, Krausz Y, Lerer B (1992) SPECT imaging in psychiatry. A review. Gen Hosp Psychiatry 14:296–306

4.5 SPECT-Untersuchungen bei degenerativen Krankheiten des Gehirns*

T. Kuwert

4.5.1 Einführung

Degenerative Krankheiten des Gehirns sind durch einen fortschreitenden Verlust an Nervenzellen gekennzeichnet; dieser betrifft zumindest initial nicht diffus das gesamte Gehirn, sondern beschränkt sich auf je nach Krankheit verschiedene Anteile der grauen Substanz [1, 2]. Die Ursache des Neuronenverlustes ist bei den meisten dieser Krankheiten bisher ungeklärt. Neuropathologisch findet sich in den Anfangsstadien eine Verminderung der regionalen Nervenzelldichte, die bei ihrem Fortschreiten zur Verringerung des Volumens der beteiligten zerebralen Strukturen, zur sog. Atrophie, führt.

Das Ziel bildgebender Verfahren besteht in dem Nachweis und der besseren Charakterisierung der Hirndegeneration am (lebenden) Patienten; aus der regionalen Verteilung oder speziellen Artcharakteristika der degenerativen Prozesse kann dann unter Bezug auf neuropathologische Befunde die Krankheit des Patienten genauer eingeordnet werden.

Strukturgebende Verfahren wie die Röntgencomputertomographie (CT) oder die Kernspintomographie (MRT) erfassen den degenerativen Prozeß im wesentlichen durch Darstellung eines Volumenschwundes der betroffenen Hirnanteile. Die Zielgrößen nuklearmedizinischer Verfahren und speziell der Einzelphotonenemissionstomographie (SPECT) sind regionale Durchblutungs- oder Stoffwechselparameter.

Von der Theorie her sind die nuklearmedizinischen Verfahren empfindlicher zum Nachweis zerebraler degenerativer Veränderungen als strukturgebende Methoden; diese Vorstellung beruht auf den folgenden beiden Konzepten:

1. Bei vielen dieser Krankheiten ist in den Frühstadien zwar schon eine Verringerung der regionalen Zelldichte oder eine Veränderung anderer histologischer Parameter, aber noch kein Volumenschwund nachweisbar [1, 2]. Diese mikroskopischen Parameter reflektieren den degenerativen Prozeß und können bereits vor dem Einsetzen der Atrophie emissionstomographisch faßbare Perfusions- oder Stoffwechselveränderungen hervorrufen.

* Bei Frau Dr. med. Cornelia Puskas (Klinik und Poliklinik für Nuklearmedizin, WWU Münster) bedanke ich mich für die wiederholte kritische Durchsicht des Manuskriptes. Frau Papenberg (Klinik und Poliklinik für Nuklearmedizin, WWU Münster) und Herrn Dr. med. Norbert Czech (Institut für Medizin, KFA Jülich) gilt mein Dank für die Mithilfe bei der Erstellung der Abbildungen.

2. Dem Neuronensterben liegen bisher unbekannte regionale Stoffwechselstörungen kausal zugrunde; die Entwicklung eines die kausale Stoffwechselstörung erfassenden Radiopharmakons vorausgesetzt, wären auch diese pathobiochemischen Veränderungen schon weit vor dem Einsetzen des regionalen Volumenschwundes nuklearmedizinisch nachweisbar.

Derzeit hebt der Einsatz nuklearmedizinischer Verfahren zur Diagnostik degenerativer Krankheiten des Gehirns vor allem auf das zuerst genannte Konzept ab, da die primäre Ursache des degenerativen Prozesses bisher weitgehend unbekannt ist.

Im Folgenden wird zunächst die Interpretation emissionstomographischer Bilder des Gehirns besprochen. Anschließend erfolgt im Anschluß an eine kurze Übersicht über die verwendete Methodik die Darstellung der derzeitigen Wertigkeit von SPECT-Verfahren bei der Früh- und Differentialdiagnostik spezieller neurodegenerativer Krankheiten.

4.5.2 Bemerkungen zur Interpretation emissionstomographischer Bilder oder Meßwerte

Nach Injektion eines Radiopharmakons bilden nuklearmedizinische Kameras die regionale zerebrale Radioaktivitätsverteilung ab. Das räumliche Auflösungsvermögen jedes bildgebenden Verfahrens ist aus technisch-physikalischen Gründen begrenzt. Eigenschaften von Strukturen, die kleiner als das Auflösungsvermögen des abbildenden Systems sind, werden bei der Abbildung unterschätzt [3–6].

Dieser Sachverhalt spielt bei der Interpretation emissionstomographischer Bilder des Gehirns eine wesentliche Rolle, da die Bildauflösung derzeit auch unter Verwendung modernster SPECT-Meßtechnik etwa 8 mm nicht unterschreitet (s. auch Kap. 1.1 und 1.3) und eine Vielzahl zerebraler Strukturen kleiner ist [5]. Dies betrifft insbesondere die Kerne des Hirnstammes, die auf derzeitigen SPECT-Bildern (Abb. 4.19) nicht auflösbar sind. Die Radioaktivitätskonzentration in Strukturen wie Zerebellum, Thalamus, Corpus striatum oder dem Kortex ist jedoch bei den meisten Techniken relativ gut darstellbar und quantitativ zu erfassen (s. Abb. 4.19).

Bei degenerativen Hirnkrankheiten kann die Verminderung einer emissionstomographischen Meßgröße deshalb sowohl durch eine echte Verminderung des dargestellten Stoffwechselparameters pro Volumeneinheit Hirngewebe als auch durch die Atrophie der betrachteten Hirnstruktur bedingt sein [4–6]. Eine Unterscheidung dieser beiden Mechanismen ist speziell in der Grundlagenforschung wichtig und Gegenstand einer Vielzahl methodischer Arbeiten, die sich mit der Korrektur emissionstomographischer Meßgrößen durch mit CT oder MRT ermittelte regionale Hirnvolumina befassen [7].

In der Diagnostik kann in der Regel unter Berücksichtigung eines CT- oder MRT-Bildes der mögliche Einfluß einer eventuellen regionalen Hirnvolumen-

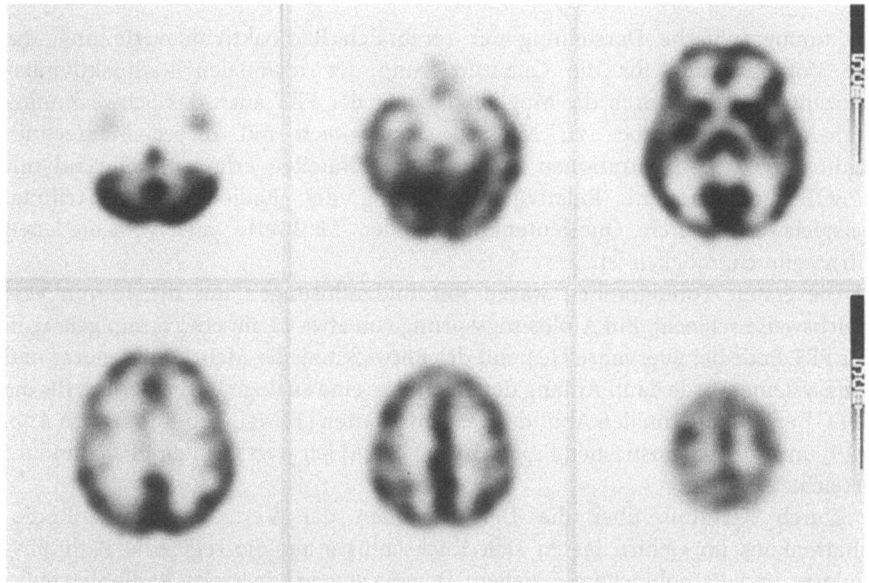

Abb. 4.19. Orbitomeatoparallele Tomogramme der zerebralen Verteilung von ^{99m}Tc-ECD: Normalbefund des regionalen zerebralen Blutflusses

minderung grob abgeschätzt werden; häufig ist dies nicht notwendig, da beide Mechanismen den degenerativen Prozeß reflektieren, auf deren Nachweis es ankommt.

Prinzipiell stellt sich bei der Diagnostik dann natürlich die Frage nach der zusätzlichen Indikation des nuklearmedizinischen Verfahrens; hier ist neben den in der Einführung gemachten Ausführungen die in der Regel bessere Sensitivität des emissionstomographischen Verfahrens bei der Erfassung des degenerativen Prozesses zu berücksichtigen [8–11], obwohl zur endgültigen Klärung dieses Sachverhalts speziell für die SPECT noch große klinische Studien ausstehen. Zudem kann mit der SPECT unter Verwendung rezeptoraffiner oder den regionalen Transmitterstoffwechsel abbildender Radiopharmaka eine bessere, auch diagnostisch nutzbare Charakterisierung des degenerativen Prozesses erreicht werden.

4.5.3 Kurzer Überblick über die zur Diagnostik neurodegenerativer Verfahren verwendeten SPECT-Techniken

Das Prinzip nuklearmedizinischer Diagnostik ist es, die Verteilung einer radioaktiv markierten Substanz im Körper des Patienten darzustellen und dadurch einen physiologischen oder biochemischen Vorgang in vivo zu erfassen. Ende der 70er Jahre gelang durch die Entwicklung der PET und SPECT erstmalig die tomographische Darstellung der zerebralen Radioaktivitätsverteilung, die die Voraussetzung für die Quantifizierung der regionalen Radioaktivitätskonzentration ist. Durch die Möglichkeit, mit der PET auch das Schwächungsverhalten des Gewebes zu erfassen, lassen sich mit dieser Meßtechnik Radioaktivitätskonzentrationen in absoluten Einheiten erfassen, während mit SPECT lediglich eine Relativquantifizierung der Radioaktivitätsverteilung, beispielsweise durch Quotientenbildung der Meßwerte aus verschiedenen Hirnregionen, möglich ist.

Die ersten Tomographen waren mit Bildauflösungen um die 15 mm vergleichsweise schlecht. Ein Auflösungssprung von etwa 15 auf etwa 6 mm gelang in der PET Ende der 80er Jahre [12]; mit der Entwicklung der Mehrkopfkameras und Ringsysteme wurde dann Anfang der 90er Jahre eine analoge Verbesserung für die SPECT erzielt, die von den Abbildungseigenschaften [13; vgl. Kap. 1.3, s. auch Abb. 4.19] und den diagnostischen Ergebnissen [14–16] her jetzt fast den PET-Standard erreicht.

Durch Kenntnis über die Determinanten der Verteilung eines Radiopharmakons im Gehirn lassen sich Rückschlüsse auf die regionale Pathophysiologie und Pathobiochemie ziehen. Derzeit stehen einerseits Radiopharmaka zur Verfügung, mit denen sich der regionale zerebrale Blufluß (rCBF) mit der SPECT darstellen läßt, andererseits solche, die eine Erfassung des Transmitterstoffwechsels oder der Rezeptordichte zulassen. Einen Überblick über die bei der Diagnostik neurodegenerativer Krankheiten derzeit eingesetzten, kommerziell erhältlichen Präparate gibt Tabelle 4.5, einen tieferen Einblick in das sich derzeit rapide expandierende Gebiet der Radiopharmakaentwicklung vermitteln Nunn [17] und Stöcklin [18] sowie das Kapitel 2 dieses Buches.

4.5.4 Indikationen und Befunde bei speziellen Krankheiten

Prinzipiell lassen sich insbesondere die SPECT-Perfusionsstudien wegen ihrer im Vergleich zu den strukturgebenden Verfahren besseren Sensitivität zur Erfassung der regionalen Verteilung degenerativer Prozesse im Gehirn bei einer Vielzahl

Tabelle 4.5. Bei der Diagnostik neurodegenerativer Krankheiten eingesetzte SPECT-Radiopharmaka[a]

Substanz	Referenz	Zielgröße
[123]J-Amphetamin	19	rCBF
^{99m}Tc-HMPAO	20	rCBF
^{99m}Tc-ECD	20	rCBF
[123]J-IBZM	21	Dopamin-D2-Rezeptordichte
[123]J-Iomazenil	22	Benzodiazepinrezeptordichte
[123]J-ßCIT[b]	23	Dopaminwiederaufnahme

[a] Die Tabelle erhebt keinen Anspruch auf Vollständigkeit.
[b] Kommerzialisierung steht bei Drucklegung kurz bevor.

neurodegenerativer Krankheiten einsetzen. Bei vielen und speziell natürlich bei den selteneren dieser Erkrankungen kann die diagnostische Wertigkeit der SPECT-Verfahren bisher noch nicht abgeschätzt werden; hinzu kommt, daß erst seit kurzer Zeit Kameras zur Verfügung stehen, mit denen eine gemessen an der PET befriedigende Auflösung der Hirnstrukturen möglich ist.

Trotz dieser methodischen Probleme haben sich eine Reihe von Indikationen ergeben, bei denen der Einsatz emissionstomographischer Verfahren diagnostisch sinnvoll erscheint. Diese umfassen die Frühdiagnostik der Huntington-Krankheit sowie die Differentialdiagnostik bei akinetisch-rigiden Syndromen und dementiellen Krankheiten.

Bei manchen der in Frage kommenden Krankheiten ist die SPECT-Literatur im Vergleich mit PET eher spärlich. Da mit einer Verbesserung der SPECT hinsichtlich Meßtechnik und Radiopharmakologie in Kürze PET-äquivalente Aussagen erreicht werden können (vgl. Kap. 1.3), werden im Folgenden auch PET-Ergebnisse diskutiert, sofern sie für die zukünftige klinische Anwendung der SPECT relevant sind.

Frühdiagnostik der Huntington-Krankheit

Die Huntington-Krankheit ist eine autosomal-dominant erbliche Krankheit, die neuropathologisch zu einer ausgeprägten Degeneration insbesondere des Corpus striatum und klinisch zu psychischen Veränderungen, Dyskinesien und Demenz führt (Übersicht bei [24]). Jeder Genträger entwickelt im Laufe seines Lebens die Krankheit. Der Krankheitsbeginn kann erheblich variieren; bei etwa 80% der Patienten liegt er zwischen dem 30. und 40. Lebensjahr. Vor dem Auftreten der die Diagnose ermöglichenden choreatischen Bewegungen durchlaufen die Patienten ein Prodromalstadium, das vor allem durch Verhaltensauffälligkeiten, Wesensveränderung und psychiatrische Krankheiten wie Depression oder schizophreniforme Psychosen gekennzeichnet ist.

Positronenemissionstomographisch läßt sich im Prodromalstadium bereits eine Verminderung des striatalen Glukoseverbrauchs nachweisen [8, 9, 25, 26], die diagnostisch nutzbar gemacht werden kann und vor einer auf CT-Bildern faßbaren kaudatalen Atrophie auftritt. Aufgrund der Koppelung zwischen rCBF und regionalem zerebralen Glukoseverbrauch, die bei der Huntington-Krankheit erhalten ist [16], läßt sich die striatale Dysfunktion auch mit SPECT und Perfusionsindikatoren wie dem ^{99m}Tc-HMPAO und dem ^{99m}Tc-ECD nachweisen [16, 18, 27] (Abb. 4.20).

Auch die striatale Dopamin-D2-Rezeptordichte ist bei der Huntington-Krankheit früh im Krankheitsverlauf erniedrigt [28, 29]. In einer Vergleichsstudie zwischen HMPAO-SPECT und IBZM-SPECT konnten Ichise et al. nachweisen, daß bei potentiellen Trägern des Huntington-Gens die Verminderung der striatalen Dopamin-D2-Rezeptordichte bereits vor einer Einschränkung der striatalen Perfusion nachweisbar sein kann [28]; deshalb ist die IBZM-SPECT derzeit als das empfindlichste SPECT-Verfahren zur Frühdiagnostik der Huntington-Krankheit anzusehen.

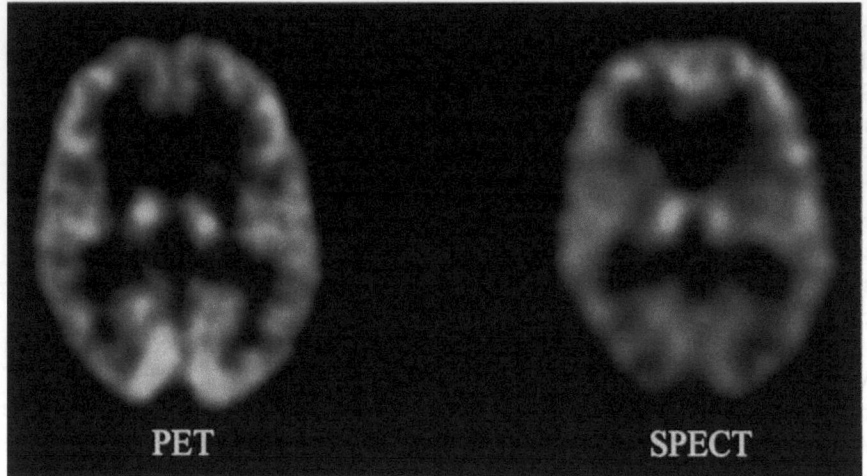

PET

SPECT

Abb. 4.20. Deutlich reduzierter striataler Glukoseverbrauch (*links*) und striatale Durchblutung (*rechts*) bei einem Huntington-Patienten

Kürzlich wurde der für die Huntington-Krankheit verantwortliche Gendefekt auf dem Chromosom 4 lokalisiert [30] und charakterisiert [31], so daß jetzt der Gendefekt beim individuellen Patienten diagnostiziert werden kann. Obwohl dies einen wesentlichen Fortschritt speziell in der Differentialdiagnostik dieser Krankheit darstellt, wirft es erhebliche ethische und medizinische Probleme auf: Diese bestehen unter anderem darin, daß sich mit der genetischen Diagnose keine Aussagen darüber treffen lassen, wann ein Genträger wirklich erkrankt. Gerade hier können bildgebende Verfahren wie SPECT und PET in der Verlaufskontrolle weitere Gewißheit für die individuelle Prognose von Genträgern schaffen: Nach Grafton et al. [32] hätten Genträger mit unauffälligem striatalem Glukoseverbrauch noch eine Periode von mindestens 7 Jahren bis zum Ausbruch neurologischer Symptome vor sich, entsprechende Daten sind für SPECT bisher nicht publiziert.

Obwohl die emissionstomographischen Verfahren vergleichsweise sensitiv in der Frühdiagnostik der Huntington-Krankheit sind, sind sie als nicht sehr spezifisch anzusehen, da eine Vielzahl weiterer Erkrankungen mit extrapyramidal-motorischen Symptomen ebenfalls mit einer striatalen Degeneration und Verminderungen des striatalen rCBF oder der striatalen Dopamin-D2-Rezeptordichte assoziiert sind. Hierzu zählen die Wilson-Krankheit [33, 34], die striatonigrale Degeneration oder andere Multisystematrophien [35, 36], die Neuroakanthozytose [37] sowie einige Formen der benignen hereditären Chorea [38].

Differentialdiagnostik akinetisch-rigider Syndrome

Im Mittelpunkt akinetisch-rigider Syndrome steht die Degeneration der Substantia nigra, deren Hauptefferenz zum Striatum zieht. In den striatalen

Endigungen dieser nigralen Bahn wird Dopamin synthetisiert; die bei dem Absterben der nigralen Neurone entstehende striatale Verarmung an Dopamin ist hierbei der pathophysiologische Schlüsselmechanismus für die Auslösung der extrapyramidalmotorischen Symptomatik.

Mit PET kann eine Degeneration der Substantia nigra über eine verminderte striatale Akkumulation des Dopa-Analogons ^{18}F-Dopa sehr sensitiv diagnostiziert werden [39–43]; strukturgebende Verfahren wie das CT oder die MRT sind hierzu nicht geeignet. Für die SPECT wurde jüngst mit dem ^{123}I-ßCIT ein Radiopharmakon vorgestellt, das analog zum PET-Indikator ^{11}C-Nomifensin über den für Dopamin spezifischen Wiederaufnahmemechanismus in die im Striatum lokalisierten Axone der nigrostriatalen Bahn transportiert wird [24]. Erste Beobachtungen am Primaten zeigen, daß auch mit dieser Substanz der Verlust nigraler Axone erfaßt werden kann [24].

Die Frage nach der Frühdiagnose eines Morbus Parkinson oder eines anderen akinetisch-rigiden Syndroms kann in der Regel ohne emissionstomographische Verfahren beantwortet werden [44]; der Einsatz der obengenannten emissionstomographischen Verfahren wäre jedoch klinisch interessant bei erblichen Multisystematrophien oder diagnostisch schwierigen Sonderformen der Parkinson-Krankheit wie dem juvenilen Morbus Parkinson.

Es ist hinlänglich bekannt, daß bei etwa 10% der Patienten mit Parkinsonismus nicht die Parkinson-Krankheit im eigentlichen Sinne vorliegt, sondern eine andere, häufig zu den Multisystematrophien gehörende Störung [45–47]. Diese Differentialdiagnostik ist nicht nur akademisch wichtig, sondern hat auch therapeutische Relevanz: So ist die Dopa-Substitution in der Regel nur bei der eigentlichen Parkinson-Krankheit erfolgversprechend und nicht bei den anderen genannten Syndromen, da bei diesen nicht nur eine Verarmung des Neurotransmitters Dopamin, sondern auch eine Degeneration der Dopaminrezeptoren tragenden striatalen Neurone stattfinden kann.

Emissionstomographisch wäre diese striatale Degeneration über eine Messung striataler Energiestoffwechselraten sowie der damit gekoppelten striatalen Perfusion erfaßbar. So gibt es eine Reihe positronenemissionstomographischer Arbeiten, die bei jeweils relativ kleinen Patientenzahlen mit striatonigraler Degeneration oder primärer supranukleärer Lähmung über eine Verminderung des striatalen und kortikalen Glukoseverbrauchs sowie des rCBF in diesen Regionen berichten [35, 48–51].

Ein zweiter und spezifischerer emissionstomographischer Ansatz bei dieser Fragestellung ist die Bestimmung der striatalen Dopamin-D2-Rezeptordichte, wie sie auch mit der SPECT unter Verwendung des IBZM möglich ist [22] (s. auch Kap. 4.6). Der Vergleich der mit diesem Verfahren gewonnenen Meßwerte der striatalen Dopamin-D2-Rezeptordichte mit den Ergebnissen des Apomorphintests, mit dem sich das Ansprechen des Parkinsonismus auf eine Therapie mit L-Dopa abschätzen läßt, zeigte eine gute Übereinstimmung der beiden Verfahren [52], so daß von der IBZM-SPECT bei dieser Fragestellung differentialtherapeutische Hinweise zu erwarten sind.

Differentialdiagnostik bei dementiellen Krankheiten

Unter Demenz wird ein Verlust der kognitiven Fähigkeiten verstanden. Epidemiologisch bedeutsam sind dementielle Krankheiten vor allem im höheren Lebensalter; so leiden in den westlichen Industrienationen etwa 5% der über 60jährigen unter diesem Krankheitsbild; für die über 80jährigen steigt dieser Prozentsatz auf über 20% [53].

Neben Hirnkrankheiten, die – wie beispielsweise die Huntington-Krankheit – außer zur Demenz auch zu anderen, diagnostisch häufig wegweisenden neurologischen Symptomen führen, gibt es eine Reihe von Erkrankungen, bei denen die Demenz das Kardinalsymptom darstellt:

- Alzheimer-Krankheit
- Multiinfarktdemenz
- Pseudodemenz bei Depression
- Normaldruckhydrozephalus
- Pick-Krankheit

Zusätzlich zu den genannten Krankheiten sind Mischbilder zu berücksichtigen, die besondere differentialdiagnostische Probleme aufwerfen.

Die häufigste Differentialdiagnose ist die Alzheimer-Krankheit, die mehr als 50% der Altersdemenzen ausmacht. Sie ist gleichzeitig am schwersten zu diagnostizieren; Ursache hierfür ist, daß es sich bei dieser Krankheit um eine primär degenerative Hirnkrankheit unbekannter Ursache handelt, die nicht an sekundären Phänomenen wie Gefäßstenosen oder extrazerebralen Stoffwechselveränderungen festgemacht werden kann. In der klinischen Praxis ist die Diagnose der Alzheimer-Krankheit nur über einen Ausschluß anderer Ursachen einer Demenz und aus einem mehrmonatigen Verlauf zu stellen [54]. Dies bedingt zum einen den Bedarf nach neuen diagnostischen Verfahren wie beispielsweise der Emissionstomographie, zum anderen stellt es bei der Validierung eventueller neuer Verfahren ein erhebliches Hindernis dar, weil der Goldstandard der Diagnose, die neuropathologische Untersuchung, auch im Forschungskontext nur schwer organisierbar ist und entsprechende Vergleichsstudien sowohl für PET als auch für SPECT fehlen. So sind die im nachfolgenden genannten Sensitivitäts- und Spezifitätswerte nur als grober Anhalt zu werten.

Schon bald nach Entwicklung der PET und auch der SPECT wurde über eine Verminderung der Perfusion in den Assoziationsarealen des frontalen und parietotemporookzipitalen Kortex berichtet [55–63] (Abb. 4.21). Typischerweise betreffen diese Veränderungen weniger die sensorischen und motorischen Primärareale und auch nicht das Zerebellum und Striatum. Verschiedene Autoren konnten zeigen, daß diese funktionellen Auffälligkeiten signifikant mit dem kognitiven Defizit korrelieren [64–71].

Die Sensitivität der regionalen Perfusions- und Energiestoffwechselminderungen ist noch Gegenstand der Diskussion; so gibt es Studien, die diese Befunde schon bei nur gering kognitiv eingeschränkten Patienten gefunden haben

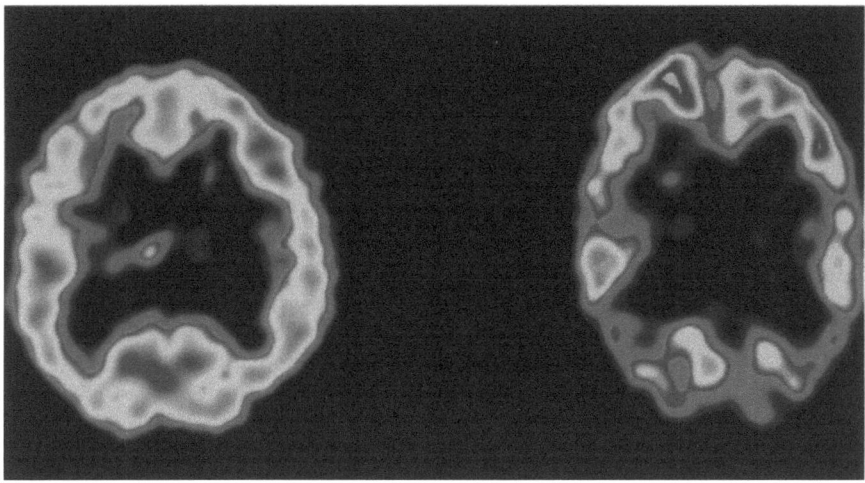

Abb. 4.21. Typische bitemporoparietale Perfusionsdefekte bei einem Patienten mit wahrscheinlicher Alzheimer-Krankheit

[72], während andere nur über eine geringe Sensitivität von etwa 60% in den Anfangsstadien der Krankheit berichten [73].

Eine Reihe von Arbeiten haben die Spezifität emissionstomographischer Verfahren bei der Diagnose der Alzheimer-Krankheit untersucht [62, 74–80], wobei – wie eingangs ausgeführt – bisher keine Studie neuropathologische Untersuchungen als Goldstandard verwendet hat. Gut gelingt unter Verwendung emissionstomographischer Verfahren die Abgrenzung zwischen der Alzheimer-Krankheit und der bei Altersdepressionen auftretenden Pseudodemenz [75], die von keiner wesentlichen Änderung der zerebralen Perfusion und des zerebralen Energiestoffwechsels begleitet ist. Die Unterscheidung zwischen Multiinfarktdemenz und der Alzheimer-Krankheit wirft mehr Probleme auf; zwar sind für die Multiinfarktdemenz multiple, im Unterschied zur Alzheimer-Krankheit auch subkortikal oder frontal lokalisierte Perfusionsdefekte typisch [74, 79, 80]; Mischbilder zwischen beiden Erkrankungen sind jedoch häufig, so daß zumindest in unselektierten Kollektiven die Differentialdiagnose bei individuellen Patienten auch trotz weiterentwickelter Meßtechnik schwierig bleiben wird und PET- oder SPECT-Bilder des rCBF und Energiestoffwechsels bei dieser Fragestellung immer zusammen mit CT- oder MRT-Befunden interpretiert werden sollten. Beim Normaldruckhydrozephalus kommt es zu einer Reduktion der Perfusion in den subkortikalen Strukturen und zu Asymmetrien des kortikalen Blutflusses, die nach Shuntanlage reversibel sind [81]. Patienten mit der extrem seltenen Pick-Krankheit weisen eine deutliche Verminderung der frontalen Perfusion auf und nicht die für die Alzheimer-Krankheit typischen Befunde in den parietotemporookzipitalen Assoziationsarealen.

Inzwischen gibt es einige Studien, die die Spezifität emissionstomographischer Verfahren an vergleichsweise unselektierten dementen Patienten geprüft haben.

Tabelle 4.6. Voraussagewert verschiedener Perfusionsmuster für die Diagnose der Alzheimer-Krankheit bei dementen Patienten (n = 113). (Aus [62])

Muster[a]	Alzheimer-Wahrscheinlichkeit [%]	DD[b]
A	19	Depression
B	82	Parkinson-Demenz
C	77	Vaskuläre Demenz, Parkinson-Demenz
D	57	Vaskuläre Demenz, Parkinson-Demenz, Primäre progressive Aphasie
E	42	Progressive supranukleäre Lähmung, HIV-Enzephalopathie
F	0	HIV-Enzephalopathie
G	18	Diverse Ätiologien

[a] A normale Perfusion; B isolierte beidseitige temporoparietale Hypoperfusion; C beidseitige temporoparietale Hypoperfusion mit anderen kortikalen Auffälligkeiten; D unilaterale temporoparietale Hypoperfusion mit oder ohne andere Auffälligkeiten; E isolierte frontale Hypoperfusion; F multiple kleine Perfusionsdefekte; G andere, nicht den übrigen Mustern entsprechende auffällige Befunde.
[b] Häufigste Differentialdiagnosen des szintigraphischen Befundes im untersuchten Kollektiv.

Einen Überblick über den Zusammenhang zwischen dem Muster der Perfusions- bzw. Stoffwechselauffälligkeiten und der Wahrscheinlichkeit einer Alzheimer-Krankheit gibt Tabelle 4.6.

Analog zur Parkinson-Krankheit wurde auch für die Alzheimer-Krankheit nach Möglichkeiten gesucht, mit enger an der kausalen Pathogenese ausgerichteten Radiopharmaka eine höhere diagnostische Spezifität zu erzielen. Hier wurde insbesondere versucht, dem Konzept von der Alzheimer-Krankheit als einer Acetylcholinmangelkrankheit emissionstomographisch durch Messung der kortikalen Acetylcholinrezeptordichte nachzugehen: Weinberger et al. [82] konnten an einer kleinen Gruppe von Patienten zeigen, daß eine kortikale Verminderung der Acetylcholinrezeptordichte nachweisbar ist, die das Ausmaß der Perfusions- oder Energiestoffwechselminderung übersteigt. Ob dieser Ansatz für den breiten diagnostischen Einsatz geeignet ist, muß in weiteren Studien untersucht werden.

4.5.5 Ausblick

Die Entwicklung der SPECT ist zum einen durch eine zunehmende Verbesserung der Meßtechnik und zum anderen durch die Entwicklung neuer Radiopharmaka geprägt. Von Seiten der Radiopharmakologie ist hier insbesondere die

Entwicklung neuer mit [123]J markierter rezeptoraffiner Radiopharmaka zu erwähnen.

Neben einer Verbesserung der Abbildungsqualitäten ist von seiten der Meßtechnik insbesondere die Entwicklung der die Ableitung regionaler Zeitaktivitätskurven ermöglichenden dynamischen SPECT zu nennen; hiermit würden sich analog zur PET die Geschwindigkeitskonstanten enzymkatalysierter oder rezeptorabhängiger biochemischer Prozesse untersuchen lassen. Zusätzlich hierzu verspricht die Entwicklung von für die SPECT geeigneten Methoden zur Messung der regionalen Gewebsstrahlenabsorption die Möglichkeit, mit der SPECT die regionale Radioaktivitätskonzentration in absoluten Einheiten zu messen.

Es ist zu erwarten, daß mit der Einführung dieser methodischen Neuerungen der Stellenwert der SPECT bei der Früh- und Differentialdiagnostik neurodegenerativer Krankheiten erheblich steigt; zur Prüfung dieses Anspruchs der SPECT wird jedoch noch die Durchführung entsprechender Studien an größeren Patientengruppen im Vergleich zu anderen bildgebenden oder klinischen Verfahren notwendig sein.

Literatur

1. Oppenheimer DR, Esiri MM (1991) Diseases of the basal ganglia, cerebellum and motor neurons. In: Adams JH, Duchen LW (eds) Greenfield's Neuropathology, 5th edn. Edward Arnold, London, pp 988–1045
2. Adams RD, Victor M (1989) Principles of neurology, 4th edn. McGraw-Hill, New York
3. English RJ, Brown SE (1990) SPECT Single-photon emission tomography: A primer, 2nd edn. The Society of Nuclear Medicine Inc., New York
4. Kuwert T, Sures T, Herzog H, Loken M, Hennerici M, Langen KJ, Feinendegen LE (1992) On the influence of spatial resolution and of the size and form of regions of interest on the measurement of regional cerebral metabolic rates by positron emission tomography. J Neural Transm 37[Suppl]:53–66
5. Mazziotta JC, Phelps ME, Plummer D, Kuhl DE (1981) Quantification in positron emission tomography: 5. Physical-anatomical effects. J Comput Assist Tomogr 5:734–743
6. Horwitz B (1990) Quantification and analysis of positron emission tomography metabolic data. In: R. Duara (ed) Positron emission tomography in dementia. Wiley-Liss, Inc, New York (Frontiers of Clinical Neuroscience, Vol 10, pp 13–70)
7. Müller-Gärtner HW, Links JM et al. (1992) Measurement of radiotracer concentration in brain gray matter using positron emission tomography: MRI-based correction for partial volume effects. J Cereb Blood Flow Metab 12:571–583
8. Mazziotta JC, Phelps ME, Pahl JJ et al. (1987) Reduced cerebral glucose metabolism in asymptomatic subjects at risk for Huntingtons's disease. N Engl J Med 316:357–362
9. Kuwert T, Lange HW, Boecker H et al. (1993) Striatal glucose consumption in chorea-free subjects at risk of Huntigton's disease. J Neurol 241:31–36
10. Wyper D, Teasdale E, Patterson J et al. (1993) Abnormalities in rCBF and computed tomography in patients with Alzheimer's disease and in controls. Br J Radiol 66:23–27
11. Alavi A, Hirsch LJ (1991) Studies of central nervous system disorders with single photon emission computed tomography and positron emission tomography: evolution over the past 2 decades. Semin Nucl Med 21:58–81

170 T. Kuwert

12. Rota-Kops E, Herzog H, Schmid A, Holte S, Feinendegen LE (1990) Performance characteristics of an eight-ring whole body PET scanner. J Comput Assist Tomogr 14:437–445
13. Szabo Z, Links JM, Seki C, Rhine J, Wagner HN Jr (1992) Scatter, spatial resolution, and quantitative recovery in high resolution SPECT. J Comput Assist Tomogr 16:461–467
14. Coubes P, Awad IA, Antar M, Magdinec M, Sufka B (1993) Comparison and spatial correlation of interictal HMPAO-SPECT and FDG-PET in intractable temporal lobe epilepsy. Neurol Res 15:160–168
15. Mess CA, Perani D, Lucignani G et al. (1994) High-resolution technetium-99m-HMPAO SPECT in patients with probable Alzheimer's disease: comparison with fluorine-18-FDG PET. J Nucl Med 35:210–216
16. Boecker H, Kuwert T, Langen KJ, et al. (1994) SPECT with HMPAO Compared to PET with FDG in Huntington Disease. J Comput Assist Tomogr 18(4):542–548
17. Nunn AD (ed) (1992) Radiopharmaceuticals chemistry and pharmacology. Marcel Dekker, New York
18. Stöcklin G (1992) Tracers for metabolic imaging of brain and heart. Eur J Nucl Med 19:527–551
19. Kung HF (1992) Iodine Labeled Brain Perfusion Imaging Agents. In: Nunn AD (ed) Radiopharmaceuticals chemistry and pharmacology. Marcel Dekker, New York, pp 141–166
20. Nowotnik DP (1992) Technetium-based brain perfusion agents. In: Nunn AD (ed) Radiopharmaceuticals chemistry and pharmacology. Marcel Dekker, New York, pp 37–96
21. Kung HF, Alavi A, Chang W et al. (1990) In vivo SPECT imaging of CNS D-2 dopamine receptors: initial studies with iodine-123-IBZM in humans. J Nucl Med 31:573–589
22. Bangerl I, Hunkeler W, Bonette EP, Pieri L, Richards JG, Schubiger PA (1990) In vitro and in vivo evaluation of iodine-123-Ro 16-0154: a new imaging agent for SPECT investigations of benzodiazepine receptors. J Nucl Med 31:1007–1014
23. Innis RB (1994) Single-photon emission tomography imaging of dopamine terminal innervation: a potential clinical tool in Parkinson's disease. Eur J Nucl Med 21:1–5
24. Bruyn GW, Went LN (1985) Huntingtons's chorea. In: Vinken PJ, Bruyn GW, Klawans HL (eds) Handbook of Clinical Neurology. Elsevier Science, Amsterdam, pp 267–314
25. Hayden MR, Martin WRW, Stoessl AJ (1986) Positron emission tomography in the early diagnosis of Huntington's disease. Neurology 36:888–894
26. Grafton ST, Mazziotta JC, Pahl JJ et al. (1990) A comparison of neurological, metabolic, structural, and genetic evaluations in persons at risk for Huntington's disease. Ann Neurol 28:614–621
27. Smith FW, Besson JA, Gemmell HG, Sharp PF (1988) The use of technetium-99m-HMPAO in the assessment of patients with dementia and other neuropsychiatric conditions. J Cereb Blood Flow Metab 8[Suppl 1]:116–122
28. Ichise M, Toyama H, Fornazzari L, Ballinger JR, Kirsh JC (1993) Iodine-23-IBZM dopamine D2 receptor and technetium-99m-HMPAO brain perfusion SPECT in the evaluation of patients with and subjects at risk for Huntington's disease. J Nucl Med 34:1274–1281
29. Brücke T, Podreka I, Angelberger P et al. (1991) Dopamine D_2 receptor imaging with SPECT: studies in different neuropsychiatric disorders. J Cereb Blood Flow Metab 11:220–228
30. Gusella JF, Wexler NS, Conneally PM et al. (1983) A polymorphic DNA marker, genetically linked to Huntington's disease. Nature 306:234
31. Huntington's Disease Collaborative Research Group (1993) A novel gene containing a trinucleotide repeat that is expanded and unstable on Huntington's disease chromosomes. Cell 72:971–983
32. Grafton ST, Mazziotta JC, Pahl JJ et al. (1992) Serial changes of cerebral glucose metabolism and caudate size in persons at risk for Huntington's disease. Arch Neurol 49:1161–1167
33. Kuwert T, Hefter H, Scholz D et al. (1992) Regional cerebral glucose consumption measured by positron emission tomography in patients with Wilson's disease. Eur J Nucl Med 19:96–101
34. Oertel WH, Tatsch K, Schwarz J et al. (1992) Decrease of D2 receptors indicated by 123-Iodobenzamide single-photon emission computed tomography relates to neurological deficit in treated Wilson's disease. Ann Neurol 32:743–748
35. de Volder AG, Francart J, Laterre C, Dooms G, Bol A, Michel C, Goffinet AM (1989) Decreased glucose utilization in the striatum and frontal lobe in probable striatonigral degeneration. Ann Neurol 26:239–247

36. Hosokawa S, Ichiya Y, Kuwabara Y, Ayabe Z, Mitsuo K, Goto I, Kato M (1987) Positron emission tomography in cases of chorea with different underlying diseases. J Neurol Neurosurg Psychiatr 50:1284-1287

37. Dubinsky RM, Hallett M, Levey B, Di Chiro G (1989) Regional brain glucose metabolism in neuroacanthocytosis. Neurology 39:1253-1255

38. Suchowersky O, Hayden MR, Martin WR, Stoessl AJ, Hildebrand AM, Patè BD (1986) Cerebral metabolism of glucose in benign hereditary chorea. Mov Disord 1:33-44

39. Carnett ES, Firnau G, Nahmias C (1983) Dopamine visualized in the basal ganglia of living man. Nature 305:137-138

40. Firnau G, Sood S, Chirakal R, Nahmias C, Garnett ES (1987) Cerebral metabolism of 6-(^{18}F)fluoro-L-dopa in the primate. J Neurochem 48:1077-1082

41. Leenders KL, Palmer AJ, Quinn N et al. (1986) Brain dopamine metabolism in patients with Parkinson's disease measurement positron emission tomography. J Neurol Neurosurg Psychiatr 49:853-856

42. Leenders KL, Salmon EP, Turton D et al. (1990) The nigrostriatal dopaminergic system assessed in vivo by positron emission tomography in healthy volunteer subjects and patients with Parkinson's disease. Arch Neurol 47:1290-1298

43. Martin WRW, Palmer MR, Patlak CS, Calne DB (1989) Nigrostriatal function in humans studied with positron emission tomography. Ann Neurol 26:535

44. Barbeau A (1985) Parkinson's disease: clinical features and etiopathology. In: Vinken PJ, Bruyn GW, Klawans HL (eds) Handbook of clinical neurology. Elsevier Science, Amsterdam, pp 87-152

45. Takei Y, Mirra SS (1973) Striatonigral degeneration: a form of multiple system atrophy with clinical parkinsonism. In: Zimmerman HM (ed) Progress in neuropathology, vol 2. Grune & Stratton, New York, pp 217-251

46. Jackson JA, Jankovic J, Ford J (1983) Progressive supranuclear palsy: clinical features and response to treatment in 16 patients. Ann Neurol 13:273-278

47. Duvoisin RC (1984) An apology and an introduction to the olivopontocerebellar atrophies. Adv Neurol 41:5-12

48. Leenders KL, Frackowiak PSJ, Lees AJ (1988) Steele-Richardson-Olszewski syndrome. Brain energy metabolism, blood flow and fluorodopa uptake measured by positron emission tomography. Brain 111:615-630

49. Goffinet AM, de Volder AG, Gillain C et al. (1989) Positron tomography demonstrates frontal lobe hypometabolism in progressive supranuclear palsy. Ann Neurol 25:131-139

50. Blin J, Baron JC, Dubois B, Pillon B, Cambon H, Cambier J, Agid Y (1990) Positron emission tomography study in progressive supranuclear palsy. Brain hypometabolic pattern and clinicometabolic correlation. Arch Neurol 47:747-752

51. Habert MO, Spampinato U, Mas JL et al. (1991) A comparative technetium-99m-hexamethylpropylene amine oxime SPET study in different types of dementia. Eur J Nucl Med 18:3-11

52. Schwarz J, Tatsch K, Arnold G, Gasser T, Trenkwalder C, Kirsch CM, Oertel WH (1992) 123-iodobenzamide-SPECT predicts dopaminergic responsiveness in patients with de novo Parkinsonism. Neurology 42:556-561

53. Troy L, Thompson II (1987) Dementia. In: Hales RE, Yudofsky SC (eds) Textbook of neuropsychiatry. American Psychiatric Press, Washington DC, pp 107-124

54. McKhann G, Drachman D, Folstein M et al. (1984) Clinical diagnosis of Alzheimer's disease: report of the NINCDS-ADRDA Work Group under the auspices of Department of Health and Human Services Task Force on Alzheimer's disease. Neurology 34:939-944

55. Frackowiak RSJ, Pozzilli C, Legg NJ, Du Boulay GH, Marshall J, Lenzi GL, Jones T (1981) Regional cerebral oxygen supply and utilization in dementia: a clinical and physiological study with oxygen-15 and positron tomography. Brain 104:753-778

56. Burns A, Philpot MP, Costa DC, Ell PJ, Levy R (1989) The investigation of Alzheimer's disease with single photon emission tomography. J Neurol Neurosurg Psychiatry 52:248-253

57. Montaldi D, Brooks DN, McColl JH et al. (1990) Measurements of regional cerebral blood flow and cognitive performance in Alzheimer's disease. J Neurol Neurosurg Psychiatry 53:33-38

58. Battistin L, Pizzolato G, Dam M et al. (1990) Regional cerebral blood flow study with ^{99m}Tc-hexamethyl-propylene amine oxime single photon emission tomography in Alzheimer's and multi-infarct dementia. Eur Neurol 30:296–301

59. Hurwitz TA, Ammann W, Chu D, Clark C, Holden J, Brownstone R (1991) Single photon emission computed tomography using ^{99m}TcHMPAO in the routine evaluation of Alzheimer's disease. Can J Neurol Sci 18:59–62

60. Habert MO, Spampinato U, Mas JL et al. (1991) A comparative technetium 99m hexamethylpropylene amine oxime SPET sudy in different types of dementia. Eur J Nucl Med 18:3–11

61. Perani D, Di Piero V, Vallar G et al. (1988) Technetium-99m HMPAO SPECT study of regional cerebral perfusion in early Alzheimer's disease. J Nucl Med 29:1507–1514

62. Holman BL, Johnson KA, Gerada B, Carvalho PA, Satlin A (1992) The scintigraphic appearance of Alzheimer's disease: a prospective study using technetium-99m HMPAO SPECT. J Nucl Med 33:181–185

63. O'Brien JT, Eagger S, Syed GMS, Sahakian BJ, Levy R (1992) A study of regional cerebral blood flow and cognitive performance in Alzheimer's disease. J Neurol Neurosurg Psychiatry 55:1181–1187

64. Burns A, Philpot MP, Costa DC, Ell PJ, Levy R (1989) The investigation of Alzheimer's disease with single photon emission tomography. J Neurol Neurosurg Psychiatry 52:248–253

65. Chase TN, Fedio P, Foster NL, Brooks R, Di Chiro G, Mansi L (1984) Wechsler Adult Intelligence Scale performance: cortical localization by fluorodeoxyglucose F18 positron emission tomography. Arch Neurol 41:1244–1247

66. de Leon MJ, Ferris SH, George AE et al. (1983) Positron emission tomographic studies of aging and Alzheimer's disease. AJNR 4:568–571

67. Grady CL, Haxby JV, Shapiro MB et al. (1990) Subgroups in dementia of the Alzheimer type identified using positron emission tomography. J Neuropsychiatry Clin Neurosci 2:373–384

68. Haxby JV, Duara R, Grady CL, Cutler NR, Rapoport SI (1985) Relations between neuropsychological and cerebral metabolic asymmetries in early Alzheimer's disease. J Cereb Blood Flow Metab 5:193–200

69. Hunter R, McLuskie R, Wyper D et al. (1989) The pattern of function-related regional cerebral blood flow investigated by single photon emission tomography with ^{99m}Tc-HMPAO in patients with presenile Alzheimer's disease and Korsakoff's psychosis. Psychol Med 19:847–855

70. Montaldi D, Brooks DN, McColl JH et al. (1990) Measurements of regional cerebral blood flow and cognitive performance in Alzheimer's disease. J Neurol Neurosurg Psychiatry 53:33–38

71. Eberling JL, Reed BR, Baker MG, Jagust WJ (1993) Cognitive correlates of regional cerebral blood flow in Alzheimer's disease. Arch Neurol 50:761–766

72. Perani D, Di Piero V, Vallar G (1988) Technetium-99m HMPAO-SPECT Study of regional cerebral perfusion in early Alzheimer's disease. J Nucl Med 29:1507–1514

73. Claus JJ, van Harskamp F, Breteler MMB (1994) The diagnostic value of SPECT with Tc 99m HMPAO in Alzheimer's disease. Neurology 44:454–461

74. Benson DF, Kuhl DE, Hawkins RA, Phelps ME, Cummings JL, Tsai SW (1983) The fluorodeoxyglucose 18F scan in Alzheimer's disease and multi-infarct dementia. Arch Neurol 40:711–714

75. Salmon E, Sadzot B, Maquet P et al. (1994) Differential diagnosis of Alzheimer's disease with PET. J Nucl Med 35:391–398

76. Neary D, Snowden JS, Shields RA et al. (1987) Single photon emission tomography using ^{99m}Tc-HMPAO in the investigation of dementia. J Neurol Neurosurg Psychiatry 50:1101–1109

77. Chawluk JB, Mesulam MM, Hurtig H et al. (1986) Slowly progressive aphasia without generalized dementia: studies with positron emission tomography. Ann Neurol 19:68–74

78. Jagust WJ, Friedland RP, Budinger TF (1985) Positron emission tomography differentiates normal pressure hydrocephalus from Alzheimer's disease. J Neurol Neurosurg Psychiatry 48:1091–1096

79. Kuhl DE, Metter EJ, Riege WH (1985) Patterns of cerebral glucose utilization in depression, multiple infarct dementia, and Alzheimer's disease. In: Sokoloff L (ed) Brain imgaging and brain function. Raven, New York, pp 211–226

80. McKeith IG, Bartholomew PH, Irvine EM, Cook J, Adams R, Simpson AES (1993) Single photon emission computerised tomography in elderly patients with Alzheimer's disease and multi-infarct dementia. Regional uptake of technetium-labelled HMPAO related to clinical measurements. Br J Psychiatry 163:597–603
81. Waldemar G, Schmidt JF, Delecluse F, Andersen AR, Gjerris F, Paulson OB (1993) High resolution SPECT with ^{99m}Tc-d,I-HMPAO in normal pressure hydrocephalus before and after shunt operation. J Neurol Neurosurg Psychiatry 56:655–664
82. Weinberger DR, Jones D, Reba RC et al. (1992) A comparison of FDG PET and IQNB SPECT in normal subjects and in patients with dementia. J Neuropsychiatry Clin Neurosci 4:239–248

4.6 SPECT-Darstellung der Dopamin-D2-Rezeptoren

K. Tatsch

4.6.1 Einleitung

Für die Funktionsabläufe im ZNS spielt die Interaktion zwischen Neurotransmittern und Rezeptoren eine entscheidende Rolle. Mit der Entwicklung selektiver Radioliganden wurde in den vergangenen Dekaden die Grundlage für die In-vitro- und später auch In-vivo-Abbildung von Rezeptorsystemen geschaffen. Heute sind mit den Dopamin-, Benzodiazepin-, Opiat-, Serotonin- und Acetylcholinrezeptoren die wichtigsten Rezeptorsysteme der Diagnostik mit der Positronenemissionstomographie (PET) [1, 2, 3] und in zunehmendem Maße auch der Single-Photon-Emissions-Computertomographie (SPECT) zugänglich [4, 5].

Das dopaminerge System nimmt in dem angesprochenen Umfeld aus mehreren Gründen eine bevorzugte Stellung ein:

a) Eine Vielzahl neurologischer und psychiatrischer Krankheitsbilder geht mit Funktionsstörungen des dopaminergen Systems einher; es hat damit erhebliche klinische Relevanz.
b) Das dopaminerge System stellt den Wirkort für zahlreiche zentralwirksame Medikamente dar.
c) Der überwiegende Anteil dopaminerger Rezeptoren liegt im menschlichen Gehirn in einer umschriebenen, relativ leicht zu lokalisierenden Struktur (Nucleus caudatus und Putamen, zusammen als Striatum bezeichnet).

Die Synthese und Freisetzung von Neurotransmittern, ihre Bindung an post- und/oder präsynaptische Rezeptoren sowie der Abbau bzw. die Wiederaufnahme der Überträgerstoffe in präsynaptische Speicher sind von grundlegendem Interesse, um auf molekularer Ebene Kenntnisse über die Funktionsabläufe bei physiologischen und pathologischen Prozessen zu gewinnen.

Neurotransmitter des dopaminergen Systems ist das Dopamin, das in 2 Schritten aus der Aminosäure Tyrosin synthetisiert wird. Tyrosin wird zunächst durch eine Tyrosinhydroxylase in Stellung 3 zu 3,4-Dihydroxy-L-Phenylalanin (L-DOPA) hydrolysiert, welches anschließend mittels einer Decarboxylase zum Dopamin decarboxyliert wird. Beide enzymatischen Schritte laufen im Cytosol ab. Das entstandene Dopamin wird aktiv aus dem Cytosol in Speichervesikel der präsynaptischen Nervenendigungen aufgenommen. Trifft ein Aktionspotential auf die Nervenzelle, wird gespeichertes Dopamin aus den

Vesikeln in den präsynaptischen Spalt freigesetzt und entfaltet seine Wirkung an den postsynaptisch lokalisierten Rezeptoren [6].

Mit molekularbiologischen Methoden konnten bisher 5 verschiedene Dopaminrezeptoren identifiziert werden. Sie werden heute entsprechend ihrer pharmakologischen Wirkung in 2 Gruppen, die *D1-like-*Rezeptoren (D1 und D5) und die *D2-like-*Rezeptoren (D2, D3 und D4) eingeteilt. Innerhalb dieser Gruppen bestehen weitgehende Homologien. Während D1-like-Rezeptoren über Stimulation der Adenylatcyclase und Öffnung von Kaliumkanälen eine stabilisierende Wirkung auf die postsynaptische Membran ausüben, rufen D2-like-Rezeptoren die umgekehrte Reaktion hervor [1]. Das in den synaptischen Spalt ausgeschüttete Dopamin wird im wesentlichen durch Wiederaufnahme in präsynaptische Vesikel, z.T. aber auch enzymatisch (Monoaminooxidase, Katechyl-O-Methyltransferase) deaktiviert [6]. – Von den skizzierten Vorgängen an der dopaminergen Synapse sind gegenwärtig 3 Aspekte der nuklearmedizinischen In-vivo-Diagnostik zugänglich:

Präsynaptisch   Analyse des DOPA-Metabolismus mit PET und dem L-DOPA-Analogon ^{18}F-Fluorodopa. Aufgrund der begrenzten Verfügbarkeit von PET-Zentren und dieses spezifischen Radiopharmakons blieben derartige Untersuchungen bisher auf die Beantwortung wissenschaftlicher Fragestellungen an kleinen Patientenkollektiven begrenzt [6]. Für SPECT-Untersuchungen sind vergleichbare Radioliganden noch nicht einsetzbar.

Abbildung des präsynaptischen Wiederaufnahmeortes mit [123]J-markierten und damit SPECT-fähigen Kokainanaloga wie ß-CIT [7], ß-CIT-FP [8] oder IPT [9, 10]. Auf die potentielle klinische Bedeutung dieser Verfahren, die zunehmend in das Blickfeld des Interesses geraten, wird später dezidiert eingegangen.

Postsynaptisch   Bestimmung der Rezeptordichte, -besetzung und -blockade. Hierfür stehen zahlreiche PET- und SPECT-Liganden zur Verfügung [1, 3, 4]. Über die Darstellung von D1-Rezeptoren liegen aus im wesentlichen pharmakologischen Gründen (z.B. geringe Spezifität, kurze In-vivo-Stabilität etc.) vergleichsweise wenig Berichte vor [1, 3, 11]. Im Gegensatz dazu ist das D2-Rezeptorsystem weit ausführlicher untersucht. Grundsätzlich wird bei der Abbildung des letzteren zwischen der Anwendung reversibler Liganden wie beispielsweise Lisurid- oder Benzamidderivaten (z.B. IBZM, IBF) und dem Einsatz irreversibler Liganden wie Butyrophenonderivaten (z.B. Iodospiperone) unterschieden [1, 3].

Im Mittelpunkt der folgenden Ausführungen steht die SPECT Darstellung des Dopamin-D2-Rezeptorsystems mit dem Benzamidderivat IBZM, über das mit Abstand die umfassendsten Erfahrungen vorliegen. Im Gegensatz zu den übrigen erwähnten Radiopharmaka ist IBZM kommerziell erhältlich und somit potentiell in der klinischen (Routine-)Diagnostik einsetzbar.

Die klinische Bedeutung von Untersuchungen mit IBZM-SPECT liegt in der Charakterisierung des postsynaptischen D2-Rezeptor-Status bei *Basalganglienerkrankungen.* Zu letzteren zählen vor allem die Parkinson-Syndrome, aber auch Chorea Huntington, Morbus Wilson, Dystonien und andere seltenere Erkrankungen.

4.6.2 Methodik

Radiopharmazeutikum

^{123}I-IBZM ([123]I-(S)-2-hydroxy-3-iodo-6-methoxy-N-[(1-ethyl-2-pyrrolidonyl)me-thyl]benzamide) wurde von Kung et al. als Dopamin-D2-Rezeptorantagonist mit potentieller Eignung für die Bildgebung mit SPECT vorgestellt [12]. Seit 1989 wird der Ligand in Europa von der Firma Cygne BV (Niederlande) kommerziell hergestellt und via DuPont Pharma in Deutschland vertrieben. Das Radio-pharmazeutikum wird gebrauchsfertig geliefert Nach Angaben des Herstellers beträgt die Radionuklidreinheit des Produktes >99,9%, die radiochemische Reinheit >95%. Die spezifische Aktivität der Substanz liegt zwischen 195 und 222 TBq/mmol. IBZM kann bis zu 12 h nach Kalibrierung verwendet werden. In der Regel wird eine Aktivität von 185 MBq/Patient verabreicht.

Pharmakokinetik, Biokinetik, Strahlenexposition

Nach i.v.-Injektion wird IBZM rasch aus dem Blut eliminiert. Etwa 3-5% der verabreichten Aktivität werden im Gehirn gebunden [13]. Man geht davon aus, daß IBZM als lipophile Substanz die intakte Blut-Hirn-Schranke durch einfache Diffusion passiert. In Modellrechnungen wurde abgeschätzt, daß bei der diagnostischen Applikation weniger als 3% der vorhandenen D2-Rezeptoren mit IBZM besetzt werden. Damit ist höchst unwahrscheinlich, daß der Ligand eine pharmakologische Eigenwirkung hervorruft.

Zirkulierendes IBZM wird im Organismus rasch in 2 hydrophile Folgekomplexe umgewandelt, die nicht mehr in das Gehirn aufgenommen werden können [14]. Die Elimination des Radiopharmazeutikums erfolgt renal (freies Jodid, was-serlöslicher Metabolit) und intestinal über das hepatobiliäre System (lipophile Komponente).

Die Strahlenexposition für den Ganzkörper wird in der Literatur mit 0,034 mSv/ MBq angegeben [15]. Bei einer Untersuchung mit 185 MBq [123]J-IBZM resultiert für den Erwachsenen eine Exposition von ca. 6 mSv. Dieser Wert entspricht etwa der Strahlenexposition bei SPECT-Untersuchungen des Gehirns mit anderen Radiopharmaka und ist dem einer Skelettszintigraphie vergleichbar. Die höchsten Organdosen werden für Schilddrüse, Blase und Darm angegeben. – Neben-wirkungen wurden bei Anwendung von IBZM bisher nicht beobachtet.

Durchführung der IBZM-SPECT-Untersuchung

Patientenvorbereitung Wie bei allen Untersuchungen mit [123]Jod-markierten Radiopharmazeutika sollte der Applikation eine suffiziente Schilddrüsenblockade mit Perchlorat vorausgehen, um die Aufnahme freien Jodids in die Schilddrüse weitmöglichst zu unterbinden. Weitere vorbereitende Maßnahmen sind nicht erforderlich.

Nachdem sich zahlreiche Medikamente (z.b. Neuroleptika, L-DOPA, Dopaminagonisten, Antiemetika, Kalziumantagonisten vom Flunarizin- und Cinnarizintyp) direkt oder indirekt auf die Besetzung bzw. Verfügbarkeit von D2-Rezeptoren auswirken, ist eine *exakte Medikamentenanamnese* für die korrekte Interpretation von IBZM-SPECT Ergebnissen unabdingbar.

Akquisition   Für die Datenakquisition sollten bevorzugt hochauflösende SPECT-Systeme der neueren Generation eingesetzt werden (z.b. Mehrkopfsysteme, Geräte mit Ringdetektoren), um den heutigen Erfordernissen an Bildqualität, räumliche Auflösung, Überlagerung funktioneller SPECT- mit morphologischen MR-Datensätzen etc. Rechnung zu tragen.

Als bevorzugtes Zeitfenster für die SPECT-Acquisition wird die 60. bis maximal 150. Minute p.i. angesehen, da in diesem Intervall die spezifische IBZM-Bindung im Striatum annähernd ein Plateau aufweist. Perfusion und unspezifische Bindungsphänomene, die früh nach Injektion die Verteilung des Tracers mitbestimmen, sind zu diesem Zeitpunkt abgeschlossen. IBZM-Darstellungen reflektieren dann den Rezeptorstatus (Dichte, Besetzung, Blockade der D2-Rezeptoren) [16, 17]. Bei Verwendung statischer SPECT-Systeme hat die Datenakquisition stets zum gleichen Zeitpunkt p.i. zu erfolgen [17]. Auf diese Weise trägt man der Kinetik der IBZM-Bindung partiell Rechnung und schafft die Grundlage für eine intra- und interindividuelle Vergleichbarkeit semiquantitativer Ergebnisse.

Auswertung   Für die semiquantitative Auswertung mittels ROI-Technik werden im allgemeinen schwächungskorrigierte Transversalschnitte mit der jeweils höchsten spezifischen Anreicherung in den Basalganglien herangezogen. Üblicherweise wird die Speicherung im Striatum zu derjenigen in einer ausgewählten Referenzregion in Beziehung gesetzt [16–22]. Vom theoretischen Ansatz her bietet sich hierfür das Zerebellum an, da es bekanntermaßen die niedrigste D2-Rezeptor-Dichte aufweist. In der Praxis ist dieses Vorgehen allerdings nicht unproblematisch, da derart gewonnene Daten im Vergleich zu anderen Ansätzen eine signifikant höhere Streuung aufweisen [18, 19, 21]. Im Einzelfall kann dies zu einer fehlerhaften Einschätzung der spezifischen IBZM-Bindung führen. Viele Untersucher bevorzugen daher den frontalen Kortex als Referenzregion. Über die Verwendung des okzipitalen Kortex wird in der Literatur ebenfalls berichtet. Letzterer weist allerdings eine etwas höhere unspezifische Bindung auf und dürfte hinsichtlich der diagnostischen Trennschärfe dem frontalen Kortex unterlegen sein.

Bei der Definition der ROIs wird über unterschiedliche Vorgehensweisen berichtet [18, 21, 22]. Vor- und Nachteile der jeweiligen Ansätze (z.B. Isokontur, Rechteck- oder unregelmäßige ROIs) liegen auf der Hand. Als korrekteste Methode empfiehlt sich die Abgrenzung der ROIs entsprechend der individuellen Morphologie. Voraussetzung hierfür wäre die Überlagerung von SPECT- mit MR-

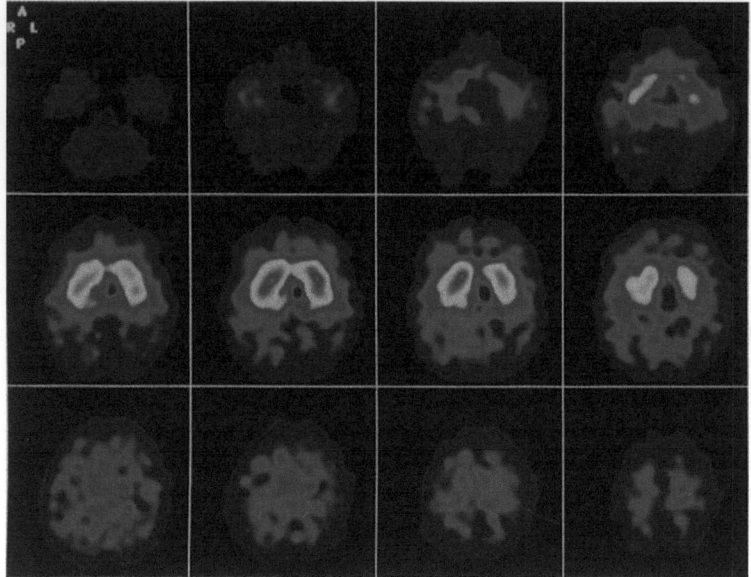

Abb. 4.22. Normale IBZM-Bindung an das Striatum beidseits. Keine signifikante Seitendifferenz. S/FC-Quotient mit 1,58 im Normbereich (1,53 ± 0,05)

Schnitten. Für die Routinediagnostik praktikabler scheint der Vorschlag, der Definition der ROIs einen stereotaktischen Hirnatlas zugrundezulegen [18]. Allgemeiner Konsens besteht darin, das Striatum beim Legen der ROIs als Einheit zu betrachten, da die meisten SPECT-Systeme aufgrund ihres limitierten Auflösungsvermögens eine zuverlässige Unterscheidung zwischen Caput nuclei caudati und Putamen nicht zulassen.

4.6.3 Klinische Anwendung

Normalkollektiv/Kontrollen

Normalpatienten weisen eine weitgehend symmetrische IBZM-Bindung im Striatum ohne nennenswerte Abweichung im Seitenverhältnis (rechts/links) auf (Abb. 4.22). Der Quotient zwischen Striatum und Referenzregion wird wesentlich von der methodischen Vorgehensweise und gerätetechnischen Ausstattung mitbestimmt. Angaben im Schrifttum bewegen sich in dem Bereich von 1,5–1,9 (Tabelle 4.7).

In Übereinstimmung mit PET-Studien weisen SPECT-Daten bei Kontroll-patienten auf eine signifikante lineare Korrelation zwischen IBZM-Bindung und Alter der untersuchten Personen hin [19, 21, 23]. Die Befunde legen nahe, daß es mit zunehmendem Alter zu einer (physiologischen) Abnahme der D2-Rezeptor-Dichte kommt. Dieser Gesichtspunkt ist bei der Interpretation von *Patientendaten* adäquat zu berücksichtigen.

Tabelle 4.7. Quotienten der Zählratendichte von Striatum zu Referenzregion

Literaturstelle	Referenzregion	Quotient (MW ± SD)	N
Brücke et al. [19]	Frontaler Cortex	1,74 ± 0,10	12
Pilowsky et al. [23]	Frontaler Cortex	1,69 ± 0,03	20
Tatsch et al. [21]	Frontaler Cortex	1,53 ± 0,05	17
Ichise et al. [24]	Frontaler Cortex	1,58 ± 0,05	22
van Royen et al. [25]	Okzipitaler Cortex	1,89 ± 0,14	21
Verhoeff et al. [18]	Okzipitaler Cortex	1,93 ± 0,12	15
	Zerebellum	1,65 ± 0,12	15
Laulumaa et al. [26]	Zerebellum	1,75 ± 0,14	8

Parkinson-Syndrome

Parkinson-Syndrome sind klinisch durch die Symptome Rigor, Tremor und Akinesie bzw. Bradykinesie gekennzeichnet. Grundsätzlich wird zwischen dem *idiopathischen Parkinson-Syndrom* (Morbus Parkinson) und *Parkinson-Syndromen anderer Ätiologie* unterschieden. Letztere Gruppe ist heterogen. Sie umfaßt u.a. Pakinson-Syndrome, die auf Vergiftungen (z.B. Kohlenmonoxid) oder Medikamenteneinnahme (z.B. Neuroleptika) zurückgehen, solche die postenzephalitisch oder vaskulär bedingt sind oder diejenigen, die im Rahmen von Multisystemerkrankungen auftreten. Zu letzteren zählen die progressive supranukleäre Blicklähmung (PSP) und eine Gruppe von Erkrankungen, die unter dem Begriff Multisystematrophie (MSA) zusammengefaßt werden (olivopontozerebelläre Atrophie, Shy-Drager-Syndrom, striatonigrale Degeneration).

Die klinische Unterscheidung zwischen Morbus Parkinson und Parkinson-Syndromen anderer Genese kann besonders in der Frühphase der Erkrankung schwierig sein. So ließ sich beispielsweise bei Post-mortem-Untersuchungen nur in ca. 80% der Fälle anhand charakteristischer neuropathologischer Befunde die intra vitam gestellte Diagnose eines Morbus Parkinson bestätigen [27]. Bei den übrigen Patienten lagen nach neuropathologischen Kriterien andere Erkrankungen wie PSP, MSA oder vaskuläre Parkinson-Syndrome vor.

Trotz dieser Problematik streben Neurologen frühzeitig eine differentialdiagnostische Abgrenzung zwischen M. Parkinson und extrapyramidalmotorischen Bewegungsstörungen anderer Genese an, da sich die beiden Gruppen hinsichtlich der Behandlungsstrategie und des Therapieerfolges unterscheiden. Klinisch gilt als wichtiges Trennkriterium das positive bzw. fehlende Ansprechen auf dopaminerge Medikamente. Beim Morbus Parkinson führt der Untergang von Neuronen in der Substantia nigra (*präsynaptisch*) zu einem Dopaminmangel, wobei der Ort, an dem der Neurotransmitter seine Wirkung entfaltet, der *postsynaptisch* lokalisierte D2-Rezeptor, primär nicht beeinträchtigt ist. Dies erklärt, daß sich bei Patienten mit Morbus Parkinson die Symptomatik durch Gabe dopaminerger Medikamente eindeutig bessern läßt. Im Gegensatz dazu führt bei Patienten mit anderen Parkinson-Syndromen eine derartige Therapie zu keiner wesentlichen Besserung. Als Grund wird eine herabgesetzte Dichte bzw. Verfügbarkeit postsynaptischer Rezeptoren diskutiert, wobei der veränderte Rezeptorstatus das funktionelle Korrelat der neuro-degenerativen Veränderungen repräsentiert, die sich bei diesen Krankheitsbildern im Striatum abspielen.

Gegenwärtig basiert die Abgrenzung zwischen Morbus Parkinson und anderen Parkinson-Syndromen auf dem Ergebnis pharmakologischer Tests (z.B. Apomorphintest) [28–30] bzw. probatorischen Langzeitgaben von Dopamimetika, wobei der hohe Zeitaufwand, die z.T. ausgeprägten Nebenwirkungen und der subjektive Charakter der Beurteilung bei diesen Vorgehensweisen als nachteilig empfunden werden. Vor diesem Hintergrund könnte die Charakterisierung des postsynaptischen D2-Rezeptor-Status mit IBZM-SPECT einen wertvollen (differ-ential-)diagnostischen Beitrag leisten.

Morbus Parkinson   Bei *unbehandelten* Patienten mit Morbus Parkinson wird im Schrifttum über keine signifikante Verringerung der spezifischen IBZM-Bindung im Vergleich zu Kontrollen berichtet [19–21, 31–33]. Diese Beobachtung steht im Einklang mit der pathophysiologischen Vorstellung, daß die Morphologie des Striatums und damit der postsynaptische Rezeptorstatus primär keine Schädigung aufweisen. Auch vergleichbare PET-Daten weisen auf keine Abnahme der Rezeptorzahl hin. Letztere berichten in der Regel sogar über eine im Vergleich zu Kontrollen erhöhte D2-Rezeptor-Dichte, wobei die Zunahme (sog. Upregulation) als Antwort auf den Dopaminmangel verstanden wird [34, 35]. Mit IBZM-SPECT ist eine Erhöhung der D2-Rezeptor-Dichte nur schwer faßbar. Die meisten Autoren berichten, daß die IBZM-Bindung bei Patienten mit Morbus Parkinson im Mittel nicht von der des jeweiligen Kontrollkollektivs abweicht. Als Begründung für die Diskrepanz zwischen SPECT- und PET-Befunden wird angeführt, daß mit der SPECT-Technologie möglicherweise kein ausreichend empfindliches System zur Verfügung steht, um eine Zunahme der Rezeptorzahl adäquat zu erfassen. Überlegungen dieser Art werden durch intraindividuelle Vergleichsstudien mit PET und SPECT gestützt. Die Befunde letzterer zeigen, daß bei Patienten mit Morbus Parkinson die IBZM-Bindung im Normbereich liegt, während korrespondierende Untersuchungen mit dem weitgehend struk-turanalogen PET-Liganden ^{11}C-Raclopride auf eine erhöhte Rezeptordichte hindeuten [36].

Bei Patienten mit Morbus Parkinson ist die klinische Symptomatik häufig seitenbetont. Dies legt nahe, daß die Rezeptordichte ebenfalls eine Asymmetrie aufweist. Basierend auf den vorangegangenen Überlegungen (Upregulation infolge Dopaminmangels) wäre eine höhere Bindung *kontralateral* zur klinischen Symptomatik zu erwarten. Diese Annahme wurde mittlerweile nicht nur mit PET-[36], sondern auch zahlreichen SPECT-Untersuchungen bestätigt [26, 32, 36]. Ein repräsentatives Fallbeispiel zeigt Abb. 4.23. Wenngleich in PET-Studien die striatale Bindungsasymmetrie deutlicher zutage tritt, weisen SPECT-Ergebnisse trotz geringerer Rechts-links-Differenzen mit ähnlicher Genauigkeit auf die stärker betroffene Seite hin [36].

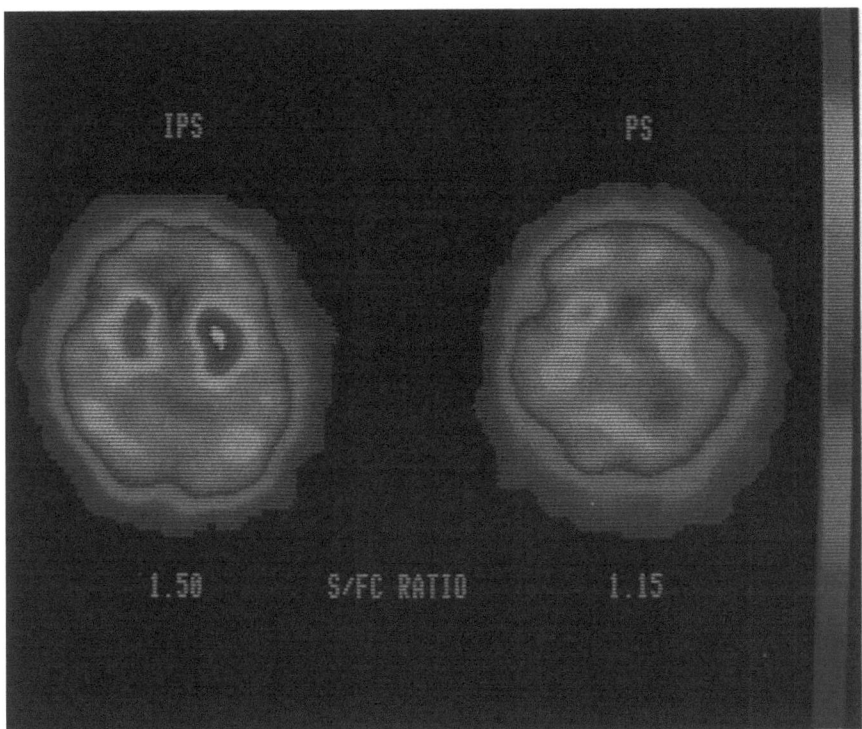

Abb. 4.23. *Links*: Repräsentatives Fallbeispiel für einen Patienten mit Morbus Parkinson. Die IBZM-Bindung liegt insgesamt im Normbereich, zeigt jedoch eine deutliche Asymmetrie mit einer höhergradigen Speicherung im linken Striatum und damit kontralateral zur rechtsbetonten klinischen Symptomatik. *Rechts*: Im Gegensatz dazu liegt bei dem Patienten mit einem Parkinson-Syndrom anderer Genese (Multisystematrophie) eine signifikant erniedrigte IBZM-Bindung vor

Stehen Patienten unter *dopamimetischer Medikation*, so kann man in Abhängigkeit von dem therapeutischen Ansatz Auswirkungen auf die IBZM-Bindung beobachten [37–39]. In einer prospektiven Studie wurde intraindividuell die IBZM-Bindung *vor* mit derjenigen *unter* Therapie verglichen, um den Effekt verschiedener Behandlungskonzepte zu untersuchen. Es fand sich, daß L-DOPA-Monotherapie zu keiner signifikanten Änderung der IBZM-Bindung führt. Unter Behandlung mit Dopaminagonisten (sowohl in Monotherapie als auch in Kombination'mit L-DOPA) war dagegen eine signifikante Abnahme der IBZM-Bindung zu beobachten. Aus den Ergebnissen wurde geschlossen, daß L-DOPA in therapeutischer Dosierung die Bindung von IBZM an den Rezeptor nicht signifikant beeinflußt, wogegen die Gabe von Dopaminagonisten (z.B. via Verdrängung des Radioliganden vom Rezeptor) zu einer Reduktion der IBZM-Bindung führt [37–39]. Aus diesem Grund sollten Dopaminagonisten vor IBZM-Untersuchungen abgesetzt werden, wobei eine Therapiepause von einer Woche als angemessen gilt.

Parkinson Syndrome anderer Ätiologie Bei Patienten mit nichtidiopathischen Parkinson-Syndromen wird im Schrifttum übereinstimmend über eine signifikant erniedrigte Bindung an die striatalen D2-Rezeptoren berichtet [20, 21, 25, 32, 35]. Nachdem diese Gruppe von Erkrankungen mit einer Degeneration des Striatums einhergeht, liegt es nahe, die herabgesetzte IBZM-Bindung als ein funktionelles Korrelat dieses Prozesses anzusehen. Stark erniedrigte Werte für die spezifische IBZM-Bindung werden insbesondere für Patienten mit MSA und PSP berichtet [21, 25, 32]. Diese Krankheitsbilder lassen sich somit recht zuverlässig von Patienten mit Morbus Parkinson unterscheiden (s. Abb. 4.23). Bei Patienten mit vaskulären und anderen Parkinson-Syndromen war die IBZM-Bindung im Mittel nur leicht erniedrigt. Entsprechend geringer fiel die Möglichkeit der diagnostischen Abgrenzung gegenüber dem Morbus Parkinson aus [21].

Bedeutung der IBZM-SPECT für die Differentialdiagnostik von Parkinson-Syndromen Die diagnostische Treffsicherheit von IBZM-SPECT-Studien hinsichtlich der Differenzierung zwischen Morbus Parkinson und Parkinson-Syndromen anderer Genese wird im Schrifttum zwischen 80 und 90% angesiedelt [40–44]. Als Referenzverfahren für die Bewertung der SPECT-Ergebnisse muß derzeit in Ermangelung von Alternativen auf klinische Parameter (positives bzw. negatives Ansprechen auf den Apomorphintest bzw. dopamimetische Langzeittherapie) zurückgegriffen werden. Wie bereits erwähnt, kann die klinisch gestellte Diagnose aber nicht unwesentlich von der Post-mortem-Diagnose abweichen [27]. Damit ist vorstellbar, daß die diagnostische Treffsicherheit von Rezeptorstudien denjenigen Ansätzen überlegen sein könnte, die auf klinischen Einteilungen basieren. Der Beweis kann langfristig nur durch den Vergleich von SPECT-Ergebnissen mit Post-mortem-Diagnosen erbracht werden.

Unabhängig von solchen Überlegungen ist IBZM-SPECT aufgrund der vorliegenden Daten heute bereits als ein Verfahren anzusehen, welches dem Neurologen mit ausreichender Genauigkeit die gewünschte Hilfestellung bei der Diagnosefindung gewährt. Vorteile der Methode sind neben der allgemeinen Verfügbarkeit vor allem die rasche, objektive und nebenwirkungsfreie Befunderhebung.

Schizophrenie

Obwohl Schizophrenien nicht zu den Basalganglienerkrankungen gehören, wird seit geraumer Zeit diskutiert, ob Störungen im dopaminergen System das (oder ein) Substrat für die Genese psychotischer Symptome darstellen könnten. Als Argumente für die sog. Dopaminhypothese der Schizophrenie wird ins Feld geführt, daß die klassischen antipsychotisch wirkenden Neuroleptika potente Dopamin-D2-Rezeptorantagonisten sind, während umgekehrt Substanzen, die die Dopaminfreisetzung fördern, psychotische Symptome hervorrufen können.

Die Ergebnisse von PET-Studien bei unbehandelten Patienten mit Schizophrenie sind kontrovers. Während einige Untersucher eine Upregulation von D2-like-Rezeptoren postulieren [45], haben andere Arbeitsgruppen keine

Veränderung im Vergleich zu Kontrollen beobachtet [46]. Eine Erklärung hierfür liegt möglicherweise in der Verwendung von Liganden mit unterschiedlichen Affinitäten für die D2-, D3- und D4-Rezeptoren. Über SPECT-Untersuchungen mit IBZM liegen bei Patienten mit *unbehandelter Schizophrenie* noch wenig Daten vor. In einer jüngst publizierten Studie konnte an einem derartigen Kollektiv keine erhöhte Bindung nachgewiesen werden [23].

Über Analysen des D2-Rezeptor-Status bei Patienten mit *behandelter Schizophrenie* liegen weit umfangreichere und einheitlichere Ergebnisse vor. Mehrere Studien haben gezeigt, daß die spezifische IBZM-Bindung bei Schizophreniepatienten unter einer *Therapie mit klassischen Neuroleptika* (z.B. Haloperidol) hochgradig reduziert ist [47–49]. Nach Absetzen der Medikation ist eine deutliche Zunahme der striatalen IBZM-Akkumulation zu verzeichnen. Dies spricht dafür, die medikamentös induzierte D2-Rezeptor-Blockade als weitgehend reversibel anzusehen. Mehrere Untersucher konnten zeigen, daß zwischen dem Ausmaß der D2-Rezeptor-Blockade und der verabreichten Neuroleptikadosis ein signifikanter, nicht linearer Zusammenhang besteht [47, 48]. Der exponentielle Charakter der beschriebenen Beziehungen impliziert, daß bereits bei relativ niedriger Dosierung des Neuroleptikums eine ausgeprägte Blockade der D2-Rezeptoren resultiert, die bei weiterer Erhöhung der Dosis nur noch unwesentlich gesteigert werden kann. Mit letzterem Vorgehen nimmt allerdings die Häufigkeit unerwünschter extrapyramidaler Nebenwirkungen zu. Ihr Auftreten scheint an einen "Schwellenwert" gebunden. Unterschreitet die IBZM-Bindung diese Schwelle, sind mit hoher Wahrscheinlichkeit extrapyramidale Nebenwirkungen zu erwarten [49].

Die *Therapie mit atypischen Neuroleptika* (z.B. Clozapin) führt zu einer signifikant geringeren D2-Rezeptor-Blockade als diejenige mit typischen (klassischen) Neuroleptika [47–49]. Ein repräsentatives Beispiel für das unterschiedliche Ausmaß der IBZM-Bindung zeigt Abb. 4.24. In einer neueren Untersuchung konnte auch am Beispiel des atypischen Neuroleptikums Clozapin eine gewisse Dosisabhängigkeit der IBZM-Bindung nachgewiesen werden, die allerdings im Vergleich zu den klassischen Neuroleptika wesentlich geringer ausgeprägt ist [48]. Bei üblicher Dosierung unterschreitet die IBZM-Bindung unter Clozapinmedikation nicht die Schwelle für das Auftreten extrapyramidaler Nebenwirkungen. Letztere sind folglich bei Patienten, die auf diese Weise behandelt werden, selten.

Die Ergebnisse derartiger Studien legen den Schluß nahe, daß IBZM-SPECT zum Monitoring der Neuroleptikatherapie bei Schizophreniepatienten geeignet ist.

Morbus Wilson

Beim Morbus Wilson handelt es sich um eine autosomal-rezessiv vererbte Krankheit, die mit einer Störung des Kupferstoffwechsels verknüpft ist. Die Diagnose wird in der Regel ophtalmologisch (Kayser-Fleischer-Ring), laborchemisch (erhöhte Kupferausscheidung im Urin, erniedrigte Spiegel für Gesamtkupfer und

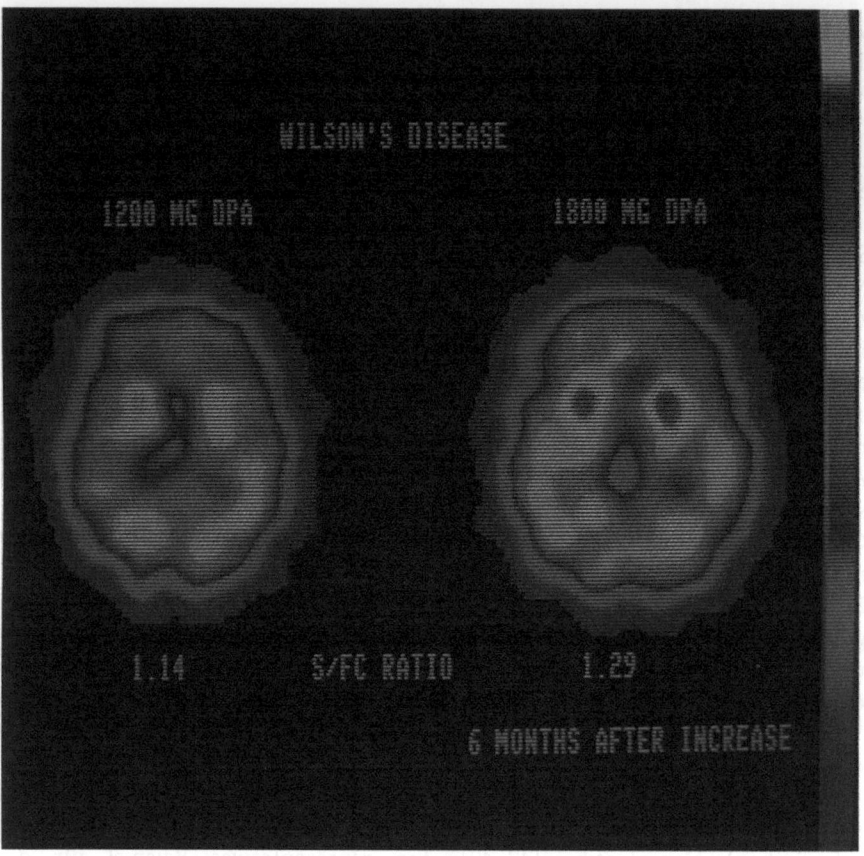

Abb. 4.24. Patient mit Morbus Wilson. Im unbehandelten Zustand stark herabgesetzte IBZM-Bindung, nach Einleitung einer adäquaten D-Penicillamin-Therapie signifikante Zunahme der IBZM-Bindung, parallel dazu deutliche Besserung der neurologischen Symptomatik

Zöruloplasmin im Serum) und leberbioptisch (erhöhtes Kupfertrockengewicht) gestellt. Neben der Leber ist von der pathologisch erhöhten Kupferspeicherung in erster Linie das zentrale Nervensystem betroffen. In letzterem wird Kupfer im Hirnstamm, im Zerebellum und überwiegend im Striatum abgelagert. Die resultierenden neurologischen Symptome umfassen dystone, zerebelläre und Parkinson-Syndrome.

Nach allgemeiner Auffassung hängen Präsenz und Schweregrad der neurologischen Symptomatik von dem Ausmaß der zytotoxischen Kupfer-deposition im ZNS ab. Nachdem das Striatum als bevorzugter Ort für die Kupferablagerung gilt und andererseits D2-Rezeptoren hauptsächlich auf post-synaptischen Membranen striataler Neurone lokalisiert sind, wurde überlegt, ob IBZM-Studien bei Patienten mit Morbus Wilson die Affektion des Striatums reflektieren [50, 51].

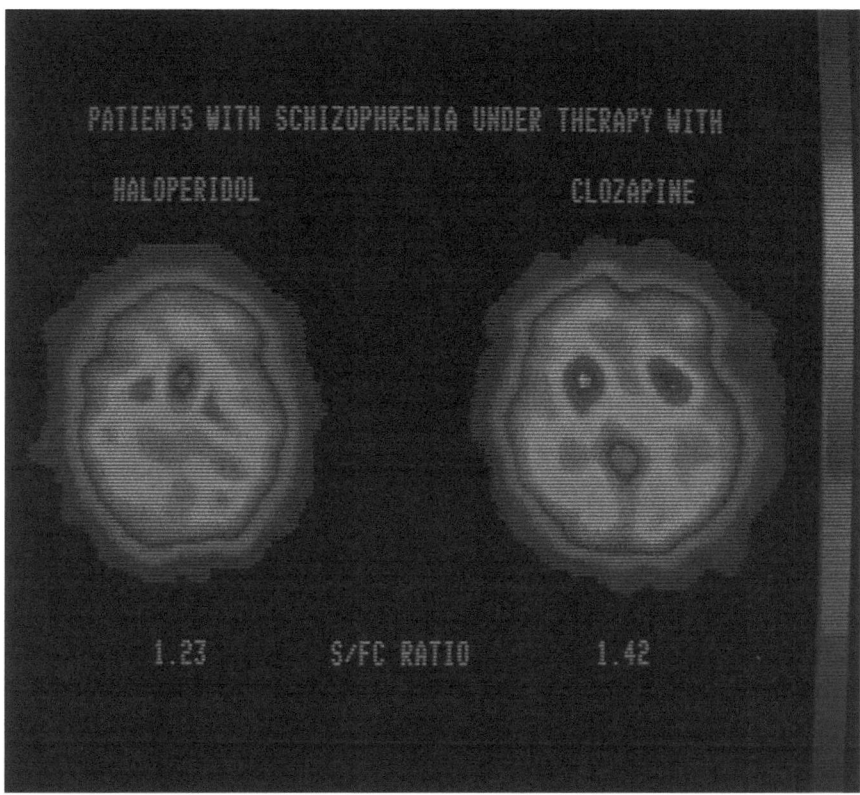

Abb. 4.25. Schizophreniepatienten unter Neuroleptikatherapie. Unter Behandlung mit dem klassischen Neuroleptikum Haloperidol weist die verminderte IBZM-Bindung auf eine hochgradige Rezeptorblockade hin. Letztere ist unter Therapie mit atypischen Neuroleptika (Clozapin) wesentlich geringer ausgeprägt

Erste SPECT-Untersuchungen haben gezeigt, daß die IBZM-Bindung bei Patienten mit neurologischer Symptomatik erniedrigt ist [20]. In einer differenzierteren Studie wurde darüber hinaus die Hypothese bestätigt, daß zwischen D2-Rezeptor-Status und Ausmaß der neurologischen Symptomatik ein enger Zusammenhang besteht [50]. Während neurologisch unauffällige Patienten eine normale IBZM-Bindung aufwiesen, nahm letztere mit zunehmendem Schweregrad der neurologischen Symptomatik ab. Zwischen IBZM-Bindung und einem neurologischem Score, dem die semiquantitative Bewertung von 5 Symptomen zugrunde lag (Ataxie, Dysarthrie, Tremor, Rigor/Hypokinesie, Chorea/Dystonie) wurde eine hochsignifikante lineare Korrelation beobachtet ($r = -0.84$, $p < 0.01$). Aus den Ergebnissen wurde geschlossen, daß die In-vivo-Darstellung des D2-Rezeptor-Status mit IBZM-SPECT das Ausmaß der ZNS-Beteiligung bei Patienten mit Morbus Wilson zu dokumentieren vermag.

Ob der verminderten Bindungskapazität für IBZM ein Verlust funktionsfähiger Rezeptoren/Neurone, eine verminderte Rezeptorsynthese oder evtl. eine veränderte Affinität für den Radioliganden zugrundeliegt, ist noch nicht schlüssig zu beantworten. Der Zustand ist allerdings nicht notwendigerweise irreversibel. Eine neuere Studie hat kasuistisch belegt, daß bei unbehandelten Patienten mit Morbus Wilson die IBZM-Bindung nach Einleitung einer adäquaten Behandlung mit D-Penicillamin signifikant zunehmen kann (Abb. 4.25). Parallel zu dem Rezeptorstatus besserten sich auch die klinische Symptomatik und der morphologische (MR-) Befund der Patienten [52].

Chorea Huntington

Die Chorea Huntington ist eine autosomal-dominant vererbte Erkrankung. Genetisch liegt ihr ein Defekt auf dem kurzen Arm des Chromosoms 4 (pathologische Wiederholungen eines CAG-Tripletts) zugrunde. Die Krankheit geht vor allem mit einer Degeneration striataler Neurone einher, als neuropathologisches Korrelat ist eine deutliche striatale Atrophie faßbar. Entsprechend wird bei Patienten mit klinisch manifester Erkrankung im Schrifttum übereinstimmend über eine drastisch erniedrigte IBZM-Bindung berichtet [19, 21, 32]. Wenngleich andere funktionell ausgerichtete Methoden wie FDG-PET [53] bzw. SPECT-Studien mit Perfusionstracern [24] ebenfalls pathologische Aspekte im Striatum aufdecken, dürfte die Erfassung des D2-Rezeptor-Status wohl den spezifischeren Ansatz für die Diagnosestellung darstellen.

Von besonderem klinischen Interesse ist die Frage, ob mit IBZM-SPECT auch Patienten "at risk" (mit familiärer Vorbelastung, aber symptomfrei) zu diagnostizieren sind. In einer neueren Studie wurde gezeigt, daß 5 von 20 Patienten ohne Symptomatik, aber positiver Familienanamnese eine pathologisch erniedrigte IBZM-Bindung aufwiesen. Daraus wurde gefolgert, daß IBZM-SPECT für die präklinische Erfassung der Chorea Huntington geeignet sein könnte [24].

Klinische Relevanz für die Diagnosesicherung der Chorea Huntington haben IBZM-Studien kaum, da heute der Gendefekt in einigen Labors spezifisch nachgewiesen werden kann. Das Testergebnis liegt in der Regel allerdings erst nach einer längeren Zeitspanne vor. Eine relative Indikation für die IBZM-Untersuchung kann man somit darin sehen, den klinischen Verdacht auf die Erkrankung unmittelbar zu erhärten bzw. entkräften.

Weitere Basalganglienerkrankungen

Über Erfahrungen mit IBZM-SPECT bei anderen Basalganglienerkrankungen liegen im Schrifttum nur vereinzelt Berichte vor.

Dystonien Pathomorphologische Befunde und klinisches Erscheinungsbild weisen darauf hin, daß bei den fokalen Dystonien u.a. Läsionen im Bereich der Basalganglien vorliegen. Eventuelle Auswirkungen auf den postsynaptischen D2-

Rezeptor-Status sind aus diesen Gründen denkbar. Ob und in welcher Weise diese Hypothese zutrifft, ist bislang allerdings nur unzureichend untersucht. Bisher liegen zu diesem Thema lediglich publizierte Daten von einer Arbeitsgruppe vor [32]. Die Autoren beobachteten bei 5 von 11 Patienten mit spastischem Schiefhals eine relevante Asymmetrie der striatalen IBZM-Bindung mit einer höheren Speicherung kontralateral zu der Bewegungsrichtung des Kopfes. Unklar ist, ob dieser Befund auf eine absolute oder relative Veränderung der spezifischen IBZM-Bindung hindeutet. Ferner bleibt offen, aus welchen Gründen die andere Hälfte der Patienten keine wertbare Änderung der Rezeptorbindung aufwies. Studien an größeren Kollektiven sind erforderlich um die offenen Fragen zu klären.

Tourette-Syndrom Tics gelten als klinisches Leitsymptom dieses Krankheitsbildes. Obwohl die Pathogenese nicht vollständig geklärt ist, wird vermutet, daß neben anderen Mechanismen eine Dysregulation des dopaminergen Systems (z.B. Dopaminüberschuß, -überempfindlichkeit) eine Rolle spielt. Costa et al. [54] berichten bei Patienten mit unbehandeltem Tourette-Syndrom über eine signifikant verminderte Bindungskapazität für IBZM im Vergleich zu Kontrollen. Nach Meinung des Autors könnte der Befund darauf hindeuten, daß es bei der Erkrankung zu einer Down-Regulation striataler D2-Rezeptoren kommt.

Rett-Syndrom Das Rett-Syndrom ist eine vermutlich X-chromosomal erbliche Erkrankung. Die Krankheit manifestiert sich im frühen Lebensalter und verläuft in der Regel letal, bevor die Mädchen das Erwachsenenalter erreichen. Die klinische Symptomatik legt nahe, daß beim Rett-Syndrom u.a. ein Dopaminmangel vorliegt. Neben Bewegungsstörungen wird das klinische Bild insbesondere von einer progredienten Demenz geprägt. Chiron et al. [55] haben in Untersuchungen mit ^{123}I-Iodolisuride, einem weiteren spezifischen D2-Rezeptor-Liganden, die Hypothese gestützt, daß im Frühstadium der Erkrankung eine erhöhte D2-Rezeptor-Dichte vorliegen könnte. Vergleichbare Studien mit IBZM stehen bislang noch aus.

4.6.4 Ausblick

Die vorangegangenen Ausführungen belegen, daß Analysen des Dopamin D2-Rezeptor-Status mit IBZM-SPECT bei einer Vielzahl von Fragestellungen klinisch wertvolle Informationen beitragen. Die Methode beleuchtet allerdings nur einen Teilaspekt der Vorgänge, die sich an der Synapse abspielen.

So ist im Vergleich zu der *postsynaptischen* Rezeptorsituation das Interesse an Aussagen über die *präsynaptischen* Verhältnisse keineswegs geringer. Wie eingangs erwähnt, lassen sich über den präsynaptischen Dopaminwiederaufnahmeort seit kurzem mit mehreren SPECT-fähigen Radioliganden (Kokainderivaten) Informationen gewinnen. Erste Studien an Normalpersonen und Patienten haben die potentielle Eignung derartiger Verfahren für die diagnostische Anwendung unter Beweis gestellt [56–59].

188   K. Tatsch

Beim Morbus Parkinson kommt es zu einem Untergang von Neuronen in der Substantia nigra mit ihren zum Striatum projizierenden Axonen. Die Degeneration dieser präsynaptisch lokalisierten Nervenendigungen erfaßt auch den Dopamintransporter, der für die Wiederaufnahme des Neurotransmitters aus dem synaptischen Spalt verantwortlich ist. Mit der In-vivo-Abbildung dieser Funktion sollte sich der Umfang der präsynaptischen Schädigung beim Morbus Parkinson dokumentieren lassen. Erste Untersuchungsergebnisse bestätigen, daß bei diesem Krankheitsbild eine erniedrigte Bindung des Radioliganden vorliegt [57, 58]. Jüngste Daten belegen darüber hinaus einen Zusammenhang zwischen den beobachteten Bindungswerten und dem klinischen Schweregrad der Erkrankung (Stadieneinteilung nach Hoehn und Yahr) [59]. Neben Angaben zum Ausmaß der Schädigung wird von den Verfahren auch ein entscheidender Beitrag zur frühzeitigen Diagnosesicherung erwartet [58].

In naher Zukunft werden größere Studien die diagnostische Bedeutung der zuletzt angesprochenen Methode evaluieren. Neue Impulse sind darüber hinaus von kombinierten Analysen der prä- und postsynaptischen Situation an der dopaminergen Synapse zu erwarten. Die Voraussetzungen hierfür sind mit der Verfügbarkeit entsprechender SPECT-fähiger Radioliganden nunmehr erfüllt.

Literatur

1. Maziere B, Maziere M (1990) Where have we got to with neuroreceptor mapping of the human brain. Eur J Nucl Med 16:817–835
2. Frost JJ, Wagner HN Jr (eds) (1990) Quantitative imaging. Neuroreceptors, neurotransmitters, and enzymes. Raven, New York
3. Stöcklin G (1992) Tracers for metabolic imaging of brain and heart. Eur J Nucl Med 19:527–551
4. Kung HF (1990) Radiopharmaceuticals for CNS receptor imaging with SPECT. Int J Radiat Appl Instrum [B] 17:85–92
5. Innis RB (1992) Neuroreceptor Imaging with SPECT. J Clin Psychiatry 53[Suppl]:29–34
6. Martin WRW (1990) Dopa metabolism. In: Frost JJ, Wagner HN Jr (eds) Quantitative imaging. neuroreceptors, neurotransmitters, and enzymes. Raven, New York, pp 167–177
7. Neumeyer JL, Wang S, Milius RA et al. (1991) [^{123}I]2ß-carboxy-methoxy-3ß-(4-iodophenyl)tropane (ß-CIT): high affinity SPECT radiotracer of monoamine re-uptake sites in Brain. J Med Chem 34:3144–3146
8. Baldwin RM, Zea-Ponce Y, Al-Tikriti M et al. (1994) [I-123] N-w-Fluoroalkyl-2ß-carboxy-3ß-p-iodophenylnortropane-ester (F-CIT) derivates for imaging the dopamine transporter. J Nucl Med 35:128p (Abstract)
9. Goodman MM, Kung MP, Kabalka GW, Kung HF, Switzer R (1994) Synthesis and characterization of radioiodinated n-(3-iodopropen-lyl)-2ß-carbomethoxy-3ß-(4-chlorophenyl) tropanes: potential dopamine reuptake site imaging agents. J Med Chem 37:1535–1542
10. Mozley PD, Kim HJ, Stubbs JB, Malison R, McElgin W, Romaniello G, Kung HF (1994) Brain and cardiac uptake of I-123 IPT: an analog of cocain. J Nucl Med 35:129p (Abstract)
11. Verhoeff NPLG, Bekier A, Beer HF, Schubiger PA, Fenneme P, van Royen EA (1993) ^{123}I-SCH 23982 is not suitable for dopamine Dl receptor imaging in vivo in the human brain. Nucl Med Commun 14:137–144
12. Kung HF, Pan S, Kung MP, Kasliwal R, Reilly J, Alavi A (1989) in vitro and in vivo evaluation of [123I]IBZM: a potential CNS D-2 dopamine receptor imaging agent. J Nucl Med 30:88–92
13. Kung HF, Alavi A, Chang W et al. (1990) in vivo SPECT imaging of CNS dopamine D2 receptors: initial studies with iodine-123-IBZM In humans. J Nucl Med 31:573–579

14. Seibyl JP, Woods SW, Zoghbi SS et al. (1992) Dynamic SPECT imaging of dopamine D2 receptors in human subjects with iodine-123 IBZM. J Nucl Med 33:1964–1971
15. Verhoeff NPLG, Sokole EB, Stabin M, Hengst D, Kung HF, van Royen EA, Janssen AGM (1993) Dosimetry of iodine-123 iodobenzamide in healthy volunteers. Eur J Nucl Med 20:747–752
16. Costa DC, Verhoeff NPLG, Cullum ID et al. (1990) In vivo characterisation of 3-iodo-6-methoxybenzamide ^{123}I in humans. Eur J Nucl Med 16:813–816
17. Verhoeff NPLG, Brücke T, Podreka I, Bobeldijk M, Angelberger P, van Royen EA (1991) Dynamic SPECT in two healthy volunteers to determine the optimal time for in vivo D2 dopamine receptor imaging with 123I-IBZM using the rotating gamma camera. Nucl Med Commun 12:687–697
18. Verhoeff NPLG, Kapucu O, Sokole-Busemann E, van Royen EA (1993) Estimation of dopamine D2 receptor binding potential in the striatum with iodine-123 IBZM SPECT: technical and interobserver variability. J Nucl Med 34:2076–2084
19. Brücke T, Podreka I, Angelberger P et al. (1991) Dopamine D2 receptor imaging with SPECT: Studies in different neuropsychiatric disorders. J Cereb Blood Flow Metab 11:220–228
21. Tatsch K, Schwarz J, Oertel WH, Kirsch CM (1991) SPECT imaging of dopamine D2 receptors with ^{123}I-IBZM: initial experience in controls and patients with Parkinson's syndrome and Wilson's disease. Nucl Med Commun 12:699–707
21. Tatsch K, Schwarz J, Kirsch CM (1993) ZNS-SPECT: Rezeptorszintigraphie mit [123]J-IBZM und [123]J-Iomazenil. Der Nuklearmediziner 16:143–150
22. Menzel C, Grünwald F, Klemm E et al. (1993) Hirn-SPECT mit [123]J-markiertem Iodobenzamid (IBZM): Aspekte der semiquantitativen Auswertung. Nucl Med 32:227–230
23. Pilowsky LS, Costa DC, Ell PJ, Verhoeff NPLG, Murray RM, Kerwin RW (1994) D2 dopamin receptor binding in the basal ganglia of antipsychotic-free schizophrenic patients. An ^{123}I-IBZM single photon emission computerized tomography study. Br J Psychiatry 164:16–26
24. Ichise M, Toyama H, Fornazzari L, Ballinger JR, Kirsh JC (1993) Iodine-123-IBZM dopamine D2 receptor and technetium-99m-HMPAO brain perfusion SPECT in the evaluation of patients at risk for Huntington's disease. J Nucl Med 34:1274–1281
25. van Royen EA, Verhoeff NPLG, Speelman JD, Wolters EC, Kuiper MA, Janssen AGM (1993) Multiple System Atrophy and Progressive Supranuclear Palsy. Diminished Striatal D2 Dopamine Receptor Activity Demonstrated by 123I-IBZM Single Photon Emission Computed Tomography. Arch Neurol 50:513–516
26. Laulumaa V, Kuikka JT, Soininen H, Bergström K, Länsimies E, Riekkinen P (1993) Imaging of D2 dopamine receptors of patients with Parkinson's disease using single photon emission computed tomography and iodobenzamide I 123. Arch Neurol 50:509–512
27. Hughes AJ, Daniel SE, Kilford L, Lees AJ (1992) Accuracy of clinical diagnosis of idiopathic Parkinson's disease: a clinico-pathological study of 100 cases. J Neurol Neurosurg Psychiatr 55:181–184
28. Oertel WH, Gasser T, Trenkwalder C, Ippisch R, Poewe W (1989) Apomorphine test for dopaminergic responsiveness. Lancet I:1262–1263
29. Hughes AJ, Lees AJ, Stern GM (1991) Challenge test to predict the dopaminergic response. Neurology 41:1723–1725
30. Gasser T, Schwarz J, Arnold G, Trenkwalder C, Oertel WH (1992) Apomorphine test for dopaminergic responsiveness in patients with previously untreated Parkinson syndrome. Arch Neurol 49:1131–1134
31. Hierholzer J, Cordes M, Schelosky L et al. (1992) Bestimmung der zerebralen Dopamin-(D2)-Rezeptoren-Dichte mit Hilfe der 123Jod-IBZM-SPECT bei Patienten mit Morbus Parkinson. ROFO 157:390–398
32. Brücke T, Wenger S, Asenbaum S et al. (1993) Dopamine D2 receptor imaging and measurement with SPECT. Adv Neurol 60:494–500
33. Cordes M, Hierholzer J, Schelosky L et al. (1993) IBZM-SPECT imaging in Parkinson's disease – quantification of binding ratios from sequential SPECT measurements in patients and controls. Adv Neurol 60:525–528
34. Rinne UK, Laihinen A, Rinne JO, Nagren K, Bergman J, Ruotsolainen U (1990) Positron emission tomography demonstrates dopamine D2 receptor supersensitivity in the striatum of patients with early Parkinson's disease. Mov Disord 5:55–59

35. Brooks DJ, Ibanez-V, Sawle GV et al. (1992) Striatal D2 receptor status in patients with Parkinson's disease, striatonigral degeneration, and progressive supranuclear palsy, measured with ^{11}C-raclopride and positron emission tomography. Ann Neurol 31:184–192
36. Schwarz J, Antonini A, Tatsch K, Scherer J, Kirsch CM, Oertel WH, Leenders KL (1994) Comparison of ^{123}I-IBZM SPECT and ^{11}C-raclopride PET in patients with basal ganglia disorders. Nucl Med Commun 15:806–813
37. Antonini A, Schwarz J, Oertel WH, Beer HF, Madeja UD, Leenders KL. (1994) ^{11}C-raclopride positron emission tomography in previously untreated patients with Parkinson's disease: influence of L-DOPA and lisuride therapy on striatal dopamine D2 receptors. Neurology (in press)
38. Schwarz J, Tatsch K, Arnold G Kirsch CM, Oertel WH (1992) IBZM-SPECT in patients with Parkinson's disease (PD): Is IBZM binding reduced in patients treated with L-DOPA or dopamine agonists? Neurology 42[Suppl 3]:320 (Abstract)
39. Tatsch K, Schwarz J, Oertel WH, Kirsch CM (1992) Idiopathic Parkinson syndrome: I-123 IBZM SPECT findings in drug naive and treated patients. Eur J Nucl Med 19:609 (Abstract)
40. Schwarz J, Tatsch K, Arnold G, Gasser T, Trenkwalder C, Kirsch CM, Oertel WH (1992) ^{123}I-Iodobenzamide-SPECT predicts dopaminergic responsiveness in patients with "de novo" parkinsonism. Neurology 42:556–561
41. Oertel WH, Schwarz J, Tatsch K, Arnold G, Gasser T, Kirsch CM (1993) IBZM-SPECT as predictor for dopamimetic responsiveness of patients with de novo Parkinsonian syndrome. Adv Neurol 60:519–524
42. Hierholzer J, Cordes M, Schelosky L et al. (1993) Differentialdiagnose der Parkinson-Erkrankungen – ^{123}I-IBZM-SPECT vs. Apomorphine-Test. ROFO 159:86–90
43. Schwarz J, Tatsch K, Arnold G, Ott M, Trenkwalder C, Kirsch CM Oertel WH (1993) ^{123}I-iodobenzamide-SPECT in 83 patients with de novo parkinsonism. Neurology 43[Suppl 6]:S17–S20
44. Schelosky L, Hierholzer J, Wissel J, Cordes M, Poewe W (1993) Correlation of clinical response in apomorphine test with D2 receptor status as demonstrated by IBZM-SPECT. Mov Disord 8:453–458
45. Wong DF, Wagner HN, Tune LE et al. (1986) Positron emission Tomography reveals elevated D2 dopamine receptors in drug-naive schizophrenics. Science 234:1558–1563
46. Farde L, Wiesel FA, Hall H, Halldin C, Stone-Ellander S, Sedvall G (1987) No D2 receptor increase in PET study of schizophrenia. Arch Gen Psychiatry 44:671
47. Brücke T, Roth J, Podreka I, Strobl R, Wenger S, Asenbaum S (1992) Striatal dopamine-D2-receptor blockade by typical and atypical neuroleptics. Lancet I:339–497
48. Scherer J, Tatsch K, Schwarz J, Oertel W, Albus M (1994) Striatal D2-dopamine receptor occupancy during treatment with typical and atypical neuroleptics. Biol Psych, in Druck
49. Scherer J, Tatsch K, Kirsch CM, Schwarz J, Oertel WH, Konjarczyk M, Albus M (1994) D2-dopamine receptor occupancy differs between patients with and without extrapyramidal side effects. Arch Psych, in Druck
50. Oertel WH, Tatsch K, Schwarz J, Trenkwalder C, Scherer J, Weinzierl M, Kirsch CM (1992) Decrease of D2 receptors indicated by 123I-iodobenzamide single-photon emission computed tomography relates to neurological deficit in treated Wilson's disease. Ann Neurol 32:743–748
51. Schwarz J, Tatsch K, Vogl T et al. (1992) Marked reduction of striatal dopamine D2 receptors as detecetd by 123IBZM-SPECT in a Wilson's disease patient with generalized dystonia Mov Disord 7:58–61
52. Schwarz J, Antonini A, Kraft E et al. (1994) Treatment with D-penicillamine improves dopamine D2-receptor binding and T2-signal intensity in de novo Wilson's disease. Neurology 44:1079–1082
53. Kuwert T, Lange HW, Langen KJ, Herzog H, Aulich A, Feinendegen LE (1990) cortical and subcortical glucose consumption measured by PET in patients with Huntington's disease. Brain 113:1405–1423
54. Costa DC, George MS, Ell PJ, Pilowsky L, Verhoeff NPLG, Robertson MM (1992) Dopamine D2 receptor availability in patients with Gilles de la Tourette syndrome studied with PET. Nucl Med [Suppl] 28:414–417
55. Chiron C, Bulteau C, Loc'h C, Raynaud C, Garreau B, Syrota A, Maziere B (1993) Dopaminergic D2 receptor SPECT imaging in Rett syndrome: increase of specific binding in striatum. J Nucl Med 34:1717–1721

56. Kuikka JT, Bergström KA, Ahonen A, Länsimies E (1994) The dosimetry of iodine-123 labelled 2ß-carbomethoxy-3ß-(4-iodophenyl)tropane. Eur J Nucl Med 21:53–56

57. Brücke T, Kornhuber J, Angelberger P, Asenbaum S, Frassine H, Podreka I (1993) SPECT imaging of dopamine and serotonin transporters with [^{123}I]ß-CIT. Binding kinetics in the human brain. J Neural Transm 94:137–146

58. Innis RB (1994) Single-photon emission tomography imaging of dopamine terminal innervation: a potential clinical tool in Parkinson's disease. Eur J Nucl Med 21:1–5

59. Brücke T, Asenbaum S, Angelberger P et al. (1994) Quantification of the dopaminergic nerve cell loss in Parkinson's disease with [I-123] labelled ß-CIT and SPECT. J Nucl Med 35:10P (Abstract)

4.7 SPECT des Gehirns bei rheumatologischen Erkrankungen

J. Marienhagen

4.7.1 Einführung

Das folgende Kapitel befaßt sich mit dem Beitrag der Single-Photon-Emissions-Computertomographie (SPECT) des Gehirns zur Diagnostik einer zentralnervösen Beteiligung bei Autoimmunopathien des Bindegewebes und des Gefäßsystems. Hierunter wird im folgenden der Sammelbegriff verschiedener nosologischer und klinischer Entitäten verstanden, der im wesentlichen folgende Krankheitsbilder umfaßt:

- systemischer Lupus Erythematodes (SLE),
- Gemischte Kollagenerkrankung (MCTD) und Overlapsyndrom,
- nekrotisierende Immunkomplexvaskulitis,
- Morbus Wegener,
- Sjögren-Syndrom,
- systemische Sklerodermie,
- Morbus Sneddon.

Diesen Erkrankungen gemeinsam ist, daß die zugrundeliegende Pathogenese dem Formenkreis der Autoaggressionskrankheiten zuzuordnen ist, wobei die einzelnen Entitäten durch unterschiedliche immunpathologische Reaktionsformen (Typ-I- bis Typ-IV-Reaktionen nach Coombs und Gell) determiniert sein können [1].

Eine weitere Gemeinsamkeit dieser sonst durchaus differenzierbaren Erkrankungen ist das klinisch "bunte", chamäleonhafte Bild der Symptomatik, das sich dadurch auszeichnet, daß ohne erkennbare Systematik jedes Organsystem zu jedem Zeitpunkt unterschiedlich betroffen sein kann, wobei – wie beim Overlap-Syndrom – Symptome unterschiedlicher Erkrankungen (z.B. SLE und rheumatoide Arthritis) gemeinsam vorkommen können [2].

Es gibt zwar bestimmte pathognomonische Symptome, die oftmals eine Blickdiagnose erlauben (Schmetterlingserythem beim systemischen Lupus erythematodes), der Kliniker kennt jedoch auch Krankheitsverläufe, bei denen als Initialsymptom z.B. eines SLE unspezifische psychoseartige Symptome auftreten [3]. Kompliziert wird das klinische Bild auch durch die den malignen lymphatischen Systemerkrankungen oftmals ähnliche Symptomatik. Bekannt ist ferner das Vorkommen eines medikamenteninduzierten Pseudo-SLE-Syndroms (z.B. Antiepileptika, aber auch Thyreostatika) [1].

Aufgrund der Komplexität der klinischen Erscheinungsformen der Autoimmunopathien ist zur differentialdiagnostischen Zuordnung neben der Anwendung sog. Kriterienkataloge der Fachgesellschaften (z.B. American College of Rheumatology) eine ausgedehnte immunologische Labordiagnostik erforderlich [4].

Die Behandlung der immunologischen Systemerkrankungen weist gegenüber der diagnostischen Vielfältigkeit eine gewisse Einförmigkeit auf (nonsteroidale Antirheumatika, Kortikosteroide, Immunsuppressiva, Immunmodulation, Plasmapherese), wobei jedoch die Therapieinvasivität vom Ausmaß der Beteiligung innerer Organe abhängt [5-7].

4.7.2 ZNS-Beteiligung bei rheumatologischen Erkrankungen

Ein Befall des zentralnervösen Systems kommt in wechselnder Häufigkeit (30–70%) bei allen genannten systemischen Autoimmunopathien vor, wobei das pathologisch-anatomische Korrelat bei den einzelnen Entitäten durchaus variiert [5, 8–10].

So kommt es bei Immunkomplexvaskulitiden häufig zu ausgeprägten nekrotisierenden Vaskulitiden auch größerer zerebraler Gefäße mit der klinischen Folge eines hämorrhagischen oder ischämischen Insults. Beim systemischen Lupus erythematodes hingegen sind perivaskuläre Infiltrate sowie fibrinoide Degenerationen häufiger. Gerade beim systemischen Lupus erythematodes wird darüber hinaus auch die Rolle von Immunkomplexablagerungen und insbesondere von antineuronalen Autoantikörpern im Sinne einer funktionalen antineuronalen Aktivität diskutiert [11].

Auch beim Problem des ZNS-Befalls gilt, daß es keinen Symptomenkomplex und kein Einzelsymptom gibt, die als pathognomonisch für einen ZNS-Befall anzusehen wären. Das klinische Bild ist unspezifisch. Der ZNS-Befall kann symptomatisch werden durch epileptische Anfälle unterschiedlicher Ausprägung, Schlaganfälle, Hirnblutungen, Hirnnervenlähmungen oder Kopfschmerzen. Der systemische Lupus erythematodes ist ferner dadurch gekennzeichnet, daß hier ein breites Spektrum psychiatrischer Veränderungen oder kognitiver Störungen als Initialsymptom für eine ZNS-Beteiligung auftreten kann [12]. Es gibt selbstverständlich gewisse Konstellationen, die einen ZNS-Befall im Rahmen einer Vaskulitis sehr wahrscheinlich machen (z.B. 14jährige Patienten mit ischämischem Insult und Vaskulitis); bei einer 70jährigen Patienten ist dieser Kausalzusammenhang nicht zwingend.

Zu unterscheiden ist zwischen primärer und sekundärer zentralnervöser Beteiligung. Letztere ist Folge einer anderen Organbeteiligung (z.B. hypertensive Enzephalopathie bei Nierenbeteiligung) oder der Therapie. Gerade die systemische Kortikoidtherapie macht oft die Differentialdiagnose zwischen primärer und sekundärer psychiatrischer Symptomatik schwierig.

Die klinische Relevanz eines ZNS-Befalls bei Autoimmunopathien ergibt sich aus der im wahrsten Sinne des Wortes zentralen Bedeutung der zerebralen

Integrität. So ist es kaum verwunderlich, wenn ein manifester ZNS-Befall mit einer schlechten Prognose quoad vitam verbunden ist [13]. Da jedoch – insbesondere bei inzipientem ZNS-Befall – wirksame Therapien zur Verfügung stehen, ist gerade die frühzeitige Diagnose neurologischer und psychiatrischer Komplikationen bei immunologischen Systemerkrankungen des Bindegewebes und Gefäßsystems notwendig.

4.7.3 Diagnostik einer ZNS-Beteiligung bei rheumatologischen Erkrankungen

Das Problem einer möglichst frühzeitigen Diagnostik eines zerebralen Befalls bei Autoimmunerkrankungen besteht darin, daß es kein objektivierbares diagnostisches Verfahren gibt, das derzeit allgemein als "Goldstandard" akzeptiert wird [14, 15].

Herkömmliche bildgebende Verfahren wie die Angiographie (DSA) der Hirngefäße sind im Stande, makroskopische morphologische Schäden zu dokumentieren (z.B. bei nekrotisierender Vaskulitis) und werden daher zur Diagnosesicherung eingesetzt. Mit Hilfe der Computertomographie ist es selbstverständlich möglich, wie in der übrigen neuroradiologischen Diagnostik ischämische Insulte oder hämorrhagische Infarkte auf dem Boden einer Vaskulitis nachzuweisen [16]. Vor diagnostische Probleme stellt der Befund einer zerebralen Atrophie unter Kortisontherapie. Mit diesen Verfahren können jedoch nur relativ fortgeschrittene, zumeist irreversible pathologisch-anatomisch fixierte Krankheitszustände diagnostiziert werden.

Die in neuerer Zeit häufig routinemäßig durchgeführte Magnetresonanztomographie (MRT) zeigt in einem hohen Prozentsatz auch bei asymptomatischen Patienten im T2-gewichteten Bild sog. "white matter lesions" (WML) und "high intensity spots" (HIS) in der weißen Substanz, im Kleinhirn, Hirnstamm, in den Basalganglien sowie periventrikulär [17, 18].

Beim systemischen Lupus erythematodes konnte gezeigt werden, daß die Häufigkeit dieser HIS korreliert ist mit dem Vorkommen von Anticardiolipinantikörpern vom IgG-Subtyp. Das pathologisch-anatomische Korrelat dieser Veränderungen ist jeoch nicht eindeutig, außerdem handelt es sich um einen häufigen Befund auch bei Patienten ohne Autoimmunopathien [19]. Die Wertigkeit dieser MRT-Befunde für die Frühdiagnostik eines ZNS-Befalls bei Patienten mit immunologischen Systemerkrankungen ist somit noch nicht definiert. Angesichts der hohen Prävalenz einer zentralnervösen Beteiligung bei Autoimmunopathien ist die Bedeutung eines zwar hochsensitiven, aber sehr unspezifischen Befundes nach dem Bayes-Theorem kritisch einzuschätzen.

Elektrophysiologische Befunde (EEG) haben insbesondere bei Anfallsmanifestationen einen lokalisatorischen Wert, gelten sonst jedoch als wenig spezifisch [20]. Immunologische Laboruntersuchungen haben in der Differentialdiagnostik der Autoimmunopathien eine erhebliche Bedeutung, hinsichtlich einer zentralnervösen Beteiligung jedoch nur komplementären

Charakter. In manchen Studien wird eine Korrelation des ZNS-Befalls bei Autoimmunopathien mit Anticardiolipinantikörpern gefunden [21]. Ferner wurde eine Assoziation von Anticardiolipinantikörpern mit einem erhöhten Risiko eines ischämischen Insults beschrieben [22]. Im eigenen Patientengut ließ sich ein statistisch signifikanter Zusammenhang zwischen serologischen Parametern und einem ZNS-Befall zumindest beim systemischen Lupus erythematodes nicht nachweisen [15].

Eine Sonderstellung nehmen immunologische Untersuchungen des Liquors ein. Hier wurden bei Patienten mit SLE teilweise erniedrigte IgG-Spiegel, DNA-/Anti-DNA-Komplexe und Komplement C4 gefunden. Insgesamt zeigen die hier vorliegenden Studien jedoch uneinheitliche Ergebnisse (Übersicht bei [14]).

Die höchste diagnostische Wertigkeit hinsichtlich eines ZNS-Befalls bei Autoimmunopathien besitzt sicher die histologische Untersuchung nach Hirnpunktion, mit Einschränkung gewisser Formen der zentralnervösen Beteiligung beim SLE. Es ist jedoch unmittelbar einsichtig, daß ein solches hochinvasives Verfahren in der Frühdiagnostik nur sehr zurückhaltend eingesetzt wird [5].

4.7.4 Nuklearmedizinische Verfahren in der Diagnostik eines ZNS-Befalls bei rheumatologischen Erkrankungen

Insbesondere beim systemischen Lupus erythematodes wurden bereits relativ früh vor der CT- und Kernspinära Studien mit der klassischen ^{99m}Tc-Hirnszintigraphie zur Prüfung einer Blut-Hirn-Schrankenstörung vorgelegt [23]. Hier konnten auch bei Patienten ohne klinisch manifeste neurologisch-psychiatrische Symptomatik in einem hohen Prozentsatz pathologische Befunde erhoben werden. Denburg et al. [24] konnten bei symptomatischen Patienten diese Befunde jedoch nicht reproduzieren. Es liegen ferner Studien zur Hirndurchblutungsmessung mit ^{133}Xe vor. Auch hier wurden pathologische Veränderungen bei symptomatischen und asymptomatischen Patienten beschrieben, weiter konnte gezeigt werden, daß ein Teil dieser pathologischen Veränderungen bei klinischen Remissionen reversibel war. Zentral gelegene cerebrale Strukturveränderungen konnten mit diesem nicht bildgebenden Verfahren jedoch nicht mit ausreichender Sensitivität erfaßt werden [25].

PET-Studien (^{15}O oder ^{18}F-FDG) zeigten bei Patienten mit SLE und Vaskulitis eine hohe Sensitivität hinsichtlich eines zentralnervösen Befalls. Darüber hinaus zeigte sich, daß auch funktionelle Veränderungen vor morphologisch faßbaren Strukturschäden erfaßt werden können. Dieser Aspekt ist besonders beim systemischen Lupus erythematodes mit seiner oftmals postulierten antineuronalen Aktivität von Bedeutung [14, 26, 27]. Aufgrund des relativ hohen Aufwandes ist die PET, der in Verbindung mit der MRT nach den vorliegenden Studien am ehesten die Funktion eines "Goldstandards" zuwachsen könnte, bislang nur auf wenige Zentren beschränkt, so daß sich die Frage nach weiteren bildgebenden Modalitäten stellt.

Seit einigen Jahren steht als (innovatives) nuklearmedizinisches Untersuchungsverfahren die Single-Photon-Emissions-Computertomographie (SPECT) des Gehirns für die Routinediagnostik des regionalen zerebralen Blutflusses (rCBF) sowie die Rezeptorszintigraphie (Dopamin-D2- und Benzodiazepinrezeptoren) bei einer Vielzahl von neurologisch-psychiatrischen Fragestellungen zur Verfügung. Die technische und radiopharmakologische Entwicklung hat auf diesem Gebiet ihren Endpunkt noch nicht erreicht. Von der zur Verfügung stehenden Vielzahl an technischen Varianten der Detektionssysteme (Einkopfkamera, Mehrkopfkamera, dedizierte "Neuro-SPECT"-Systeme) sind derzeit wohl die hochauflösenden Mehrkopfsysteme (Dreikopfkamera) als den "state of the art" bestimmend anzusehen. Von Seiten der Radiopharmakologie stehen die mit ^{99m}Tc-Pertechnetat markierbaren Blutflußmarker HMPAO und neuerdings ECD zur Verfügung. Eine gewisse Rolle spielen immer noch (allerdings mehr in den USA und Japan) die [123]J-markierten Amphetaminderivate. Zur Rezeptorszintigraphie stehen [123]J-markierte Dopamin-D2-Rezeptorliganden (IBZM) und Benzodiazepinrezeptorliganden (Iomazenil) kommerziell zur Verfügung. Hiervon haben die Durchblutungsmessungen mit ^{99m}Tc-HMPAO bzw. [123]J-Amphetaminderivaten (rCBF-SPECT) die weiteste Verbreitung gewonnen, ungeachtet des nur teilweise gelösten Problems einer echten quantitativen Auswertung.

Trotz der weiten Verbreitung und relativ leichten Zugänglichkeit der Hirn-SPECT ist die Zahl der Studien, die sich mit ihrem Einsatz zur Diagnostik eines zentralnervösen Befalls bei Autoimmunopathien des Bindegewebes oder Gefäßsystems befassen, derzeit noch gering. Es handelt sich hierbei um Untersuchungen der regionalen zerebralen Durchblutung (rCBF-SPECT), die gerade unter dem Aspekt der Frühdiagnostik und der Verlaufskontrolle unter Therapie hinsichtlich Sensitivität und Spezifität vielversprechend sind [15, 28–33].

Durchführung von SPECT-Untersuchungen des regionalen zerebralen Blutflusses

Die Durchführung der Hirn-SPECT-Untersuchung entspricht den bei den üblichen neurologisch-psychiatrischen Indikationen üblichen Standards. Vor der Injektion des Radiopharmazeutikums sollte eine Ruhephase in einem abgedunkelten Raum mit dem Ziel einer relativen Reizdeprivation erfolgen. Die Injektion der Testsubstanz (z.B. 555 MBq ^{99m}Tc-HMPAO) erfolgt über einen liegenden intravenösen Zugang. Nach der Injektion sollte eine Verteilungsphase (mindestens 15 min) bis zur SPECT-Datenakquisition eingehalten werden. Aufnahme, Filterwahl und Rekonstruktion der Schnittbilder werden nach der Präferenz des Untersuchers vorgenommen. Bewährt hat sich sowohl bei 64 × 64- als auch bei 128 × 128-Matrix die Verwendung eines Butterworth-Filters. Eine standardisierte Rekonstrukion und farbstandardisierte Dokumentation obliquer (parallel zur Orbitomeatallinie), sagittaler und koronaler Schnittbilder ist jedoch unabhängig von individuellen Auswertergewohnheiten zu fordern. Besonderheiten ergeben sich gelegentlich durch die Art des zugrundeliegenden ZNS-

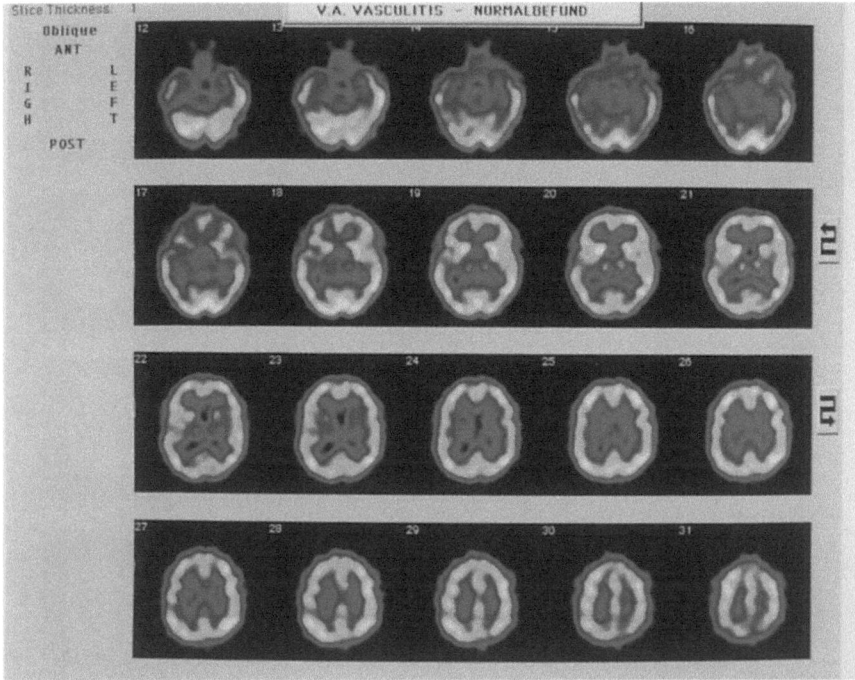

Abb. 4.26. 25jährige Patientin mit SLE. Keine neurologische oder psychiatrische Symptomatik. Normalbefund

Befalls: Gerade SLE-Patienten mit psychiatrischer Leitsymptomatik weisen nicht selten ein ängstlich-agitiertes Verhalten auf, so daß bei mangelnder Untersucherflexibiliät die Durchführung der Untersuchung in Frage gestellt sein kann.

Zur Auswertung der rCBF-SPECT-Befunde hat sich nach den Ergebnissen der Erlanger Arbeitsgruppe die Anwendung eines visuell-qualitativen SPECT-Scores bewährt. Hierbei werden 3 Befundmuster unterschieden:

- Der Normalbefund (Abb. 4.26) zeigt eine homogene regionale zerebrale Perfusion ohne visuell erkennbare Asymmetrie (Score I).
- Hiervon unterschieden wird ein Perfusionsbild (Abb. 4.27) mit bis zu 2 fokalen, definierbaren anatomischen Regionen zuzuordnenden Uptakedefekten in 2 konsekutiven Schnitten und mindestens 2 Rekonstruktionsebenen (Score II).
- Mehr als 2 fokale Uptakeabweichungen oder ein diffus inhomogenenes Bild (Abb. 4.28) im Sinne eines "patchwork flow" werden als Perfusionsstörung vom diffusen Typ (Score III) bezeichnet.

Die Erfassung einer pathologischen Perfusionsabweichung orientiert sich an einer standardisierten Farbtafel [28].

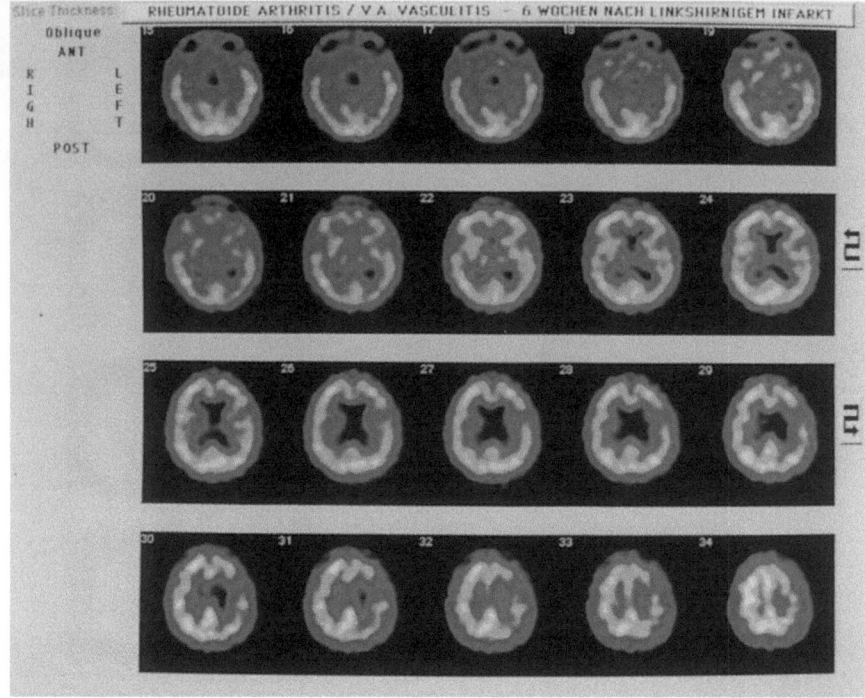

Abb. 4.27. 30jährige Patientin mit Rheumatoider Arthritis und Vaskulitis. Z.n. ischämischem Insult. Fokaler Perfusionsausfall links tempo-parietal

4.7.5 Ergebnisse der Hirn-SPECT-Untersuchungen bei Patienten mit rheumatologischen Erkrankungen

Systemischer Lupus erythematodes

Eine 1993 von der Erlanger Arbeitsgruppe publizierte Studie [15] umfaßte 35 Patienten (6 Männer, 29 Frauen, Altersmedian: 31,5 Jahre, Median der Krankheitsdauer: 2,5 Jahre) mit nach den Kriterien des American College of Rheumatology gesichertem systemischen Lupus erythematodes, an denen insgesamt 38 SPECT-Untersuchungen des regionalen zerebralen Blutflusses mit ^{99m}Tc-HMPAO vorgenommen wurden. Von diesen 35 Patienten wiesen 25 eine neuropsychiatrische Symptomatik unterschiedlichen Schweregrades auf. Ein in Ermangelung eines Goldstandards nach klinischen Kriterien vermuteter Befall des ZNS wurde nach der Klassifikation von How et al. [9] in eine Major- bzw. Minor-Symptomatik eingeteilt. Hierbei umfaßte die neurologische Major-Symptomatik folgendes Beschwerdebild: Epileptische Anfälle, fokale motorische oder senso-rische Ausfälle oder generalisierte Störungen (z.B. Bewußtseinsstörungen). Eine psychiatrische Major-Symptomatik wurde diagnostiziert bei Psychosen und hirnorganischem Psychosyndrom. Parästhesien ohne objektivierbaren Befund,

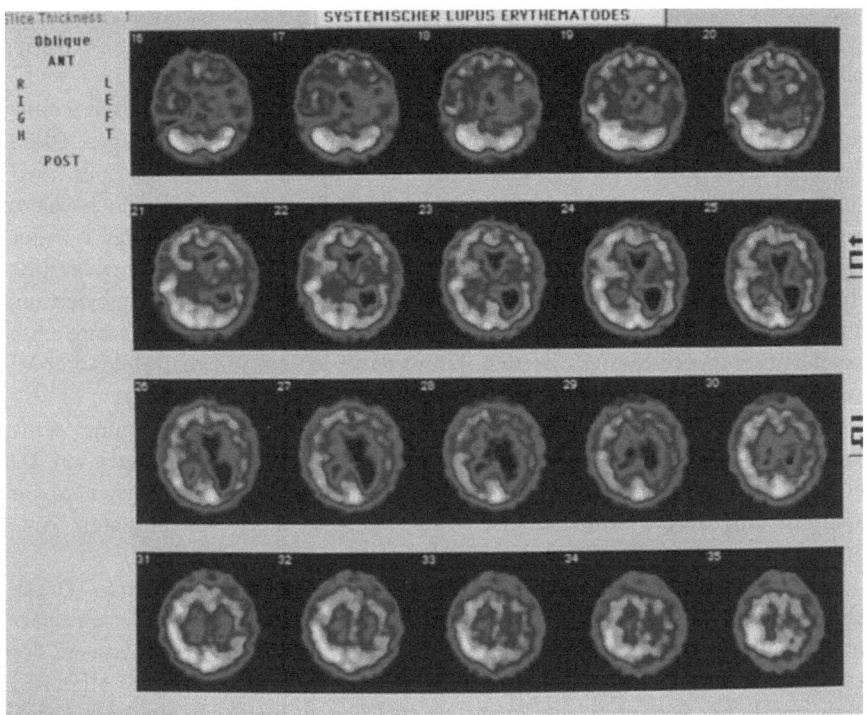

Abb. 4.28. 28jährige   Patientin   mit   SLE.   Psychiatrische   Major-Symptomatik.   Diffuse
Perfusionsstörungen

Kopfschmerzen oder Pseudopapillenödem wurden einer neurologischen Minor-
Symptomatik zugeordnet. Eine psychiatrische Minor-Symptomatik, die das
Fehlen anderer neurologischer oder psychiatrischer Befunde voraussetzte, lag vor
bei reaktiven Depressionen, Stimmungsschwankungen, Angstzuständen, Verhal-
tensauffälligkeiten und Kognitionsstörungen. Unter Anwendung dieser
Klassifikation wiesen 10 von 35 Patienten eine neurologische und/oder
psychiatrische Major-Symptomatik, 15 von 35 Patienten hingegen eine
Minor-Symptomatik auf. 10 Patienten hatten keinen klinischen Hinweis auf einen
ZNS-Befall.

Von den durchgeführten 38 Hirn-SPECT-Untersuchungen zeigten 15 (39,5%)
einen Normalbefund, in 7 Fällen waren Perfusionsstörungen vom diffusen Typ
festzustellen. Die restlichen 16 Untersuchungen erbrachten fokale Durchblutungsstörungen. Eine nach Symptomen getrennte Analyse zeigte, daß 9 von 10
Patienten mit neuropsychiatrischer Major-Symptomatik einen pathologischen
SPECT-Befund aufwiesen (diffus: n = 3; fokal: n = 6). Ein Patient zeigte in
der Hirn-SPECT-Untersuchung einen Normalbefund; erläuternd hierzu sei
angemerkt, daß dieser Patient keine ZNS-Symptomatik aufwies, jedoch aufgrund
einer ausgeprägten peripheren Neuropathie der neurologischen Major-Gruppe

zugeordnet werden mußte. Von den 15 Patienten mit neuropsychiatrischer Minor-Symptomatik hatten lediglich 4 einen Normalbefund. 8 Patienten dieser Gruppe zeigten fokale und 3 diffuse Perfusionsstörungen.

Von den 10 Patienten ohne neuropsychiatrische Symptomatik wiesen 9 einen Normalbefund auf, lediglich ein Patient hatte fokale Perfusionsstörungen. Dieses Ergebnis ist insbesondere hinsichtlich der Spezifität der Methode vielversprechend, die geringe Zahl der untersuchten Patienten sollte jedoch von zu weitgehenden Schlußfolgerungen Abstand nehmen lassen. Die SPECT-Untersuchung wurde bei 3 Patienten im Verlauf zur Therapiekontrolle wiederholt. Hierbei konnte in einem Fall mit schweren migräneartigen Kopfschmerzen und diffusen Perfusionsstörungen im SPECT eine deutliche Befundbesserung unter Kortisontherapie festgestellt werden. Ein weiterer Patient mit neurologischer Minor-Symptomatik (Kopfschmerzen) zeigte initial einen unauffälligen SPECT-Befund, wies jedoch, parallel zu einer klinischen Verschlechterung seiner Beschwerden, bei der Kontrolluntersuchung fokale Perfusionsstörungen auf. Der dritte Patient dieser Gruppe mit neurologischer und psychiatrischer Major-Symptomatik zeigte trotz intensivierter Therapie nach 12 Monaten einen unveränderten Befund mit fokalen Uptakedefekten.

Eine Korrelation der HMPAO-Hirn-SPECT-Befunde mit anderen Organbeteiligungen (z.B. Niere, Lunge oder Haut) ließ sich nicht nachweisen. Interessanterweise konnte jedoch eine Assoziation der SPECT-Ergebnisse mit dem Lebensalter der Patienten nachgewiesen werden: So wurden 78,6% aller Normalbefunde bei Patienten, die jünger als 40 Jahre alt waren, beobachtet, ebenso 85,7% aller Befunde mit diffusen Perfusionsstörungen. Ein ähnlicher Zusammenhang fand sich zwischen dem Befund der SPECT-Untersuchung und der Krankheitsdauer: Bei Patienten mit einer Krankheitsdauer von weniger als 5 Jahren wurde zu 50% in der Hirn-SPECT-Untersuchung ein Normalbefund nachgewiesen, bei einer Krankheitsdauer von mehr als 5 Jahren reduzierte sich dieser Anteil auf 23%. In dieser Gruppe überwogen ferner deutlich die fokalen Perfusiondefekte.

Ein Zusammenhang zwischen serologischen Parametern (insbesondere Anticardiolipinantikörpern) und dem Ergebnis der Hirn-SPECT-Untersuchung fand sich bei den 35 untersuchten Patienten nicht. Eine statistisch signifikante Beeinflussung der SPECT-Befunde durch die zur Zeit der Untersuchung laufende Therapie ließ sich nicht erkennen. Weitere Untersuchungen zum Einsatz der Hirn-SPECT bei Patienten mit SLE wurden von Nossent et al. [30], Rogers et al. [31] und Silverman et al. [32] vorgelegt.

Nossent et al. [30] untersuchten mit ^{99m}Tc-HMPAO 20 Patienten mit systemischem Lupus erythematodes und neuropsychiatrischen Symptomen unterschiedlicher Ausprägung. Sie fanden in der gesamten Patientengruppe bei 75% pathologische Hirn-SPECT-Befunde. Patienten mit vermutetem primären zerebralen Lupus zeigten hierbei sogar zu 88% Perfusionsdefekte. Hingegen wiesen nur 67% der Patienten mit neuropsychiatrischen Symptomen anderer bzw. sekundärer Genese pathologische rCBF-Befunde auf. Auch Nossent et al. fanden keine Korrelation ihrer SPECT-Ergebnisse zu serologischen Parametern oder zur Krankheitsaktivität. Rogers et al. [31] fanden bei Patienten mit kognitiven Störungen· oder neuropsychiatrischer Minor-Symptomatik in 44% pathologische SPECT-Befunde (^{123}J-Iofetamine). Silverman et al. [32] beschrieben bei 18 von 19 SLE-Patienten pathologische SPECT-Befunde (^{99m}Tc-HMPAO). Sie konnten keine Korrelation ihrer SPECT-Befunde zur neuropsychiatrischen Symptomatik oder zur Kranheitsaktivität finden. Bei ·dieser Studie handelt es sich allerdings um vorläufige Ergebnisse.

Andere Vaskulitiden und Kollagenosen

Bei anderen vaskulitischen Erkrankungen oder Kollagenosen ist die Zahl der in Studien dokumentierten Hirn-SPECT-Untersuchungen noch geringer. Dies liegt wohl hauptsächlich an der im Vergleich zum systemischen Lupus erythematodes relativen Heterogenität der verschiedenen Krankheitsbilder. Bei 14 von der Erlanger Arbeitsgruppe [28] untersuchten Patienten mit unterschiedlichen Vaskulitiden (Arteriitis nodosa, Overlapsyndrom) fand sich in 9 Fällen (n = 6: fokal; n = 3: diffus) ein pathologischer Perfusionsbefund in der Hirn-SPECT-Untersuchung mit ^{99m}Tc-HMPAO bei überwiegend neurologischer Leitsymptomatik. Menzel et al. [33] untersuchten 4 Patienten mit Sneddon-Syndrom (Livedo racemosa generalisata). Alle 4 Patienten zeigten pathologische HMPAO-SPECT-Befunde. MRT bzw. CT wiesen nur in einem Fall ein pathologisches Ergebnis auf. Menzel et al. folgern hieraus, daß ^{99m}Tc-HMPAO-Hirn-SPECT einen diagnostischen Wert in der Frühdiagnostik des Sneddon-Syndroms besitzt.

4.7.6 Zusammenfassung

Der Befall des ZNS bei Autoimmunopathien des Bindegewebs- und Gefäßsystems ist relativ häufig (30–70%). Im Anfangsstadium einer solchen zentralnervösen Beteiligung stehen wirksame Therapien zur Verfügung, die die sonst fatale Prognose entscheidend bessern können.

Zur Zeit existiert leider kein allgemein anerkanntes diagnostisches Verfahren (Goldstandard) zur Frühdiagnostik des ZNS-Befalls bei SLE, Vaskulitiden oder Kollagenosen. Die SPECT-Untersuchung des Gehirns mit Blutflußmarkern zeigt sowohl hinsichtlich Sensitivität als auch Spezifität einer ZNS-Beteiligung bei diesen Erkrankungen vielversprechende Ergebnisse, die ein hohes diagnostisches Potential nicht nur für die Frühdiagnostik, sondern auch für die Verlaufskontrolle und das Therapiemonitoring erwarten lassen.

Die SPECT-Untersuchung des regionalen zerebralen Blutflusses sollte daher in größerem Umfange als bisher in der Frühdiagnostik bei Patienten mit systemischem Lupus erythematodes, Immunvaskulitiden oder Kollagenosen eingesetzt werden [34].

Literatur

1. Kalden JR (1988) Der systemische Lupus erythematodes (SLE), gemischte Kollagenerkrankung (MCTD). In: Kalden JR (Hrsg) Klinische Rheumatologie. Springer, Berlin Heidelberg New York, pp 345-373
2. Baenkler HW, Scheiffarth F (1984) Diagnostik und Therapie von Immunkrankheiten. Schattauer, Stuttgart New York
3. Perry S, Miller F (1992) Psychiatric aspects of systemic lupus erythematosus. In: Lahita RG (ed) Systemic lupus erythematosus, 2nd edn. Churchill Livingstone, New York, p 845
4. Reeves WH, Lahita RG (1992) Clinical presentation of systemic lupus erythematosus. In: Lahita RG (ed) Systemic lupus erythematosus, 2nd edn. Churchill Livingstone, New York, p 369
5. Kunze K (1993) Neurologische Aspekte der Vaskulitiden. Internist 34:667-673
6. Kimberly RP (1992) Steroid use in systemic lupus erythematosus. In: Lahita RG (ed) Systemic lupus erythematosus, 2nd edn. Churchill Livingstone, New York, p 907
7. Klippel JH (1992) Immunosuppressive therapy: antimalarials, cytotoxic agents and azathioprine. In: Lahita RG (ed) Systemic lupus erythematosus, 2nd edn. Churchill Livingstone, New York, p 933
8. Stoppe G, Wildhagen K, Kunkel H, Deicher H (1990) Zentralnervöse Beteiligung bei Systemischem Lupus Erythematodes. Dtsch Med Wochenschr 115:426-431
9. How A, Dent PB, Shen-Kuei L, Denburg JA (1985) Antineuronal antibodies in neuropsychiatric systemic lupus erythematosus. Arthritis Rheum 28:789-794
10. Hochberg MC, Petri M (1993) Clinical features of systemic lupus erythematosus. Curr Opin Rheumatol 5:575-586
11. Bluestein HG (1992) The central nervous system in systemic lupus erythematosus. In: Lahita RG (ed) Systemic lupus erythematosus, 2nd edn. Churchill Livingstone, New York, p 639
12. Carbotte RM, Denburg SD, Denburg JA (1992) Cognitive Dysfunction and systemic lupus erythematosus. In: Lahita RG (ed) Systemic lupus erythematosus, 2nd edn. Churchill Livingstone, New York, p 865
13. Gladman DD (1993) Indicators of disease activity, prognosis, and treatment of systemic lupus erythematosus. Curr Opin Rheumatol 5:587-595
14. Stoppe G, Wildhagen K, Seidel JW et al. (1990) Positron emission tomography in neuropsychiatric lupus erythematosus. Neurology 40:304-308
15. Rubbert A, Marienhagen J, Pirner K et al. (1993) Single-photon-emission computed tomography analysis of cerebral blood flow in the evaluation of central nervous involvement in patients with systemic lupus erythematosus. Arthritis Rheum 36:1253-1262
16. Carette S, Urowitz MB, Grosman H, St. Louis EL (1982) Cranial computerized tomography in systemic lupus erythematosus. J Rheumatol 9:855-859
17. Pierot L, Sauve C, Leger JM, Martin N, Koeger AC, Wechsler B, Chiras J (1993) Asymptomatic cerebral involvement in Sjögren's syndrome: MRI findings of 15 cases. Neuroradiology 35:378-380
18. Ishikawa O, Ohnishi K, Miyachi Y, Ishizaka H (1994) Cerebral lesions in systemic lupus erythematosus detected by magnetic resonance imaging. Relationship to anticardiolipin antibody. J Rheumatol 21:87-90
19. Fazekas F, Kleinert R, Offenbacher H et al. (1993) Pathological correlates of incidental MRI white matter signal hyperintensities. Neurology 43:1683-1689
20. Gibson T, Myers AR (1976) Nervous system involvement in systemic lupus erythematosus. Ann Rheum Dis 35:398-406
21. McCarty-Farid FA (1993) Antiphospholipid antibodies in systemic lupus erythematosus and Sjögren's syndrome. Curr Opin Rheumatol 5:596-603
22. Bacharach JM, Stanson AW, Lie JT, Nichols DA (1993) Imaging Spectrum of thrombo-occlusive vascular disease associated with antiphospholipid antibodies. RadioGraphics 13:417-423
23. Tan RF, Gladman DD, Urowitz MB, Milne N (1978) Brain scan diagnosis of the central nervous system involvement in systemic lupus erythematosus. Ann Rheum Dis 37:357-362
24. Denburg JA, Carbotte RM, Denburg SD (1987) Neuronal antibodies and cognitive function in systemic lupus erythematous. Neurology 37:464

25. Awada HH, Mamo HL, Luft AG, Ponsin JC, Kahn MF (1987) Cerebral blood flow in systemic lupus erythematosus with and without central nervous involvement. J Neurol Neurosurg Psychiatry 50:1597–1601
26. Meyer GJ, Schober O, Stoppe G, Wildhagen K, Seidel JW, Hundeshagen H (1989) Cerebral involvement in systemic lupus erythematodes (SLE): Comparison of positron emission tomography (PET) with other imaging methods. Psychiatry Res 29:367–368
27. Stoppe G, Wildhagen K, Meyer GJ, Schober O (1989) Einsatz der FDG-PET bei der Diagnostik des zentralnervösen Lupus erythematodes und Vergleich mit CT und MRI. Nucl Med 28:187–192
28. Marienhagen J, Rubbert A, Pirner K et al. (1991) ^{99m}Tc-HMPAO-SPECT zur Beuteilung der ZNS-Beteiligung bei Systemischem Lupus Erythematodes (SLE) und Vaskulitis. Nucl Med 30:A39
29. Marienhagen J, Rubbert A, Ordnung D et al. (1992) Systemischer Lupus Erythematodes (SLE) und Zentrales Nervensystem – Untersuchungen mit ^{99m}Tc-HMPAO-Hirn-SPECT zur Korrelation von Immunkomplexen und regionaler Hirndurchblutung. Nucl Med 31:A31
30. Nossent JC, Hovestadt A, Schönfeld DHW, Swaak AJG (1991) Single-photon-emission computed tomography of the brain in the evaluation of cerebral lupus. Arthritis Rheum 34:1397–1402
31. Rogers MP, Waterhouse E, Nagel JS et al. (1992) ^{123}J-iofetamine SPECT scan in systemic lupus erythematosus patients with cognitive and other minor neuropsychiatric symptoms: a pilot study. Lupus 1:215–219
32. Silverman IE, Zeit RM, Von Feldt JM, Alavi A (1994) Correlation between clinical severity of central nervous system (CNS) lupus and findings on single photon emission computed tomographic (SPECT) images of the brain; preliminary results. J Nucl Med 35:95P
33. Menzel C, Reinhold U, Grünwald F et al. (1994) Cerebral blood flow in Sneddon Syndrome. J Nucl Med 35:461–464
34. Holman BL (1993) Functional imaging in systemic lupus erythematosus: an accurate indicator of central nervous system involvement? Arthritis Rheum 36:1193–1195

4.8 SPECT-Darstellung der Benzodiazepinrezeptoren

P. Bartenstein

4.8.1 Einleitung

Das erste Benzodiazepin, Chlordiazepoxid, wurde 1957 von Leo H. Sternbach entdeckt [1]. Die 1960 in die Therapie eingeführte Substanzklasse hat neben ihrer sedativ-hypnotischen, anxiolytischen, amnestischen und muskelrelaxierenden Wirkung auch einen starken antikonvulsiven Effekt [2, 3]. Die Entdeckung spezifischer Bindungsstellen mit hoher Affinität für Benzodiazepine am GABA-Rezeptorkomplex im Jahre 1977 durch Möhler und Okada [4] sowie Squires und Braestrup [5] ermöglichte eine plausible Erklärung der Wirkungsweise der Benzodiazepine auf molekularer Ebene. Die beiden Arbeitsgruppen konnten zeigen, daß eine enge Korrelation besteht zwischen der pharmakologischen Wirksamkeit verschiedener Benzodiazepine und ihrer Potenz, ^{3}H-Diazepam von diesem Benzodiazepinrezeptor des zentralen Typs zu verdrängen. Braestrup und Squires [6] konnten auch eine spezifische Bindung von ^{3}H-Diazepam in verschiedenen peripheren Geweben wie Niere, Leber und Lunge nachweisen. Diese sog. Benzodiazepinrezeptoren des peripheren Typs weisen eine andere pharmakologische Spezifität auf als die zentralen Benzodiazepinrezeptoren.

Die Benzodiazepinrezeptoren des zentralen Typs sind auf die Zellmembran von Neuronen beschränkt, während die Benzodiazepinrezeptoren des peripheren Typs (ω3-Rezeptoren) auf den Mitochondrien verschiedener Gewebszellen lokalisiert sind [7]. Im Gegensatz zum Bindungverhalten an die Benzodiazepinrezeptoren des zentralen Typs findet sich keinerlei Korrelation zwischen der pharmakologischen Wirksamkeit von Benzodiazepinen und ihrer Potenz, ^{3}H-Diazepam von diesen peripheren Rezeptoren zu verdrängen [3]. Der Benzodiazepinrezeptor des zentralen Typs ist also als der physiologisch relevante Mediator für die pharmakologischen Wirkungen der klassischen Benzodiazepine anzusehen [8].

Dieser Rezeptor wurde als Teil eines Rezeptors identifiziert, der den inhibitorischen Transmitter γ-Aminobuttersäure (GABA) spezifisch bindet [9]. Im Gehirn konnten 2 Rezeptorsubtypen des GABA-Rezeptors identifiziert werden, der GABA$_A$- und der GABA$_B$-Rezeptor [10, 11].

Die GABA$_B$-Rezeptoren lassen sich durch ihre fehlende Sensitivität auf das konvulsiv wirksame pflanzliche Alkaloid Bicucullin und ihre Sensitivität auf das Pharmakon Baclofen von den GABA$_A$-Rezeptoren unterscheiden. Sie weisen keine spezifische Benzodiazepinbindung auf [10]. Der GABA$_A$-Rezeptor ist ein makromolekularer Komplex, der spezifische Bindungsstellen für Benzodiazepine, Barbiturate, Pikrotoxin und anästhetische Steroide besitzt [12, 13]. Diese spezifischen Bindungsstellen modulieren die Antwort des Komplexes auf GABA-Aktivierung über einen Chloridionenkanal, der den zentralen Bestandteil des GABA$_A$-Rezeptorkomplexes darstellt. Der Rezeptorkomplex ist wahrscheinlich ein Heteropentamer, bestehend aus Polypeptiduntereinheiten mit einer relativen Molekülmasse von 48–59 kDa [14]. Bislang konnten 5 Polypeptiduntereinheiten (α, β, γ, δ und ρ) isoliert werden. Beim Menschen wurde bisher das Vorkommen von α-, β- und γ-Untereinheiten nachgewiesen [12, 15]. Von diesen 3 in relevantem Maße beim Menschen nachweisbaren Untereinheiten konnten wiederum mehrere Subtypen gefunden werden ($\alpha 1$–6, $\beta 1$–4, $\gamma 1$–3), die in verschiedener Kombination den GABA$_A$-Rezeptorkomplex bilden können, so daß multiple GABA$_A$-Rezeptoren des zentralen Types mit unterschiedlicher Verteilung im Gehirn existieren [15–17]. Die häufigste Kombination der Untereinheiten im Pentamer des Rezeptorkomplexes besteht wahrscheinlich aus einer α-, und je zwei β- und γ-Untereinheiten (Abb. 4.29) [14]. Die physiologische Bedeutung der Multiplizität des GABA$_A$-Rezeptorkomplexes ist noch weitgehend unklar [14].

Die spezifische Benzodiazepinbindung findet in dem aus der Membranoberfläche herausragenden Teil der α-Polypeptid-Untereinheiten statt [18]. Die Multiplizität der α-Polypeptid-Untereinheiten führt auch zu einer Multiplizität der benzodiazepinbindenden Sequenzen, die zur Einteilung in 2 Hauptgruppen von zentralen Benzodiazepinrezeptoren mit unterschiedlichen pharmakologischen Eigenschaften geführt hat. Der BZ1-Rezeptor befindet sich auf der Untereinheit $\alpha 1$, die heterogene Gruppe der BZ2-Rezeptoren ist auf den Untereinheiten $\alpha 2$–6 lokalisiert [12, 17, 19]. Die Modulierung der GABA-Sensitivität des Komplexes durch die Benzodiazepinrezeptoren erfolgt über eine Konformationsänderung dieses Rezeptors, die dann wiederum die Chloridionendurchlässigkeit des Komplexes beeinflußt [20, 21]. Dies erklärt auch die – bei anderen Rezeptorligandensystemen nicht zu beobachtende – bidirektionale Wirkung verschiedener Benzodiazepinrezeptorliganden. Es gibt neben Liganden mit klassischer Benzodiazepinwirkung, den sog. Benzodiazepinagonisten, andere Substanzgruppen mit hoher Affinität zum Benzodiazepinrezeptor, wie einige ß-Karboline, die anxiogen und prokonvulsiv wirken, also eine der klassischen Benzodiazepinwirkung entgegengesetzte Wirkung aufweisen [22–24]. Diese Substanzen werden als inverse Benzodiazepinagonisten bezeichnet. Andere ß-Karboline, wie ß-CCP wiederum hemmen die Wirkung von Benzodiazepinen und prokonvulsiven ß-Karbolinen, ohne eine Eigenwirkung aufzuweisen. Solche Substanzen, die ebenfalls mit hoher Affinität an den Benzodiazepinrezeptor binden, nennt man Benzodiazepinantagonisten [25].

Hinweise auf endogene Liganden für den Benzodiazepinrezeptor existieren, sowohl im Sinne eines endogenen Agonisten als auch eines endogenen inversen Agonisten, doch kann die Existenz eines funktionell bedeutsamen endogenen Liganden nicht als gesichert angesehen werden [26–29].

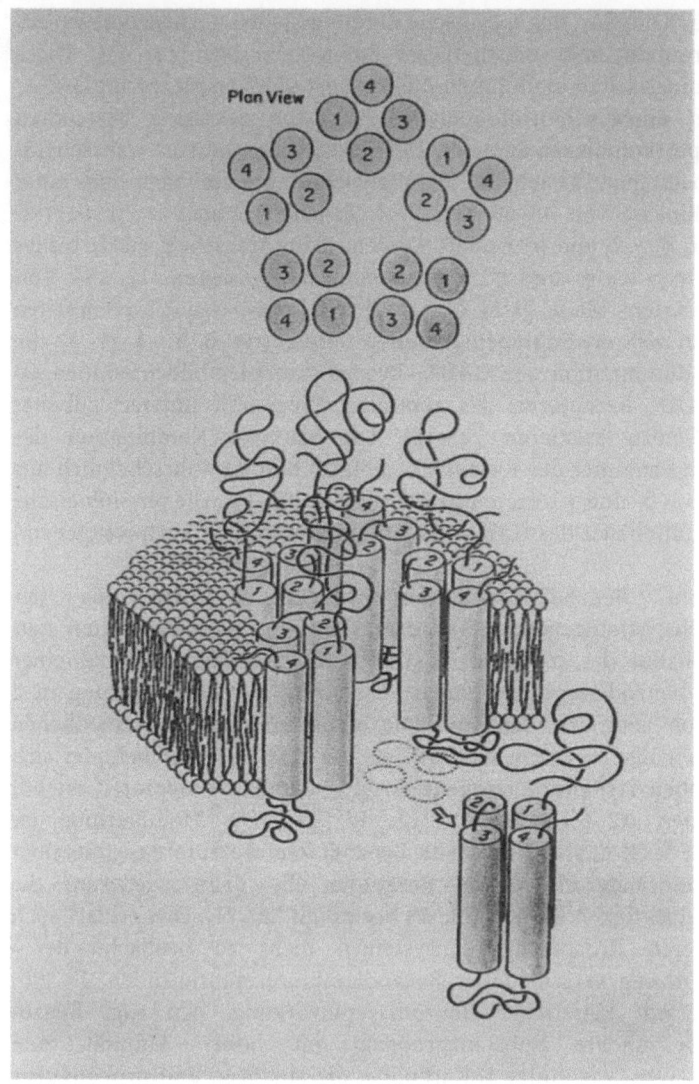

Abb. 4.29. Strukturmodell des GABA$_A$-Rezeptorkomplexes. (Aus [9])

Flumazenil, ein Imidazobenzodiazepin (Anexate) ist ein Benzodiaze-pinantagonist mit sehr schwachem intrinsischem agonistischem Effekt. Es bindet mit gleich hoher Affinität an alle Benzodiazepinrezeptorsubtypen des zentralen Typs, ohne Affinität zum Benzodiazepinrezeptor des peripheren Typs aufzuweisen [3, 14] (Abb. 4.30b). Eine Ausnahme bilden die GABA$_A$-Rezeptoren, die eine α6-Untereinheit enthalten. Hier bindet Flumazenil nur mit geringer Affinität. Diese Rezeptoruntergruppe ist jedoch auf die Granulosazellschicht des Zerebellums beschränkt [14]. Mit dieser für die

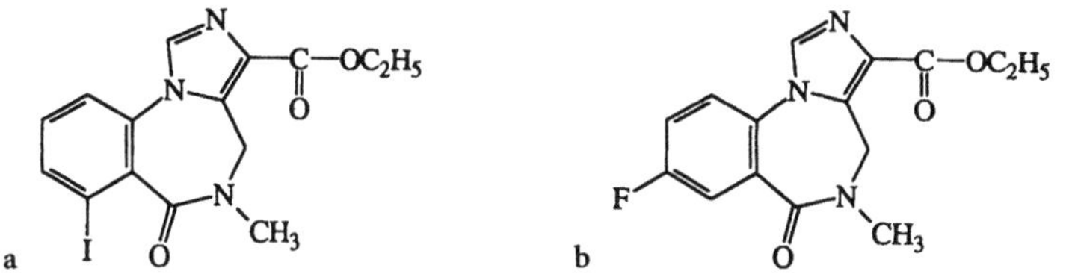

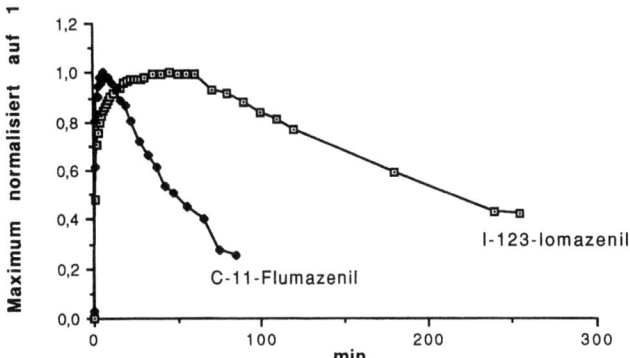

Abb. 4.30. Strukturformel von Iomazenil (a) und Flumazenil (b)

Abb. 4.31. Halbwertszeitkorrigierte Kinetik von ^{123}I-Iomazenil und ^{11}C-Flumazenil über dem parietalen Kortex. Untersuchung durchgeführt an derselben gesunden Versuchsperson. Die Kurvenmaxima sind auf 1 normiert

In-vivo-Rezeptordarstellung nicht relevanten Ausnahme eignet sich somit dieses Pharmakon als Marker für die globale Verteilung der GABA$_A$-Rezeptoren [8]. Das Iodderivat dieser Substanz, Iomazenil, verhält sich hinsichtlich seiner Bindungsspezifität wie Flumazenil. Es ist ebenfalls ein Benzodiazepinantagonist, jedoch mit schwachem intrinsischem, invers agonistischem Effekt [30] (Abb. 4.30a).

4.8.2 Methodik

Radiopharmaka

Von Beer et al. [30] wurde 1990 die Synthese von ^{123}I-Iomazenil beschrieben, einem für SPECT-Studien geeigneten Benzodiazepinrezeptor-Liganden. Die zerebrale Kinetik dieses lipophileren Iodderivats zeigt trotz gleicher Bindungsspezifität deutliche Unterschiede zu der von Flumazenil [31–33] (Abb. 4.31).

Iomazenil erreicht nach etwa 25–30 min das Aktivitätsmaximum, und es werden dann etwa 10–15% der injizierten Dosis im Gehirn aufgenommen [34]. Die Bindungsaffinität von Iomazenil zu den Benzodiazepinrezeptoren des zentralen Typs ist deutlich höher als die von Flumazenil, ein Phänomen, welches generell für Iod- und Fluoranaloga dieser Substanzgruppe zuzutreffen scheint [35]. Unter der

Annahme gleicher Rezeptordichte (Bmax) berechneten Innis et al. [36] für ^{123}I-Iomazenil mit 0,5 nmol/l eine etwa 20fach niedrigere Gleichgewichtskonstante der Rezeptorligandenbindung (Kd), als sie aus PET-Studien für ^{11}C-Flumazenil bekannt ist [37, 38].

Die resultierende langsamere Elimination des Tracers aus dem Gehirn macht ^{123}I-Iomazenil für SPECT-Studien geeignet. Bedingt durch die größere Lipophilie von Iomazenil, ist die unspezifische Bindung im Vergleich zu Flumazenil zunächst höher. Um bei einer statischen SPECT-Akquisition ein rezeptorbindungs-dominiertes Bild zu erhalten, sollte der Beginn der Akquisition frühestens 90 min p.i. erfolgen [31, 39].

Die Verteilung von Iomazenil im Gehirn entspricht dann der von Flumazenil etwa 20–30 min p.i. und reflektiert die bekannte Verteilung der Benzodiaze-pinrezeptoren [40, 41] (Abb. 4.32). Es findet sich eine sehr hohe Anreicherung im Kortex, besonders okzipital, eine mittlere Anreicherung im Zerebellum sowie eine geringe Aktivitätsbelegung in Thalamus und Corpus striatum entsprechend der geringen Rezeptordichte. Hirnstammstrukturen sind weitgehend rezeptorfrei und zeigen daher keine spezifische Anreicherung [3].

Mit Iodofluornitrazepam, ^{123}I-2'-IDZ, ^{123}I-G-018 sowie iodierten Quino-linderivaten existieren weitere potentiell SPECT-fähige Benzodiazepin-rezeptorliganden [42–45]. Diese sind jedoch sämtlich in ihren pharmako-dynamischen Eigenschaften dem Iomazenil unterlegen und haben daher keine breitere Anwendung gefunden.

Das Isoquinolinderivat ^{11}C-PK11195 ist ein selektiver PET-Ligand für den Benzodiazepinrezeptor des peripheren Types (ω3-Rezeptor) [46]. Dieses Radio-pharmakon ist als Marker für zerebrale Läsionen geeignet. Die physiologische zerebrale Anreicherung ist wegen der geringen ω3-Rezeptor-Dichte des Gehirns sehr niedrig. Hirntumoren, insbesondere Astrozytome Grad 3–4, weisen eine im Vergleich zum gesunden Hirngewebe hohe Rezeptordichte auf und zeigen daher eine deutliche Anreicherung von ^{11}C-PK11195. Eine positive Anreicherung kann jedoch nicht als spezifisch für Astrozytome gelten. [47, 48]. Astroglia weist eine höhere ω3-Rezeptor-Dichte als das übrige Hirngewebe auf. Bei chronischen neurologischen Erkrankungen, die mit einer Gliose einhergehen, wie Alzheimer-Demenz und Chorea Huntington, wurde jedoch nur eine mäßige Erhöhung der ω3-Rezeptor-Dichte gefunden [49, 50]. Bei Schlaganfallpatienten kommt es zu einer starken Anreicherung von ^{11}C-PK11195 mit einem Maximum etwa 20 Tage nach dem Insult [51]. Myers et al. [50] konnten an einem Tiermodell zeigen, daß die Anreicherung von ^{11}C-PK11195 in infarziertem Hirngewebe ihr Korrelat in der Einwanderung von Makrophagen aus dem peripheren Blut hat.

Ein SPECT-fähiger Ligand, der für den Benzodiazepinrezeptor des peripheren Types selektiv ist, existiert zur Zeit nicht.

Akquisition

Vor der Applikation von ^{123}I-Iomazenil sollte die Schilddrüse mit Perchlorat blockiert werden. Beim Erwachsenen empfiehlt sich – um eine ausreichende

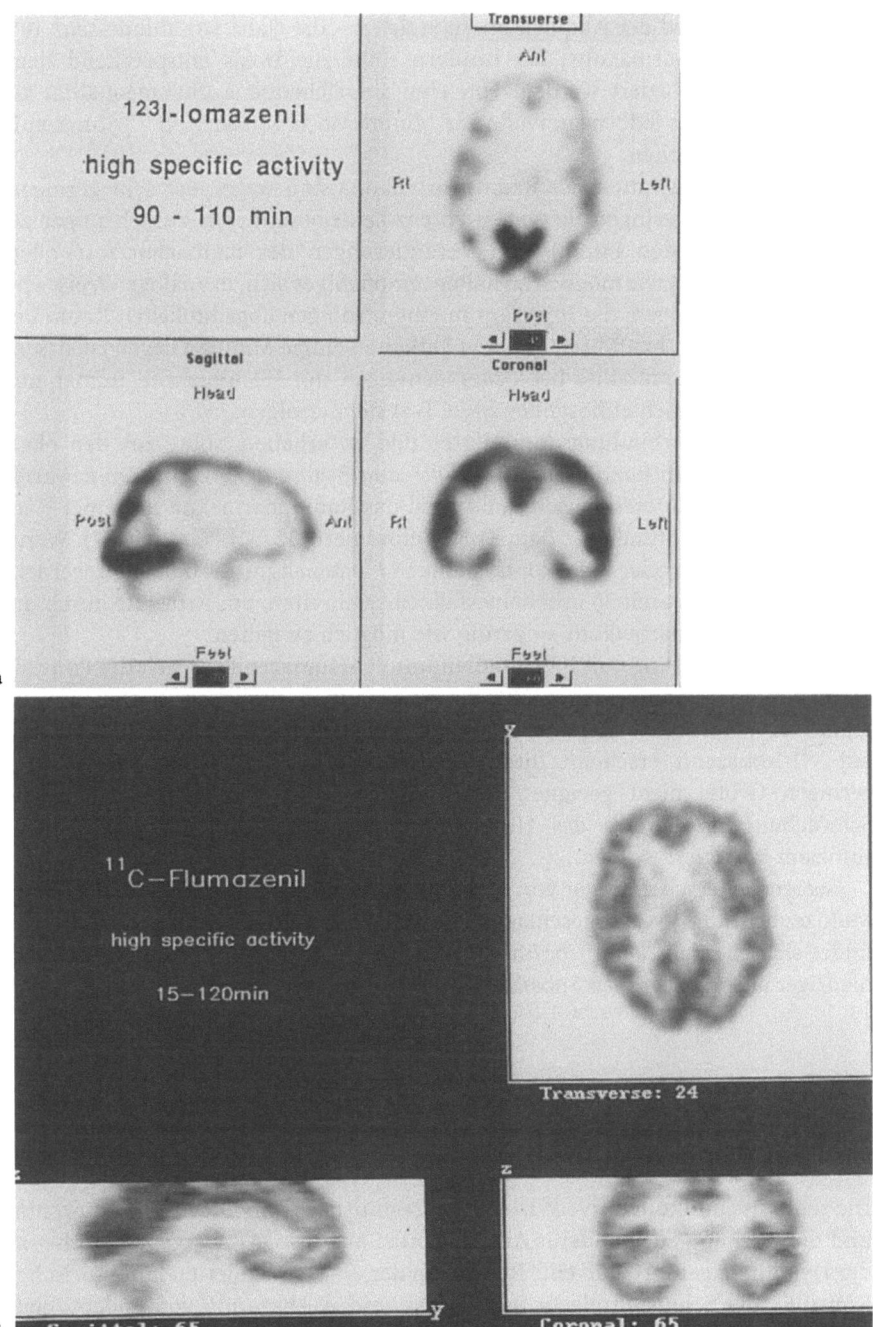

Abb. 4.32. Kortikale Verteilung von ¹²³I-Iomazenil (**a**) im Vergleich zu ¹¹C-Flumazenil (**b**) jeweils bei einer Normalperson

Impulsrate während der Akquisition zu erzielen – die Gabe von mindestens 185 MBq des Radiopharmakons. Bei Kindern sollte die Dosis entsprechend dem Körpergewicht reduziert werden. Um eine ausreichende Aufnahmequalität zu gewährleisten, ist es jedoch sinnvoll, eine Minimaldosis von 80 MBq ^{123}I-Iomazenil nicht zu unterschreiten.

Bei der Administration des Radiopharmakons sind wegen der sehr geringen Toxizität und der geringen allergenen Potenz keine besonderen Vorkehrungen zu treffen [30]. Um den Einfluß von Veränderungen des regionalen zerebralen Blutflußes so gering wie möglich zu halten, empfiehlt es sich, in analoger Weise wie bei Blutflußmessungen, die Injektion in einem ruhigen abgedunkelten Raum bei offenen Augen durchzuführen und den Patienten einige Minuten liegen zu lassen. Die Datenakquisition sollte bei Untersuchungen mit ^{123}I-Iomazenil immer mit einem möglichst hoch auflösenden SPECT-System erfolgen.

Um ein rezeptorbindungsdominiertes Bild zu erhalten, sollte aus den oben erwähnten Gründen *mindestens 90 min bis zum Beginn der Akquisition* gewartet werden [31, 32]. Zu diesem Zeitpunkt wird das Radiopharmakon mit einer Rate von etwa 20% pro Stunde aus dem Kortex eliminiert [32, 52] (s. Abb. 4.31). Wenn keine Ringsysteme oder Mehrkopfsysteme zur Datenakquisition benutzt werden, sollte die Aufnahmezeit 30 min keinesfalls überschreiten, um Artefakte durch die Elimination des Pharmakons so gering wie möglich zu halten.

Bei der Auswertung von PET-Studien mit ^{11}C-Flumazenil hat sich die Pons als beste Referenzregion bewährt [38]. Sie besitzt einen ähnlichen Blutfuß wie die graue Substanz des Kortex und ist weitgehend rezeptorfrei. Für SPECT-Studien mit ^{123}I-Iomazenil erscheint diese Referenzregion allein schon wegen ihrer geringen Größe nicht geeignet. Des weiteren kann die individuell variable Schwächung im Bereich des Hirnstammes bei SPECT-Studien derzeit nicht suffizient korrigiert werden.

Geeigneter erscheint, wie von Haldemann et al. [53] und im Rahmen einer Multizenterstudie [54] vorgeschlagen, die weiße Substanz als Referenzregion. Hier findet sich ebenfalls keine spezifische Bindung, jedoch ist der Blutfluß deutlich niedriger als in der grauen Substanz.

4.8.3 Anwendung

Partielle Epilepsie

Die sehr gute antikonvulsive Wirksamkeit agonistisch wirkender Benzodiazepine und die Wirkung auch anderer Antiepileptika auf das GABA-erge System hat zu der Hypothese geführt, daß eine Reduktion der GABA-mediierten inhibitorischen Kontrolle die Schlüsselrolle in der Genese und Ausbreitung von epileptischen Anfällen aller Art spielen könnte [55]. Heute ist klar, daß die Rolle der GABA-ergen Transmission in der Pathogenese der Epilepsie komplexer ist [56]. Tierexperimentelle Studien konnten zeigen, daß der GABA-ergen Transmission vor allem eine wichtige Rolle bei der Hemmung der Ausbreitung epileptischer

Aktivität zukommt [57]. Diese Hemmung dürfte vor allen Dingen auf 2 Arten erfolgen: durch einen konzentrischen Hemmungshof vermehrter Inhibition um einen epileptogenen Fokus (surround inhibition) und durch eine Hemmung, die von den oberflächlichen zu den tiefen kortikalen Schichten gerichtet ist und als vertikale Inhibition bezeichnet wird [58, 59].

In-vitro-Rezeptorstudien an Resektaten von Patienten mit Temporallappenepilepsie konnten keine konsistente Änderung der GABA-Rezeptorendichte oder -affinität nachweisen [60, 61]. Die zum Teil widersprüchlichen Ergebnisse erlauben keine definitiven Schlüsse, welche Teilkomponenten des GABA-ergen Systems in welcher zerebralen Lokalisation an der Epileptogenese und Epilepsieausbreitung in vivo beteiligt sind. Eine Schwierigkeit bei der Interpretation von In-vitro-Rezeptorstudien liegt sicher auch darin, daß in diesen Studien häufig Referenzgewebe benutzt wurde, das ebenfalls aus Temporallappenresektaten epileptischer Patienten stammte, aber den Krampfherd nicht enthielt [61]. Dieses Gewebe ist aber nicht als wirklich nichtepileptisches Gewebe anzusehen, da auch extrafokale Areale bei diesen Patienten mit medikamentös nicht beherrschbarer Epilepsie durch häufige sekundär generalisierte Krampfanfälle und die medikamentöse Therapie alteriert sein dürften. Außerdem ist das Hirngewebe zu einem Zeitpunkt reseziert worden, da die Hirnphysiologie durch die Anästhesie, den operativen Eingriff und oftmals zusätzliche perioperative elektrokortikale Stimulation hochgradig verändert ist. Zusätzlich ist zu beachten, daß in In-vitro-Studien das biochemische Umfeld zwar kontrolliert, aber nicht in seinem In-vivo-Zustand erhalten werden kann und die Resultate der biochemischen Assays entscheidend durch diese Bedingungen beeinflußt werden [3].

Im Gegensatz zu den kontroversen Resultaten in vitro zeigen die In-vivo-Studien mit PET und SPECT konsistent eine verminderte Benzodiazepinrezeptorbindung im Bereich epileptogener Foci. 1988 untersuchten Savic et al. [62] mit ^{11}C-Flumazenil und PET 10 Patienten mit einfach und komplex partiellem Anfallsleiden ohne morphologisch sichtbare Veränderungen des Gehirns und fanden eine Verminderung der Rezeptorbindung im Bereich des Fokus bei allen untersuchten Patienten.

Bartenstein et al. [31] konnten bei einer sehr ähnlichen Patientengruppe mit ^{123}I-Iomazenil und SPECT eine Verminderung der Aktivitätsbelegung bei 9 von 12 Patienten nachweisen, wobei sich bei allen diesen Patienten jedoch auch eine fokale Verminderung des regionalen zerebralen Blutflusses mit ^{99m}Tc-HMPAO nachweisen ließ. Bekier et al. [63], Cordes et al. [64] und Duncan et al. [65] berichten von ähnlichen Resultaten bei ihren Patienten.

Positivere Ergebnisse werden von einer Multizenterstudie berichtet, die für ihr Kollektiv von insgesamt 124 Patienten mit fokaler Epilepsie einen positiven prädiktiven Wert von 100% und einem negativen prädiktiven Wert von 81% für ^{123}I-Iomazenil im Vergleich zu 92% bzw. 54% für ^{99m}Tc-HMPAO fand [54]. Van Huffelen et al. [66] fand bei einem Vergleich von ^{123}I-Iomazenil mit [18]FDG-PET bei 17 Patienten in jeweils über 80% der Fälle eine Minderung in Übereinstimmung mit den erhobenen EEG-Befunden, wobei sich eine Konkordanz von EEG,

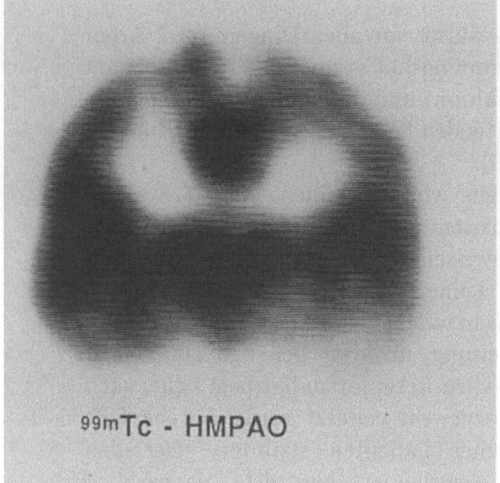
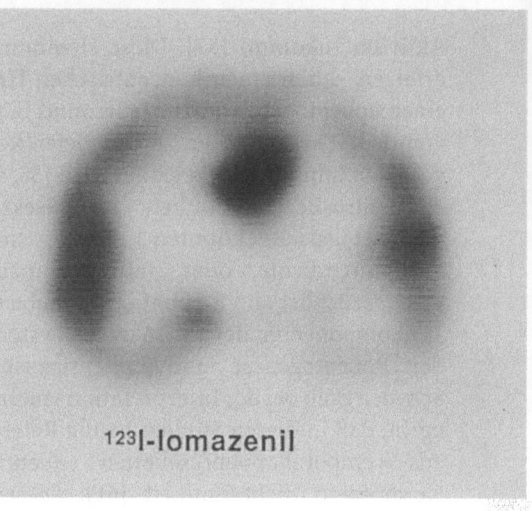

99mTc - HMPAO

123I-Iomazenil

a

b

Abb. 4.33a,b. Koronale Schnitte in Höhe des dorsalen Hippokampus bei einer Patientin mit komplex partiellem Anfallsleiden. **a** HMPAO-Studie, **b** Iomazenilstudie. Wegen der geringen Benzodiazepinrezeptordichte der subkortikalen Strukturen ist die mesial temporale Belegungsasymmetrie in der Iomazenilstudie deutlich besser erkennbar

Iomazenil und FDG in 65% der Fälle zeigte. Diese Arbeitsgruppe schloß aus ihren Ergebnissen, daß ^{123}I-Iomazenil eine preiswertere und leichter verfügbare Alternative zu [18]FDG darstellen könnte.

Duncan et al. [65] hingegen fanden keine Überlegenheit von Iomazenil hinsichtlich der Ausdehnungsbestimmung der epileptogenen Zone im Vergleich zu HMPAO, sondern beschrieben eine eher größere Ausdehnung der Minderbelegung in den Iomazenilstudien (s. auch Abb. 4.33). Im Gegensatz dazu berichten Henry et al. [67] und Savic et al. [68] in Vergleichsstudien von ^{11}C-Flumazenil mit [18]FDG über eine sensitivere und genauere Fokuslokalisation mit ^{11}C-Flumazenil. Diese offensichtlich diskrepanten Ergebnisse der SPECT- und PET-Studien können nicht allein mit dem unterschiedlichen Auflösungsvermögen beider Methoden erklärt werden. Sie dürften eher die Unterschiede in der Bindungsaffinität sowie in der Lipophilie beider Radiopharmaka reflektieren, die zu einer deutlich höheren Blutflußabhängigkeit der kortikalen Aktivitätsverteilung von Iomazenil führen. Insgesamt erscheint daher, soweit verfügbar, die Positronenémissionstomographie mit ^{11}C-Flumazenil sowohl aufgrund der besseren Auflösung als auch wegen des überlegenen Radiopharmakons eher zur spezifischen Fokuslokalisation geeignet, wie sie bei selektiven Eingriffen am Temporallappen oder bei der chirurgischen Therapie extratemporaler Epilepsien notwendig ist.

Bei Patienten mit Lennox-Gastaut-Syndrom, einer Epilepsieform des Kindesalters mit ungünstiger Prognose, konnten Bangerl et al. [69] mit ^{123}I-Iomazenil eine fokale Reduktion der Aufnahme dieser Substanz nachweisen, ohne daß gleichzeitig eine Minderung der HMPAO-Anreicherung nachweisbar war. In einer

Fallbeschreibung konnte auch bei einer Patientin mit einem partiellem Anfallsleiden aufgrund einer ausgedehnten kortikalen Dysplasie im Bereich der Läsion eine stark verminderte Aktivitätsbelegung von ^{123}I-Iomazenil bei intaktem regionalem zerebralen Blutfluß nachgewiesen werden [32]. Bei diesen Sonderformen epileptischer Erkrankungen scheint die selektive Darstellung neuronaler Strukturen Vorteile gegenüber der reinen Blutflußdarstellung zu besitzen.

Demenz vom Alzheimer-Typ

Neben der fokalen Epilepsie wurde die In-vivo-Darstellung der Benzodiazepin-rezeptoren auch bei anderen neurologischen und psychiatrischen Erkrankungen durchgeführt. Hierbei handelt es sich um Studien mit nur kleinen Kollektiven.

Nitzsche et al. [70] fanden mit ^{123}I-Iomazenil bei 4 Patienten mit M. Alzheimer eine verminderte Aktivitätsanreicherung, wobei 2 dieser Patienten keine eindeutige Minderbelegung mit ^{99m}Tc-HMPAO aufwiesen. Meyer et al. [71] konnten in einer quantitativen Studie mit ^{11}C-Flumazenil an 10 Patienten mit Alzheimer-Demenz zeigen, daß sich eine Minderbelegung mit diesem Radiopharmakon in den Arealen nachweisen läßt, die einen Hypometabolismus mit [18]FDG zeigen. Diese Minderbelegung entspricht einer Minderung des Ligandentransports und nicht einer verminderten Benzodiazepinrezeptor-bindung. Parametrische Bilder des Verteilungsvolumens waren in dieser Studie auch bei Patienten mit ausgeprägter dementieller Symptomatik nicht signifikant unterschiedlich zu einem altersentsprechenden Normalkollektiv. Die Autoren schlossen aus diesen Ergebnissen auf eine fehlende Verminderung der Benzo-diazepinrezeptoren im Parietalhirn von Patienten mit Alzheimer-Demenz.

Ob dies tatsächlich die In-vivo-Situation widerspiegelt, müssen weitere Studien klären, da es Hinweise aus In-vitro-Studien gibt, die eine deutliche Verminderung der kortikalen Dichte des GABA$_A$-Rezeptorkomplexes bei der Alzheimer-Demenz nahelegen [72, 73].

Andere neurologische Erkrankungen

Holthoff et al. [74] beschrieben in einer PET-Studie mit ^{11}C-Flumazenil bei 6 Patienten im Frühstadium der Chorea Huntington eine signifikante Minderung der Benzodiazepinrezeptorbindung im Nucleus caudatus, nicht jedoch im ebenfalls bereits hypometabolen Putamen und Thalamus. Sie schlossen daraus auf eine im Krankheitsverlauf besonders frühzeitige Reduktion des GABA$_A$-Rezeptorkomplexes im Nucleus caudatus. Auch bei Patienten mit chronischen Angstzuständen und Alkoholabhängigkeit wurden bisher nur PET-Studien mit ^{11}C-Flumazenil durchgeführt, ohne daß über erkrankungstypische Veränderungen der Benzodiazepinrezeptorbindung berichtet wurde [75, 76]. Hier liegen bisher keine Daten von SPECT-Studien vor.

Odano et al. [77] untersuchten an einem Tiermodell die Verteilung von ^{123}I-Iomazenil bei ischämischen Insulten. Sie konnten zeigen, daß 10 Tage nach Okklusion der A. cerebri media ein ausgedehnter Hypometabolismus (gemessen mit ^{14}C-Deoxyglukose) des ipsilateralen Kortex, von Corpus striatum, Thalamus und Corpus geniculatum besteht. Eine Minderanreicherung von ^{123}I-Iomazenil fand sich jedoch nur in den nekrotischen Bezirken des Kortex, nicht jedoch in den funktionell deaktivierten Arealen. Minoshima et al. [78] zeigten in einer Vergleichstudie von ^{11}C-Flumazenil mit ^{18}FDG, daß auch bei Schlaganfallpatienten die Darstellung der Benzodiazepinrezeptoren die Unterscheidung von vitalem funktionell deaktivierten von komplett oder inkomplett infarziertem Gewebe ermöglicht.

Samson et al. [79] konnten bei 4 Patienten mit Leberzirrhose, die in einem Zeitraum von weniger als 1 Monat nach der letzten Episode mit hepatischer Enzephalopathie untersucht wurden, eine im Vergleich zu einem Normkollektiv um das 2-3 fache erhöhte Aufnahme von ^{11}C-Flumazenil in allen kortikalen Arealen nachweisen. Solche generalisierten Veränderungen der Traceranreicherung sind mit SPECT wegen der mangelnden Quantifizierbarkeit zur Zeit nur schwer reproduzierbar.

Pharmakologie

Dennoch gibt es gerade mit ^{123}I-Iomazenil interessante Ansätze zur Quantifizierung der Rezeptorbindung auch mit SPECT. Diese wurden besonders von den Arbeitsgruppen in Yale [34, 36, 80, 81] und Kopenhagen [82, 83] entwickelt. Kombinierte Protokolle mit ^{123}I-Iomazenil und unmarkiertem Flumazenil sind besonders gut durchführbar, da Flumazenil ein Rezeptorantagonist mit sehr geringer intrinsischer Aktivität ist, der ohne relevante klinische Nebenwirkungen auch in sehr hoher Dosierung Probanden oder Patienten, die nicht regelmäßig Benzodiazepine einnehmen, verabreicht werden kann. Der Einsatz von unmarkiertem Iomazenil ist wegen seines leichten prokonvulsiven Effektes limitiert [30]. Es gibt noch eine Reihe weiterer Gründe für die Eignung dieser Pharmaka zur Erstellung von Quantifizierungsmodellen: Metabolismuskorrekturen sind einfach, da beide Pharmaka in der Leber ausschließlich zu hydrophilen Substanzen metabolisiert werden, die die Blut-Hirn-Schranke nicht passieren. Im Gehirn werden die Tracer nicht metabolisiert. Des weiteren binden beide Tracer mit gleicher und hoher Affinität an die benzodiazepinbindende Struktur aller relevanten Subtypen des $GABA_A$-Rezeptorkomplexes, ohne nennenswerte Affinität zu anderen Rezeptoren aufzuweisen. Es kann daher für quantitative Analysen vereinfacht von einem Rezeptortyp ausgegangen werden, der mit dem Liganden interagiert.

Beide Liganden weisen nur ein geringes Maß an unspezifischer Bindung im Gehirn auf. Eine relevante Interferenz durch einen endogenen Liganden ist bei den Benzodiazepinen nicht zu erwarten. Schließlich ist die Bindung an den Rezeptor für beide Pharmaka reversibel, so daß die Liganden in ihrer ursprünglichen Form aus dem Gehirn eliminiert werden, wenn die Konzentration im Plasma gegen Null geht [30, 83, 84]. Dies ermöglicht auch pharmakologische Studien mit den Liganden.

Innis et al. [36] etablierten mit ^{123}I-Iomazenil ein Modell zur Messung der In-vivo-Potenz verschiedener Benzodiazepine (Flumazenil, Iomazenil, Clonazepam,

Alprazolam, Diazepam). Sie fanden eine sehr enge Korrelation (r = 0,92) zwischen den ED50-Werten in vivo (Dosis, die benötigt wird, um 50% des Radiopharmakons zu verdrängen) und den in vitro ermittelten Ki-Werten der Pharmaka. Der ED50-Wert wird hierbei während einer dynamischen SPECT-Studie aus der Verdrängung von ^{123}I-Iomazenil aus dem Gehirn unter schrittweise erhöhter Gabe des betreffenden Benzodiazepins ermittelt.

Vielleicht liegt im individuellen Monitoring der Pharmakotherapie von Patienten mit einem relativ gut verfügbaren und billigen System wie SPECT eine breite zukünftige Anwendung von Rezeptorliganden, wie dem Benzodiazepinrezeptorligand ^{123}I-Iomazenil [85].

4.8.4 Zusammenfassung

Mit ^{123}I-Iomazenil steht ein SPECT-Ligand zur Verfügung, der mit hoher Affinität und Selektivität an die Benzodiazepinrezeptoren des zentralen Typs bindet. Dieses Radiopharmakon läßt sich zur Fokussuche bei partieller Epilepsie verwenden. Eine Rolle im klinischen Einsatz könnte dieses Radiopharmakon bei der präoperativen Fokuslokalisation von extratemporalen Epilepsien und bei geplanten selektiven Eingriffen im Rahmen der Temporallappenepilepsie spielen. Mit dem Fluoranalogon ^{11}C-Flumazenil und PET scheint jedoch eine deutlich spezifischere Darstellung epileptogener Foci zu gelingen, so daß mit der weiteren Verbreitung der Positronenemissionstomographie die Benzodiazepinrezeptordarstellung mit dieser Methode eine größere Bedeutung bei dieser speziellen Fragestellung erlangen dürfte.

Wegen der Häufigkeit der GABA-ergen Synapsen in Kortex erscheint ^{123}I-Iomazenil sehr gut geeignet als ein Marker für die Intaktheit neuronaler Strukturen, der beispielsweise bei Patienten mit Insulten, kortikalen Mißbildungen oder zerebralen Traumen funktionell gestörte und strukturell geschädigte kortikale Areale unterscheiden kann.

Eine weiteres potentielles klinisches Einsatzfeld von ^{123}I-Iomazenil könnte in der individuellen Überwachung der Pharmakotherapie mit Benzodiazepinen insbesondere bei psychiatrischen Patienten liegen.

Literatur

1. Goodman Gilman A, Goodman LS, Rall TW, Murad F (eds) The pharmacological basis of therapeutics. Macmillan, New York (1985)
2. Kretz FJ, Löscher W, Peisdersky B, Kraft A, Eyrich K (1990) Flumazenil (Anexate): Pharmakodynamik, Pharmakokinetik, Indikationen und Kontraindikationen. Med Klin 85:156–162
3. Sadzot B, Frost JJ (1990) Benzodiazepine receptors. In: Frost JJ, Wagner HN Jr (eds) Quantitative imaging. Neuroreceptors, neurotransmitters and enzymes. Raven, New York, pp 109–127
4. Möhler H, Okada T (1977) Benzodiazepine receptors – demonstration in the central nervous system. Science 198:849–851
5. Squires R, Braestrup C (1977) Benzodiazepine receptors in rat brain. Nature 266:732

6. Braestrup C, Squires R (1977) Specific benzodiazepine receptors in rat brain characterized by high affinity ³H-diazepam binding. Proc Natl Acad Sci USA 74:3804–3809
7. Schoemaker H, Bliss M, Yamamura HI (1981) Specific high-affinity saturable binding of ³H-Ro 5-4864 to benzodiazepine binding sites in the rat cerebral cortex. Eur J Pharmacol 71:173–175
8. Bartenstein P, Schober O (1991) In-vivo-Darstellung von Benzodiazepin-Rezeptoren des zentralen Types. Wien Klin Wochenschr 103:647–648
9. Olsen RW, Tobin AJ (1990) Molecular biology of GABA_A-receptors. FASEB J 4:1469–1480
10. Bowery N (1989) GABA_B receptors and their significance in mammalian pharmacology. Trends Pharmacol Sci 10:401–407
11. Enna SJ (1983) The GABA-receptors. The Human Press, Clifton, New Jersey
12. DeLorey TM, Olsen RW (1992) γ-Aminobutyric acid-A receptor structure and function. J Biol Chem 267:16747–16750
13. Paul SM, Marangos PJ, Skolnick P (1981) The benzodiazepine-GABA-chloride ionophore receptor komplex. Common site for minor tranquilizer action. Biological Psych 16:213–229
14. Doble A, Martin IL (1992) Multiple benzodiazepine receptors: no reason for anxiety. Trends Pharmacol Sci 13:76–81
15. Pritchett DB, Sontheimer H, Shivers BD et al. (1989) Importance of a novel GABA_A receptor subunit for benzodiazepine pharmacology. Nature 338:582–585
16. Lüddens H, Wisden W (1991) Function and pharmacology of multiple GABA_A receptor subunits. Trends Pharmacol Sci 12:49–51
17. Sieghardt W (1989) Multiplicity of GABA_A-benzodiazepine receptors. Trends Pharmacol Sci 10:407–411
18. Pritchett DB, Seeburg PH (1991) γ-Aminobutyric acid typ A receptor point mutation increases the affinity of compounds for the benzodiazepine site. Proc Natl Acad Sci (USA) 88:1421–1425
19. Lüddens H, Killisch I, Seeburg PH (1991) More than one alpha variant may exist in a GABA_A/benzodiazepine receptor complex. J Recept Res 11:535–551
20. Costa E (1983) Benzodiazepines – from molecular biology to clinical practice. Raven, New York
21. Olsen RW, Sapp DM, Bureau MH, Turner DM, Kokka N (1991) Allosteric actions of central nervous system depressants including anesthetics on subtypes of the inhibitory γ-Aminobutyric acid A receptor-chloride channel complex. Ann NY Acad Sci 625:145–154
22. Ninan PT, Insel TM, Cohen RM, Cook JM, Skolnick P, Paul SM (1982) Benzodiazepine receptor-mediated experimental anxiety in primates. Science 218:1332–1334
23. Oakley NR, Jones BJ (1980) The proconvulsant and diazepam-reversing effects of ethyl-ß-carboline-3-carboxylate. Eur J Pharmacol 68:381–382
24. Prado de Carvalho L, Grecksch G, Chapouthier G, Rossier J (1983) Anxiogenic and non anxiogenic benzodiazepine antagonists. Nature 301:64–66
25. Nutt DJ, Cowen PJ, Little HJ (1982) Unusual interactions of benzodiazepine receptor antagonists. Nature 295:436–438
26. Corda MG, Ferrari M, Guidotti A, Konkel D, Costa E (1984) Isolation, purification and partial sequence of a neuropeptide (DBI) precursor of an anxiogenic putative ligand for benzodiazepine recognition site. Neurosci Lett 47:319–324
27. Emrich HM, Lund R (1991) Effect of the benzodiazepine antagonist Ro 15-1788 on sleep after withdrawal. Pharmacopsychiatry 18:171–173
28. Izquierdo I, Medina JH (1991) GABA_A receptor modulation of memory: the role of endogenous benzodiazepines. Trends Pharmacol Sci 12:260–265
29. Sangameswaran L, Fales HM, Friedrich P, de Blas AL (1986) Purification of a benzodiazepine from bovine brain and detection of benzodiazepine-like immunoreactivity in human brain. Proc Natl Acad Sci USA 83:9236–9240
30. Beer HF, Bläuenstein PA, Hasler PH et al. (1990) In vitro and in vivo evaluation of Iodine-123-Ro 16-0154: A new imaging agent for SPECT investigations of benzodiazepine receptors. J Nucl Med 31:1007–1014
31. Bartenstein P, Ludolph A, Schober O, Lottes G, Scheidhauer K, Sciuk J, Beer H-F (1991) Benzodiazepine receptors and cerebral blood flow in partial epilepsy. Eur J Nucl Med 18:111–118

32. Bartenstein P, Lehmenkühler C, Sciuk J, Schuierer G (1992) Kortikale Dysplasie als epileptogener Fokus: Verminderte Bindung von ^{123}I-Iomazenil bei unauffälliger Perfusion im [99m]TC-HMPAO SPECT. Nucl Med 31:142–144

33. Verhoeff NPLG, Buell U, Costa DC (1992) Basics and recommendations for brain SPECT. Nucl Med 31:114–131

34. Woods SW, Seibyl JP, Goddard AW et al. (1992) Dynamic SPECT imaging after injection of the benzodiazepine receptor ligand ^{123}I-iomazenil in healthy human subjects. Psychiatry Res 45:67–77

35. Moerlein SM, Perlmutter JS, Parkinson D (1992) Fluorine-18 labelled ligands for benzodiazepine receptor studies with PET. J Nucl Med 32:883

36. Innis RB, Al-Tikriti MS, Zoghbi SS et al. (1991) SPECT imaging of the benzodiazepine receptor: feasibility of in vivo potency measurements from stepwise displacement curves. J Nucl Med 32:1754–1761

37. Lassen NA, Bartenstein PA, Lammertsma AA et al. (1995) Benzodiazepine receptor quantitation in vivo in human using C-11-Flumazenil and PET: application of the steady-state principle J Cereb Blood Flow Metab 15: 152–165

38. Abadie P, Baron JC, Bisserbe JC et al. (1992) Central benzodiazepine receptors in human brain: estimation of regional Bmax and KD values with positron emission tomography. Eur J Pharmacol 213:107–115

39. Verhoeff NPLG, van Royen EA, Ell PJ, Costa DC, Hasler PH, Schubiger PA (1990) Benzodiazepine receptor density in human brain measured in vivo with ^{123}I-Iomazenil SPECT. Schmidt HAE, van der Schoot JB (eds) Nuclear medicine: The state of the art of nuclear medicine in Europe. Schattauer, Stuttgart, pp 203–206

40. Bartenstein P, Ludolph A, Schober O, Lottes G, Böttger I, Beer H-F (1989) Vergleich von Blutfluss und Benzodiazepin-Rezeptorverteilung bei fokaler Epilepsie: Vorläufige Ergebnisse einer SPECT-Studie. Nucl Med 28:181–186

41. Hoell K, Deisenhammer E, Dauth J, Carmann H, Schubiger PA (1989) Imaging benzodiazepine receptors in the human brain by single photon emission computed tomography (SPECT). Nucl Med Biol 16:759–763

42. Maeda M, Komori H, Dohmoto H, Kojima M (1985) Synthesis of radioiodinated analogs of 2-phenyl pyrazolo [4, 3]I-quinolin-3-(5H)-one by a modified triazene method. J Label Compound Radiopharm 22:487–501

43. Zecca L, Ferrario P (1988) Synthesis and biodistribution of an I-123-labelled flunitrazepam derivative: a potential in vivo tracer for benzodiazepine receptors. Appl Radiat Isot 39:353–356

44. Saji H, Nakatsuka I, Iida I, Magata Y, Yoshitake Y, Konishi J, Yokoyama A (1989) Radioiodinated diazepam derivative for SPECT studies of benzodiazepine receptor. J Nucl Med 30:803–804

45. Zengpin G, Tianzhi T (1990) Radioiodinated alpha-buthylhydroxy-benzyl alcohol as a potential agent for benzodiazepine receptor imaging. Eur J Nucl Med 16:103

46. Camsonne R, Crouzel C, Comar D, Maziere M, Prenant C, Sastre J, Moulin MA, Syrota A (1984) Synthesis of N-[^{11}C]-methyl, N-(methyl-1-propyl),(chloro-2-pheny19-1-isoquinoline carboxamide-3) (PK11195): a new ligand for peripheral benzodiazepine receptors. J Label Comp Radiopharm 21:985–991

47. Benavides J, Cornu P, Dennis T et al. (1988) Imaging of human brain lesions with ω3 site radioligand. Ann Neurol 24:708–712

48. Junck L, Jewett DM, Kilbourn MR, Greenberg HS, Young AB, Kuhl DE (1991) Brain tumor imaging with C-11PK11195, a ligand for the peripheral benzodiazepine binding site. J Cereb Blood Flow Metab 11[Suppl 2]:S594

49. Pike VW, Halldin C, Crouzel C et al. (1993) Radioligands for PET studies of central benzodiazepine receptors and PK (peripheral benzodiazepine) binding sites-current status. Nucl Med Biol 20:503–525

50. Myers R, Manjil L, Cullen BM, Price GW, Frackowiak RSJ, Cremer J (1991) Macrophage and astrozyte populations in rat cerebral cortex following a local ischemic lesion. J Cereb Blood Flow Metab 11:314–322

51. Ramsay SC, Weiller C, Myers R et al. (1992) Monitoring by PET of macrophage accumulation in brain after ischaemic stroke. Lancet 339:1054–1055

52. Buchali K (1992) Ergebnisse von Verdrängungsuntersuchungen an Benzodiazepin-Rezeptoren. Nucl Med 31:29–31
53. Haldemann RC, Bicik I, Pfeiffer A, Wieser HG, Hasler PH, Schubiger PA, von Schulthess GK (1992) ¹²³I-Iomazenil: a quantitative study of central benzodiazepine receptor distribution. Nucl Med 31:91–97
54. Schubiger PA, Hasler PH, Beer-Wohlfahrt H et al. (1991) Evaluation of a Multicenter Study with Iomazenil – a benzodiazepine Receptor ligand. Nucl Med Comm 12:569–582
55. Olsen RW (1981) The GABA postsynaptic membrane receptor-ionophore complex. Mol Cell Biochem 39:261–279
56. Snodgrass SR (1992) GABA and epilepsy: their complex relationship and the evolution of understanding. J Child Neurol 7:77–86
57. Speckmann EJ, Walden J (1992) Neurotransmitter und epileptische Aktivität. Nervenheilkd 11:233–238
58. Prince DA, Wilder BJ (1967) Control mechanisms in cortical epileptogenic foci. Arch Neurol 16:194–202
59. Elger CE, Speckmann EJ (1983) Penicillin-induced epileptic foci in the motorcortex: vertical inhibition. Electroencephalogr Clin Neurophysiol 56:604–622
60. Ribak CE (1985) Axon terminals of GABAergic chandelier cells are lost at epileptic foci. Brain Res 326:251–260
61. Sherwin A, Matthew E, Blain M, Guevremont D (1986) Benzodiazepine receptor binding is not altered in human epileptogenic cortical foci. Neurology 36:1380–1382
62. Savic I, Persson A, Roland P, Pauli S, Sedvall G, Widen L (1988) In vivo demonstration of reduced benzodiazepine receptor binding in human epileptic foci. Lancet I:863–866
63. Bekier A, Oettli R, Weder B (1990) ¹²³I-Iomazenil: preliminary results. In: Schubiger PA, Hasler PH (eds) Iomazenil and other brain receptor tracers for SPECT. Editiones ⟨Roche⟩, Basel, pp 65–69
64. Cordes M, Henkes H, Ferstl F, Schmitz B, Hierholzer J, Schmidt D, Felix R (1992) Evaluation of focal epilepsy: a SPECT scanning comparison of ¹²³I-Iomazenil versus HM-PAO. Am J Neuroradiol 13:249–253
65. Duncan S, Gillen GJ, Brodie MJ (1993) Lack of effect of concomitant clobazam on interictal ¹²³I-Iomazenil SPECT. Epilepsy Res 15:61–66
66. Van Huffelen AC, van Isselt JW, van Bentum AME et al. (1990) Localization of epileptic foci with ¹²³I-Iomazenil SPECT. A comparison with ¹⁸FDG-PET and ictal EEG findings in patients with medically intractable complex partial seizures. In: Baldy-Moulinier M, Lassen NA, Engel J Jr, Askienazy S (eds) Focal epilepsy: clinical use of emission tomography. John Libbey, London, pp 123–131
67. Henry TR, Sackellares JC, Gilman S et al. (1991) Decreased mesial temporal [¹¹C]Flumazenil binding with mesiolateral temporal hypometabolism in temporal lobe epilepsy. J Cereb Blood Flow Metab 11[Suppl 2]:S412
68. Savic I, Ingvar M, Stone-Elander S (1993) Comparison of ¹¹C-Flumazenil and ¹⁸F-FDG as PET markers of epileptic foci. J Neurol Neurosurg Psychiatry 56:615–621
69. Bangerl I, Riccabona G, Bauer G, Bohr K, Hasler PH, Schubiger PA (1989) ¹²³I-Iomazenil brain SPECT in various forms of epilepsy (a preliminary report). Eur J Nucl Med 15:408
70. Nitzsche E, Landwehrmeyer B, Moser E, Lücking CH, Ott D, Hasler PH, Schubiger PA (1990) Hirn-SPECT mit Tc-99m-HM-PAO und J-123-Iomazenil bei Patienten mit fokaler Epilepsie und Morbus Alzheimer. In: Schubiger PA, Hasler PH (eds) Iomazenil and other brain receptor tracers for SPECT. Editiones ⟨Roche⟩, Basel, pp 65–69
71. Meyer MA, Koeppe RA, Frey KA, Foster NL, Kuhl DE (1992) Benzodiazepine receptors are unaltered in hypometabolic parietal cortex in Alzheimer's disease. J Nucl Med 33:887
72. Lloyd GK, Löwenthal A, Jawoy-Agid F, Constantinidis J (1991) GABA_A receptor complex function in frontal cortex membranes from control and neurological patients. Eur J Pharmacol 197:33–39
73. Shimohama S, Taniguchi T, Fujiwara M, Kameyama M (1988) Changes in benzodiazepine receptors in Alzheimer-type dementia. Ann Neurol 23:404–406
74. Holthoff VA, Koeppe RA, Frey KA, Penney JB, Markel DS, Kuhl DE, Young AB (1993) Positron emission tomography measures of benzodiazepine receptors in Huntington's disease. Ann Neurol 34:76–81

75. Mindus P, Ehrin E, Ericsson L et al. (1986) Central benzodiazepine receptor binding studied with 11-C labelled Ro 151788 and positron emission tomography. Pharmacopsychiatry 19:2–3

76. Litton JE, Neiman J, Pauli S, Farde L, Hindmarsh T, Halldin C, Sedvall G (1993) PET analysis of [^{11}C]Flumazenil binding to benzodiazepine receptors in chronic alcohol-dependent men and healthy controls. Psychiatry Res 50:1–13

77. Odano I, Miyashita K, Minoshima S et al. (1993) Imaging of primary and remote ischemic brain lesions by in vivo autoradiogaphy: benzodiazepine binding sites and glucose metabolism. J Nucl Med 34:202P

78. Minoshima S, Frey KA, Koeppe RA, Chirnowitz MI, McCune WJ, Kuhl DE (1993) Regional discordance between benzodiazepine receptor distribution and glucose metabolism in ischemic cerebral vascular disease. J Nucl Med 34:207P

79. Samson Y, Bernuau J, Pappata S, Chavoix C, Baron JC, Mazière MA (1987) Cerebral uptake of benzodiazepine measured by positron emission tomography in hepatic encephalopathy. N Engl J Med 316:414–415

80. Zoghbi SS, Baldwin RM, Seibyl JP et al. (1992) Pharmacokinetics of the SPECT benzodiazepine receptor ligand [^{123}I]Iomazenil in human and non-human primates. Int J Rad Appl Instrum [B] 19:881–888

81. Sybirska E, Seibyl JP, Bremner JD et al. (1993) [^{123}I]Iomazenil SPECT imaging demonstrates significant benzodiazepine receptor reserve in human and nonhuman primate brain. Neuropharmacology 32:671–680

82. Videbaek C, Friberg L, Holm S et al. (1993) Benzodiazepine receptor equilibrium constants for flumazenil and midazolam determined in humans with the single photon emission computer tomography tracer [^{123}I]Iomazenil. Eur J Pharmacol 249:43–51

83. Lassen NA (1992) Neuroreceptor quantitation in vivo by the steady state principle using constant infusion or bolus injection of radioactive tracers. J Cereb Blood Flow Metab 12:709–716

84. Maziere M, Hantraye P, Prenant C, Sastre J, Comar D (1984) Synthesis of ethyl 8-Fluoro-5, 6-dihydroxy-5-[^{11}C]methyl-6-oxo-4H-imidazo[1,5-a][1,4]benzodiazepine-3-carboxylate   (RO 15.1788-^{11}C): a specific radioligand for the in vivo study of central benzodiazepine receptors by positron emission tomography. Int J Appl Radiat Isot 35:973–976

85. Moerlein SM, Welch MJ (1991) Application of SPECT in the in vivo measurement of benzodiazepine potency. J Nucl Med 32:1762–1763

4.9 Liquorraumszintigraphie – konventionell/SPECT: Vergleich mit cCT und MRT

K.P. Kaiser

4.9.1 Einleitung

Nach Einbringen eines Radiopharmakons in den Subarachnoidalraum gelingt es mit Hilfe der Liquorszintigraphie, die Form und Ausdehnung der Liquorräume zu beurteilen, einen normalen oder gestörten Liquorfluß im Rückenmark und Gehirn sowie evtl. vorhandene Liquorfisteln nachzuweisen.

Das Verfahren wurde von Bauer 1953 im Tierversuch getestet und erstmals beschrieben [1]. Die Weiterentwicklung und klinische Anwendung am Menschen führte über die Markierung von HSA (Humanserumalbumin) und DTPA (Diethylentriamin-penta-acetat) mit verschiedenen Radioisotopen ([131]J-HSA, [169]Yb-DTPA, ^{99m}Tc-HSA, ^{99m}Tc-DTPA) schließlich zu dem heute überwiegend eingesetzten ^{111}In-DTPA [2–6]. ^{111}In-DTPA hat sich aufgrund der günstigen physikalischen Eigenschaften des Indium-111 (2 Energiepeaks von 173 und 247 keV, 2,8 Tage Halbwertszeit) und einer sehr guten Verträglichkeit des Indium-DTPA-Komplexes nach intrathekaler Applikation in der täglichen Praxis durchgesetzt [7, 8]. Die längere Halbwertszeit von 2,8 Tagen bietet ideale Möglichkeiten, den Liquorfluß über einen längeren Zeitraum zu beobachten, so daß auch die gelegentlich erforderlichen Spätaufnahmen nach 48 h mit guter Bildqualität durchgeführt werden können.

In den letzten Jahren wird das Verfahren zunehmend in Kombination mit der SPECT-Technik genutzt [9, 10], wobei natürlich auch dieses Verfahren von der längeren Halbwertszeit des ^{111}In bei den Spätaufnahmen profitiert. Obwohl durch Anwendung der SPECT die räumliche Auflösung verbessert werden konnte, hat die Liquorszintigraphie heute, bedingt durch die Fortschritte in der Technik der Computertomographie (cCT) sowie der Kernspintomographie (MRT), für die klinische Praxis an Bedeutung verloren.

Um die diagnostischen Möglichkeiten der Liquorszintigraphie darzustellen, wird im folgenden Kapitel auf die Untersuchungstechnik, die drei wesentlichen Indikationen und den aktuellen Stellenwert im Vergleich zu cCT und MRT eingegangen.

4.9.2 Methodik

Nach Lumbal- oder Okzipitalpunktion werden 18–37 MBq ^{111}In-DTPA intrathekal injiziert. Um einen Austritt geringer Radioaktivitätsmengen aus dem Stichkanal zu vermeiden, sollte nach Applikation des Tracers wenn möglich Liquor mehrfach kurz aspiriert und reinjiziert werden. Aus forensischen sowie diagnostischen Gründen empfiehlt sich die Abnahme einer Liquorprobe vor Injektion zum Nachweis einer evtl. vor Punktion bereits vorhandenen Infektion. – Falls der Frage nach einer Rhino- bzw. Otoliquorrhö nachgegangen werden soll, folgt eine Tamponade des Nasenatriums bzw. der äußeren Gehörgänge mit z.b. einer Vaselinegaze.

Der Patient sollte nach Applikation bis zu den Aufnahmen möglichst in leichter Kopftieflage im Bett liegen. Die Aufnahmen werden nach 4, 24 und ggf. nach 48 h mit der Gammakamera durchgeführt. Bei ^{111}In sollte ein mittelenergetischer Kollimator Verwendung finden. Die Aufnahmen werden zunächst planar durchgeführt; es erfolgen Aufnahmen in den Ansichten des Kopfes von anterior, rechts und links seitlich, posterior, vertex. Zusätzlich sollten bei den Frühaufnahmen nach 4–6 h Bilder des Spinalkanals angefertigt werden, sowohl um eine exakte Applikation des Tracers zu dokumentieren als auch um Informationen über den spinalen Liquorfluß zu gewinnen.

Im Falle der Suche nach einer Liquorrhö sollten die Tamponaden erst nach Ende der Aufnahmen entfernt werden (Wechsel der Tamponaden auf jeden Fall nach der 4- und der 24-h-Aufnahme), um die Bedingungen für eine evtl. bildliche Darstellung zu verbessern. Ebenfalls sollten die Aufnahmen zur weiteren Bearbeitung im Kamerarechner gespeichert werden, damit spätere Änderungen des Bildkontrastes möglich sind, z.B. Übersteuerung des Bildes bei der Suche nach einer Liquorfistel.

Als Ergänzung werden bei der Frage nach einer Liquorrhö zusätzliche Aufnahmen des Abdomens empfohlen [11, 12]. Da Liquor beim liegenden Patienten eher über den hinteren Nasenrachenraum abfließt, könnte die ausschließliche Messung der Nasentamponade ein falsch-negatives Ergebnis erbringen. Durch die Aufnahme des Abdomens demarkiert sich evtl. "geschluckter" Liquor im Magen-Darm-Trakt [11, 12]. Von Döge [13] wird auch die Messung von Magensaft 4 h nach Injektion empfohlen.

Nach 4 und 24 h können zusätzlich SPECT-Aufnahmen angefertigt werden, die über 180°, besser über 360° gefahren werden. In unserer Abteilung werden 64 Aufnahmen über 360° von je 40 s Dauer aufgenommen. Anschließend erfolgt die gefilterte Rückprojektion mit z.B. einem Butterworth-Filter (5. Ordnung, 0,55 cut-off) und Rekonstruktion transversaler, koronaler und sagittaler Schichten.

4.9.3 Normalbefund

Unter normalen Umständen erreicht das Radiopharmakon die basalen, lateralen und medialen Zisternen innerhalb von 4 h nach Lumbalpunktion (nach subokzipitaler Applikation bereits nach 1 h). Nach 24 h (6 h nach subokzipitaler Applikation) erscheint der Tracer diffus über beiden Hemisphären verteilt. Eine typische Aufnahme nach 4 und 24 h wird in Abb. 4.34 demonstriert.

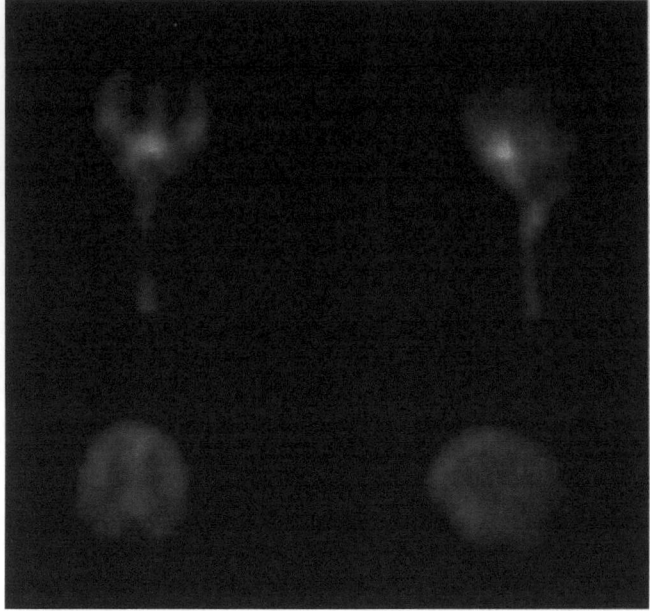

Abb. 4.34. Normalbefund. Planare Aufnahmen von frontal und seitlich nach 4 h (*obere Reihe*) und 24 h (*untere Reihe*)

Im Normalfall darf es während der gesamten Untersuchung *nicht* zu einer Darstellung der Hirnventrikel kommen. Weiterhin sind die abgebildeten basalen Zisternen nach kaudal und frontal hin scharf abgegrenzt und weisen keine Ausstülpungen bzw. fokalen Aktivitätsdepots auf.

4.9.4 Pathologische Befunde

Hydrozephalus

Beim kommunizierenden Hydrozephalus demarkieren sich im Liquorszintigramm typischerweise die Hirnventrikel. Anhand dessen, wie lange der Tracer in den Ventrikeln verbleibt, kann abgeschätzt werden, ob es sich um einen kompensierten oder dekompensierten kommunizierenden Hydrozephalus handelt. Im Falle des kompensierten Zustands ist die Darstellung der Ventrikel nur passager in den Frühaufnahmen zu erkennen, wohingegen die Dekompensation durch einen protrahierten Verbleib des Tracers in den Ventrikeln auch in der 48-h-Aufnahme charakterisiert ist.

Die Nützlichkeit der Liquorszintigraphie für die weitere Abklärung eines Hydrozephalus und ggf. die Abschätzung der Notwendigkeit, einen Shunt anzulegen, wurde in zahlreichen Publikationen beschrieben [14–17]. In der letzten Zeit mehren sich jedoch auch Studien, die den Nutzen der Liquorszintigraphie vor

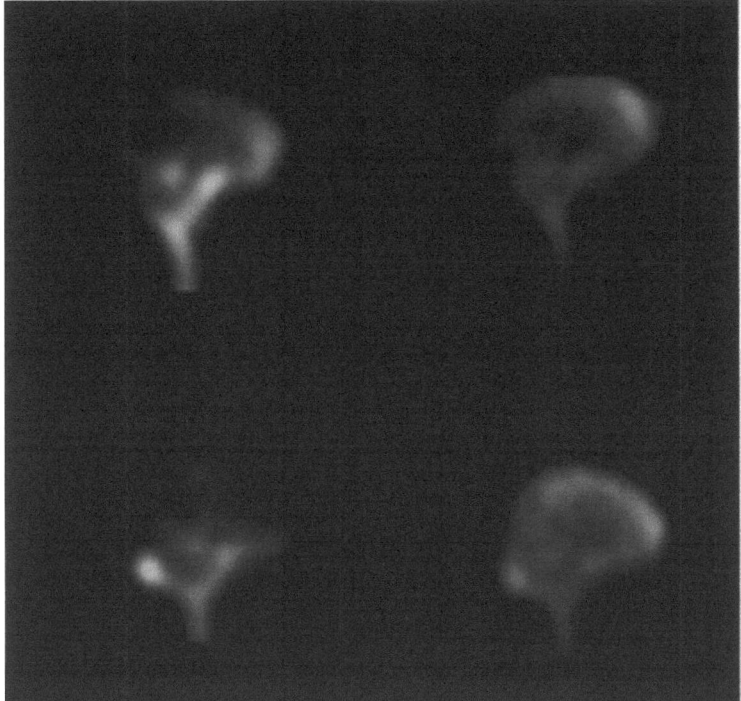

Abb. 4.35. Sagittale Schichtaufnahmen nach 4 h (linke Spalte) und 24 h (rechte Spalte). *Obere Reihe:* Normalbefund. *Untere Reihe:* Mit dem Liquorsystem kommunizierende Arachnoidalzyste posterior, direkt im Anschluß an die Cisterna magna gelegen

allem für den Entschluß zu einer Shunt-OP in Frage stellen [18, 19]. Allein die Klinik mit den Symptomen Ataxie, Demenz, Inkontinenz sowie die Beurteilung des Ventrikelsystems mittels cCT erscheint den Autoren hinreichend für die Patientenselektion.

Intrakranielle Zysten, Arachnoidalzysten

Der Nachweis einer intrakraniellen zystischen Raumforderung sowie die Charakterisierung des Zysteninhalts gelingt problemlos mit cCT und MRT. Die Beantwortung der Frage nach der Kommunikation der Zyste mit dem Liquorraum ist bislang jedoch der Liquorszintigraphie vorbehalten [20, 21]. Durch die Beobachtung eines Hot-Spots, also der Füllung der Zyste mit dem Tracer, oder einer fehlenden Anreicherung im fraglichen Areal kann eine vorhandene oder nicht vorhandene Kommunikation leicht diagnostiziert werden. Die lange Beobachtungszeit bis zu 48 h p.i. ermöglicht ferner, die Geschwindigkeit des Zu- und Abflusses aus der Zyste abzuschätzen. Die Entscheidung über das weitere therapeutische Procedere kann mit diesen Informationen wesentlich erleichtert werden. Abb. 4.35 zeigt ein Beispiel einer Arachnoidalzyste, die okzipital gelegen ist und in direkter Verbindung zur Cisterna magna steht.

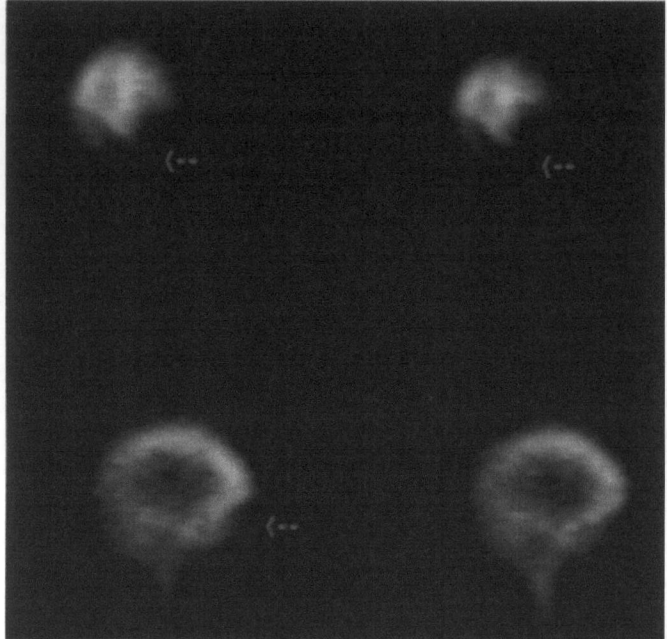

Abb. 4.36. Darstellung einer Liquorfistel frontobasal mittels SPECT. *Obere Reihe*: koronale Schichten, *untere Reihe*: sagittale Schichten

In Abb. 4.36 wird ein Patient mit einer kleinen frontobasal gelegenen Arachnoidalzyste demonstriert, die keinen Anschluß an das Liquorsystem hat. Zusätzlich zeigen die sagittalen Schichten einen fehlenden Liquorfluß links parietookzipital sowie ein verstärktes Liquorpooling linkstemporal. Diese Phänomene lassen sich durch einen Zustand nach Meningitis mit Verklebungen der Hirnhäute links parietookzipital sowie einer Abflußverzögerung in benachbarten Hirngebieten erklären.

Liquorfisteln

Die dritte Indikation für die Liquorszintigraphie stellt die Suche nach einer Rhino- bzw. Otoliquorrhö dar. Unbehandelte Liquorfisteln können Komplikationen wie rezidivierende Meningitiden und die Gefahr eines Hirnabszesses nach sich ziehen. Es sind hier vor allem die kleinen Liquorfisteln, deren Liquorfluß häufig sistiert, die eine diagnostische Herausforderung darstellen.

In Abschn. 4.9.2 wurde bereits auf die erweiterte Untersuchungstechnik bei der Suche nach einer Liquorfistel eingegangen. Besonderes Augenmerk muß auf die Messung der Nasen- bzw. Ohrtamponaden gelegt werden [22], die in vielen Fällen kleiner Fisteln mit okkultem Liquorfluß den einzigen positiven Hinweis erbringen [23]. Wichtig bei der Messung der Tamponaden ist ein Vergleich mit der Impulsrate von 1 ml Vollblut des Patienten, das zur gleichen Zeit wie die Tamponaden nach 4 und 24 h entnommen wird. Aus der Impulsrate der Tamponade und dem Vollblut sowie aus dem Rechts-links-Vergleich der Tamponaden werden

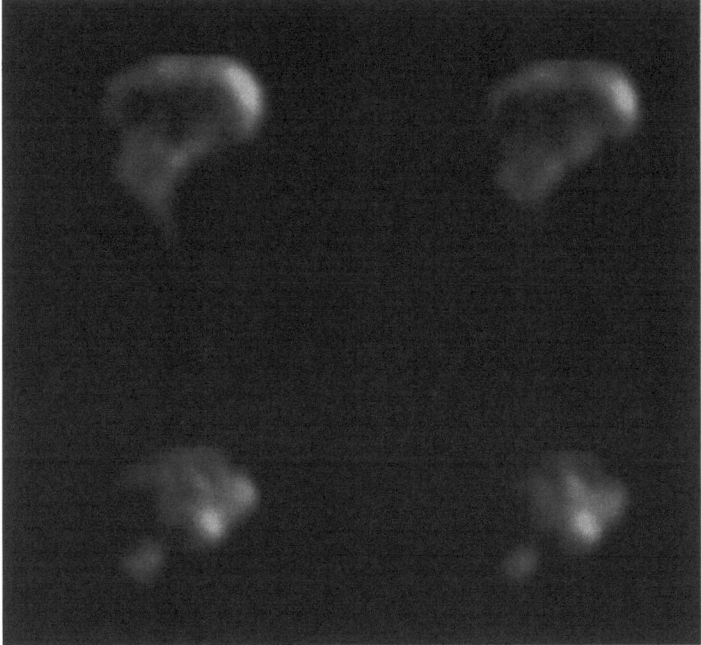

Abb. 4.37. Darstellung einer gestörten Liquorzirkulation bei Zustand nach Meningitis mit fehlendem Liquorfluß links parietookzipital und vertärktem Liquorpool linkstemporal

Ratios gebildet. Tamponade/Vollblut-Ratios < 1,3 werden als unauffällig angesehen, ebenso Rechts-links-Unterschiede unter 50%. Werte > 2, vor allem aber 10-bis 30fach höhere Werte als im Blut sind als eindeutiger Nachweis einer Liquorfistel anzusehen [22, 23].

Die oben erwähnte Messung von Magensaft (Abnahme nach 4 h, Ratio 1 ml Magensaft zu 1 ml Vollblut) wird bei Werten < 0,3 als unauffällig bewertet [13]. Diese Messung weist gegenüber einer einfachen Aufnahme des Abdomens zum Nachweis von "verschlucktem" Liquor im Gastrointestinaltrakt eine höhere Empfindlichkeit auf.

Die SPECT wird ebenfalls zur Verbesserung der Fisteldiagnostik eingesetzt [12] und kann, wie in Abb. 4.37 demonstriert, mit ihrer guten räumlichen Auflösung auch kleinere Liquoraustritte nachweisen. Zusätzlich erbringt die SPECT, bei positivem Nachweis, natürlich deutlich bessere Informationen über die Lokalisation einer Fistel als die alleinige Messung der Tamponaden. Dennoch ist die beschriebene Messung der Tamponaden sensitiver und durch SPECT nicht ersetzbar.

4.9.5 Klinischer Stellenwert: Vergleich mit cCT und MRT

Bei den genannten 3 Hauptindikationen zur Liquorszintigraphie handelt es sich um spezielle klinische Fragestellungen, die in der letzten Zeit immer häufiger auch mittels cCT- und MRT-Untersuchungen angegangen werden. Verfahrensbedingt haben diese Untersuchungen eine deutlich bessere räumliche Auflösung für anatomische Details.

Hydrozephalus

Die Richtung und Geschwindigkeit des Liquorflusses ist mit Hilfe der Phasen-Kontrast-Cine-MRT darstellbar. Mit dieser Technik können die Strömungs-verhältnisse bei einem Hydrozephalus untersucht werden, so daß entsprechende Rückschlüsse auf einen Hydrocephalus occlusus oder communicans und eine evtl. erforderliche Shunt-OP gezogen werden können [24, 25]. Beobachtet wird bei diesem Verfahren die Liquorströmung im Aquaeductus cerebri zwischen dem 3. und 4. Hirnventrikel. Die Untersuchung erfordert eine Pulsfrequenz des Patienten unter 120/min und, mehr als bei der Liquorszintigraphie, eine gute Kooperation.

Darüber hinaus ermöglichen die cCT und MRT natürlich eine exakte Beurteilung und Verlaufskontrolle der Größe des Ventrikelsystems und bieten zusammen mit der Klinik des Patienten eine ausreichende Grundlage für eine Entscheidung zur Shunt-Operation.

Die Liquorszintigraphie hat daher bei dieser Fragestellung erheblich an Bedeutung verloren. Sie bietet allerdings eine einfache Möglichkeit, die Lage und Durchgängigkeit eines angelegten Shunts zu überprüfen.

Kommunikation von intrakraniellen Zysten am Liquorfluß

Die cCT und MRT können, zusätzlich zur exakten räumlichen Darstellung, bei intrakraniellen Zysten die Art der Zyste sowie die Beschaffenheit der Binnenflüs-sigkeit charakterisieren. Ob eine Kommunikation der Zyste mit dem Liquorsystem voliegt, kann mit der cCT oder MRT in der Regel nicht beantwortet werden. Hier ist die Liquorszintigraphie nach wie vor Methode der Wahl.

Liquorfistelnachweis

Mit Hilfe des hochauflösenden cCT, Rekonstruktion der Schichten in verschiedenen Ebenen, Ausnutzung der verschiedenen Dichtefenster und teilweise unter Verwendung eines wasserlöslichen Kontrastmittels (Metrizamid) gelingt der Nachweis einer Liquorfistel in den meisten Fällen [26]. Einige Autoren halten die cCT bei dieser Indikation für die derzeit beste Methode [27, 28], manche bezeichnen alle anderen Methoden sogar als "obsolet" [29]. Es gibt jedoch ebenso Arbeiten, die durchaus Probleme in der sicheren Diagnose einer Liquorfistel mit der cCT sehen, vor allem werden hier die intermittierenden Liquoraustritte aus kleinen Fisteln genannt [30, 31]. Teilweise wird eine Kombination aus cCT und Liquorszintigraphie empfohlen [32].

In unserer Klinik wird die Liquorszintigraphie bei den klinisch nicht eindeutigen Fällen durchgeführt, und der Patient wird, bei positivem Nachweis einer Liquorrhö, zur genaueren Lokalisation der Fistel einer hochauflösenden cCT- bzw. MRT-Untersuchung unterzogen.

4.9.6 Zusammenfassung

Das nuklearmedizinische Verfahren der Liquorszintigraphie wird mit einem nichttoxischen, gut verträglichen Radiopharmakon, dem ^{111}In-DTPA, durchgeführt. Die physikalischen Eigenschaften des Indium-111 gestatten eine lange Beobachtungszeit der Liquordynamik bis zu 48 h nach Injektion sowie die Ausnutzung der räumlich besser auflösenden SPECT.

Die 3 wesentlichen Indikationen zur Liquorszintigraphie sind der Nachweis einer (okkulten) Liquorrhö, die nähere Charakterisierung eines Hydrozephalus sowie die Klärung der Frage einer Kommunikation einer zystischen Läsion (meist einer Arachnoidalzyste) mit dem Liquorsystem. Mit der Liquorszintigraphie gelingt die Klärung der genannten Fragestellungen in den meisten Fällen zuverlässig. Das Verfahren ist, von der evtl. erforderlichen Lumbalpunktion abgesehen, für den Patienten wenig belastend und vergleichsweise einfach durchführbar.

Der klinische Stellenwert der Liquorszintigraphie im Vergleich zur cCT und MRT ist bei der Diagnostik (okkulter) Liquorfisteln und der Klärung einer Kommunikation von intrakraniellen Zysten mit dem Liquorsystem zu sehen. Die Diagnostik des Hydrozephalus mit der Liquorszintigraphie hat sich, nicht nur wegen der Möglichkeiten der MRT auf diesem Gebiet, für den klinischen Alltag als weniger bedeutend herausgestellt. Die Indikation zu einer Shuntoperation kann anhand von Klinik, cCT- und MRT-Befund meist eindeutig gestellt werden.

Es empfiehlt sich in jedem Fall, den Einsatz der Liquorszintigraphie in der eigenen Klinik individuell mit den beteiligten Kollegen der anderen Fachdisziplinen Radiologie, Neurochirurgie, Neurologie und Hals-Nasen-Ohren-Heilkunde abzustimmen.

Literatur

1. Bauer FK, Yuhl ET (1953) Myelography by means of [131]J. The myeloscintigram. Neurology 3:341–346
2. DiChiro G (1964) New radiographic and isotopic procedures in neurological diagnosis. JAMA 188:524–525
3. Gainie SM, Paoletti P, Villani R, Frigeni R (1970) High specific activity 1-131 and ^{99m}Tc-Albumin for studying cerebral fluid circulation. Acta Neurochir 23:31
4. DeLand FH (1973) Biological behavior of [169]Yb-DTPA after intrathecal administration. J Nucl Med 14:93
5. Gilday DL, Kellam J (1973) ^{111}In-DTPA evaluation of CSF diversionary shunts in children. J Nucl Med 14:920
6. Matin P, Goodwin DA (1971) Cerebrospinal fluid scanning with [111]In. J Nucl Med 12:668–672
7. Bell EG, Subramanian G, Ross GS et al. (1969) Gamma cisternography: An evaluation of short lived radioactive agents. J Nucl Med 10:321
8. Goodwin DA, Song CH, Finston R et al. (1973) Preparation, physiology and dosimetry of ^{111}In-labeled radiopharmaceuticals for cisternography. Radiology 108:91
9. Rothenberg HP, Devenney J, Kuhl DE (1976) Transverse-section scanning in cisternography. J Nucl Med 17:924

10. Henkes H, Huber G, Hierholzer J, Cordes M, Kujat C, Piepgras U (1991) Radio-nuklidzisternographie: SPECT und 3D-Technik. Radiologe 31:489–495

11. Jeffery PJ, Sostre S, Scherer LR, Kasecamp W, Camargo EE (1990) Bowel viualization during indium-111-labelled diethylene triamine penta-acetic acid cisternography due to massive cerebrospinal fluid leak. Eur J Nucl Med 17:365–368

12. Zu'bi SM, Kirkwood R, Abbasy M, Bye R (1991) Intestinal activity visualized on radionuclide cisternography in patients with cerebrospinal fluid leak. J Nucl Med 32:151–153

13. Döge H (1994) Liquorraum- und Lymphabstromszintigraphie: Vergessene nuklearmedizinische Untersuchungen? (Vortrag a.d. Jahrestagung der Deutschen Gesellschaft für Nuklearmedizin 1994 Kiel)

14. Alker GJ, Glasauer FE, Leslie EV (1972) Long-term-experience with isotope cisternography. JAMA 219:1005

15. James AE, DeLand FH, Hodges F, Wagner NH (1970) Normal pressure hydrocephalus. Role of cisternography in diagnosis. JAMA 213:1615

16. McCullough DC, Harbert JC, Miale A, Landis GA, DeBlanc H (1972) Radioisotope cisternography in the evaluation of hydrocephalus in infancy and childhood. Radiology 102:645

17. Kuchiwaki H, Nagasaka M, Takada S, Ishiguri H, Kameyama H, Aoyama Y (1989) Clinical study of radioisotope clearance from the cerebrospinal fluid space using single photon emission computed tomography. Neuroradiology 31:226–231

18. Vanneste J, Augustijn P, Davies GA, Dirven C, Tan WF (1992) Normalpressure hydrocephalus. Is cisternography still useful in selecting patients for a shunt? Arch Neurol 49:366–70

19. Benzel EC, Pelletier AL, Levy PG (1990) Communicating hydrocephalus in adults: prediction of outcome after ventricular shunting procedures. Neurosurgery 26:655–660

20. Surmont DW, Raftopoulos C (1986) Diagnosis of communicating intracranial arachnoidal cysts by ¹¹¹-In-Ca-DTPA cisternography. Acta Neurol Belg 86:20–27

21. Ebert A, Wieler H, Frößler H (1994) Liquorszintigraphie in der Diagnostik von Arachnoidalcysten. Mta 9:112–114

22. McKusick KA, Malmud LS, Kordela PA, Wagner HN (1973) Radionuclide cisternography: normal values of nasal secretion of intrathecally injected ¹¹¹In-DTPA. J Nucl Med 14:933–934

23. Schicha H, Voth E, Emrich D (1985) Detection of occult and intermittent rhinorrhoea using ¹¹¹In-DTPA. Eur J Nucl Med 11:76

24. Naidich TP, Altman NR, Gonzalez-Arias SM (1993) Phase contrast cine magnetic resonance imaging: normal cerebrospinal fluid oscillation and applications to hydrocephalus. Neurosurg Clin North Am 4:677–705

25. Mascalchi M, Arnetoli G, Inzitari D, Dal-Pozzo G, Lolli F, Caramella D, Bartolozzi C (1993) Cine-MR imaging of aqueductal CSF flow in normal pressure hydrocephalus syndrome before and after CSF shunt. Acta Radiol 34:586–592

26. Thiebot J, Laissy JP (1991) Diagnostic radiologique des rhinorrhées cérébro-spinales post-traumatiques. Ann Radiol Paris 34:56–59

27. Colquhoun IR (1993) CT cisternography in the investigation of cerebral fluid rhinorrhoea. Clin Radiol 47:403–408

28. Farrell VJ, Emby DJ (1993) Meningitis following fractures of the paranasal sinuses: accurate, non-invasive localisation of the dural defect by direct coronal computed tomography. Surg Neurol 40:378–382

29. Lloyd MN, Kimber PM, Burrows EH (1994) Post-traumatic cerebrospinal fluid rhinorrhoea: modern high-definition computed tomography is all that is required for the effective demonstration of the site of leakage. Clin Radiol 49:100–103

30. Beckhardt RN, Setzen M, Carras R (1991) Primary spontaneous cerebrospinal fluid rhinorrhea. Otolaryngol Head Neck Surg 104:425–432

31. Dietrich U, Feldges A, Sievers K, Kocks W (1993) Lokalisation von frontobasalen traumatischen Liquorfisteln. Ein Vergleich von radiologischem Befund und Operationsbefund. Zentralbl Neurochir 54:24–31

32. Piepgras U, Huber G (1986) Simultaneous isotope and CT cisternography in the diagnosis and evaluation of cerebral fluid rhinorrhea. Acta Radiol Suppl (Stockh) 369:290–291

4.10 Hirntoddiagnostik mit der ^{99m}Tc-HMPAO-SPECT

H.J. Wieler

4.10.1 Einleitung

Der "Hirntod" wird nach der jüngsten Stellungnahme des wissenschaftlichen Beirates der Bundesärztekammer [9] definiert als Zustand des irreversiblen Erloschenseins der Gesamtfunktion des Großhirns, des Kleinhirns und des Hirnstammes, bei einer durch kontrollierte Beatmung noch aufrechterhaltenen Herz-Kreislauf-Funktion. Der Hirntod wird dem Tod des Menschen gleichgesetzt.

Auch nach 3 Jahrzehnten stürmischer Entwicklung in der Medizintechnik und in der Medizindiagnostik gilt unverändert, daß durch rein klinisch zu beobachtende Kriterien der Eintritt des Hirntodes mit der notwendigen Sicherheit erkannt werden kann. Das "Protokoll zur Feststellung des Hirntodes" [9] trägt dem Rechnung. Der Kliniker ist gehalten, nach Ausschluß von Zuständen wie Intoxikation, Relaxation, primärer Hypothermie, metabolischem oder endokrinem Koma und Schock, die *maßgeblichen Symptome des Ausfalls der Hirnfunktion* festzustellen. Es sind dies folgende Symptome bzw. Testergebnisse:

- Koma,
- lichtstarre Pupillen,
- Ausfall von okulozephalem Reflex,
- Ausfall der Kornealreflexe beidseits,
- Fehlen der Trigeminusschmerzreaktion,
- Ausfall des Pharyngeal-/Tracheal-Reflexes,
- Apnoetest.

Das Protokoll zur Feststellung des Hirntodes fordert die *zweimalige Untersuchung* des Patienten. Den apparativ-technischen Untersuchungen wird der Charakter sog. "ergänzender Untersuchungen" zugesprochen. Wichtig ist, daß durch den schnellen apparativ-technischen Nachweis des Hirntodes häufig die Grundlage für die geforderte "klinische" Feststellung des Hirntodes gegeben werden kann, was insbesondere in bezug auf die Frage der Organspende von wesentlicher Bedeutung ist.

Da der Nachweis des Stops der Durchblutung des gesamten Gehirns die pathophysiologische Grundlage des Hirntods ist, hat die Bundesärztekammer die zerebrale Perfusionsszintigraphie als ergänzende Untersuchung zur Feststellung des Hirntodes anerkannt [9].

Die diagnostische Genauigkeit der Feststellung des Hirntodes erhöht sich sicherlich statistisch bei kombinierter Anwendung verschiedener Methoden (sog. Testbatterie). In der Praxis wird es angebracht sein, sich z.B. auf 2 Methoden zu beschränken, die sicher beherrscht werden und jederzeit verfügbar sind. Ein solches Vorgehen ist zeitökonomischer und entspricht der herausgehobenen Verantwortung des Arztes bei der besonderen Fragestellung. Hier bietet sich die in unserem Hause fest etablierte HMPAO-SPECT an.

4.10.2 Methode

Wir führen eine Szintigraphie zur Bestätigung der Diagnose "Hirntod" nach einer klinischen Untersuchung entsprechend dem Protokoll zur Feststellung des Hirntodes [9] und einem Elektroenzephalogramm (EEG) durch.

^{99m}Tc-HMPAO wird entsprechend den Anweisungen des Produzenten hergestellt (s. Arbeitsanleitung im Markierungskit der Firma Amersham, Braunschweig). Zur Kontrolle der Reinheit wird eine Dünnschichtchromato-

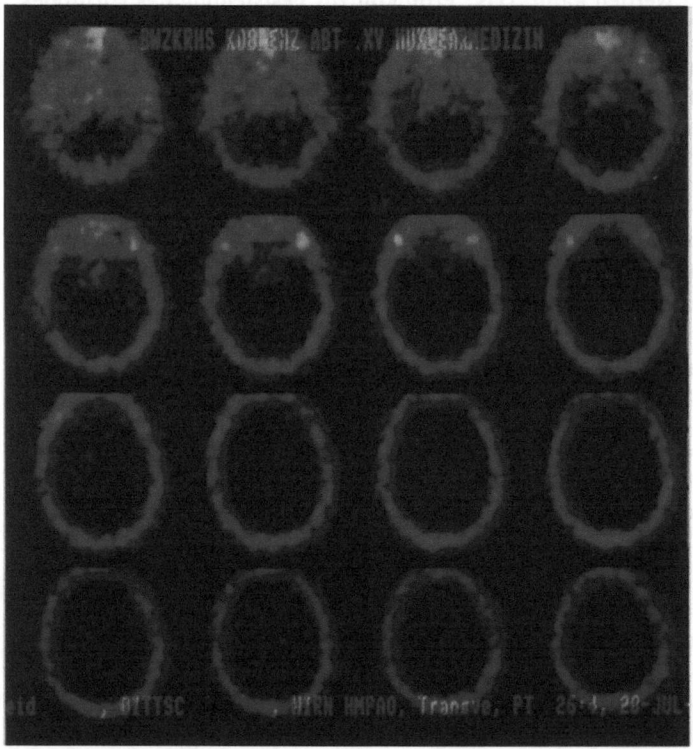

Abb. 4.38. 19 jähriger Patient, Zustand nach Ertrinken. 16 transversale Schnitte, kein zerebraler oder zerebellärer Blutfluß

graphie durchgeführt (s. auch 4.10.3). Die Applikation der Substanz erfolgt innerhalb von 30 min nach der Markierung.

Etwa 5–10 min nach intravenöser Applikation von ca. 555 MBq ^{99m}Tc-Hexamethylpropylenaminoxim (HMPAO) werden SPECT-Aufnahmen des Gehirns angefertigt. Verwendet wird eine Großfeldgammakamera mit angeschlossenem Rechnersystem (ZLC Digitrac Siemens, Erlangen, oder Sophy DSX Sopha Medical). Die Aufnahmedaten werden über 64 Einzelaufnahmen (Projektionen) von 30 s auf eine 64 × 64er Matrix transferiert, zu transversalen, sagittalen und koronalen Schichtbildern weiterverarbeitet und anschließend per Kleinbildkamera und Farbdrucker dokumentiert.

Notfalls ist auch die Erstellung planarer Aufnahmen ausreichend, da dies bedeutet, daß die Untersuchung mit weniger Aufwand durchgeführt werden kann (z.B. kürzere Aufnahmezeit, evtl. Akquisition mit einer mobilen, nicht SPECT-fähigen Kamera auf einer Intensivstation).

Die bolusartige Injektion des Tracers gestattet zusätzlich die Anfertigung einer "klassischen" Radionuklidangiographie in Form einer schnellen Perfusionssequenz. Der lipophile Tracer ^{99m}Tc-HMPAO durchdringt die intakte But-Hirn-Schranke und wird im Hirnparenchym proportional zur Hirngewebedurchblutung fixiert (Abb. 4.38).

4.10.3 Diskussion

Die in Deutschland akzeptierte Äquivalenz zwischen "Tod" und "Hirntod" wird in anderen Ländern noch kontrovers diskutiert. So wird in Japan diese Debatte weitergeführt [1], in Dänemark ist der Gehirntod nicht das akzeptierte Kriterium für den Tod insgesamt [13].

Selbst in den juristisch sich nahestehenden angelsächsischen Ländern USA und Großbritannien unterscheiden sich die Formulierungen zumindest teilweise. So wird als Definition in den USA [7] die "irreversible Unterbrechung der Funktion des gesamten Gehirns inkl. des Hirnstamms" verwendet, in Großbritannien [4] die Formulierung "Der permanente funktionale Tod des Hirnstamms begründet den Hirntod" verwendet.

Die fehlende Hirnstammfunktion wird gewöhnlich durch die klinischen Symptome Koma, Hirnstammareflexie und Atemstillstand hinreichend konstatiert. Die SPECT mit HMPAO ist in der Lage, technisch einfach und zuverlässig die fehlende Perfusion von Groß- und Kleinhirn nachzuweisen. Diese Fähigkeit ist durch umfangreiche Untersuchungen mit entsprechenden Publikationen hinreichend belegt [5, 12, 14, 17]. Im Vergleich zu ^{123}J-Amphetamin sprechen die kurze Halbwertszeit und die ständige Verfügbarkeit eindeutig für ^{99m}Tc-markierbare Tracer.

Planare Fluß- und Äquilibriumbilder sind ausreichend, um die Diagnose des Hirntods festzustellen. Die Anfertigung von SPECT-Bildern ermöglicht jedoch zusätzlich eine Beurteilung der Flowsituation und damit des funktionellen Bildes im Vergleich zum anatomischen (CT, MR) beim nicht hirntoten Patienten.

Wesentlich ist die korrekte Herstellung des Präparates ^{99m}Tc-HMPAO. So wiesen Brandau et al. [2] zu Recht auf die Möglichkeit von Markierungsfehlern hin, denn das Radiopharmakon reagiert empfindlich auf Ungenauigkeiten während des Präparationsvorgangs (Instabilität des lipophilen Komplexes). Hier mag insbsondere der extrem geringe Gehalt an Zinnchlorid (7,6 μg) eine entscheidende Rolle spielen (wenig Reduktionsmittel = viel freies Pertechnetat).

Es sollten daher stets eine In-vitro-Qualitätskontrolle (Chromatographie) und eine In-vivo-Kontrolle während der Untersuchung am Patienten durchgeführt werden, nämlich eine Szintigraphie zumindest von der Schilddrüse, besser auch von Lunge und Leber des Patienten. Der deutliche Uptake in Schilddrüse und Speicheldrüsen beweist die Anwesenheit von freiem Pertechnetat, ein Kontrollscan von Lunge und Leber unterstreicht die Stabilität des injizierten lipophilen ^{99m}Tc-HMPAO-Komplexes. Eine zusätzliche "Sicherheit" bezüglich der Stabilität kann man auch erhalten, wenn man die Untersuchung (wenn es möglich ist) so plant, daß eine weitere Untersuchung aus dem gleichen Fläschchen bei einem anderen Patienten durchgeführt wird.

4.10.4 Andere Methoden

Das *isoelektrische (Nullinien) EEG*, ebenfalls als ergänzende Untersuchung zur Feststellung des Hirntodes von der Bundesärztekammer anerkannt, kann *falschnegativ* infolge medikamentöser Intoxikation, Hypothermie, Schock oder technischer Artefakte sein. Zudem müssen verschiedene Medikamente (Barbiturate, Muskelrelaxanzien) für eine Periode von 24 h vor der EEG-Diagnose des Hirntodes abgesetzt werden. Dies limitiert das EEG vor allem bei geplanter Organspende als aussagekräftiges und schnelles technisches Mittel. Es ist unzweifelhaft, daß die korrekte Ableitung eines Nullinien-EEG schwierig ist. Qualifizierte EEG-Spezialisten sind nicht in jedem Krankenhaus verfügbar, vor allen Dingen nicht 24 Stunden am Tag. Die Interpretation bzw. Beurteilung eines EEG erfordert ein hohes Maß an Erfahrung. In einer entsprechenden Studie konnte festgestellt werden, daß in 20% der EEG, die zur Feststellung des Hirntodes durchgeführt wurden, keine Übereinstimmung zwischen den Beurteilenden bestand [3]. Hauptursache ist die Bildung von Kurvenartefakten.

Die *Dopplersonographie* eignet sich zur Diagnostik des Zirkulationsstillstandes, der anhand typischer Strömungssignale extra- und intrakranieller hirnversorgender Arterien nachgewiesen werden kann. Es wird gefordert, daß die Diagnose durch einen extra- *und* intrakraniellen Befund zu sichern ist [16]. Das alleinige Nichtauffinden von Strömungssignalen bei der transtemporalen Beschallung gilt nicht als sicherer Nachweis eines Strömungsstillstandes. Ein solcher Befund (falsch-positive Diagnose) kann durch Durchschallungsprobleme bei älteren Patienten und bei Hyperostosis frontalis interna bedingt sein. Die Methode ist auch deutlich von der Qualität des Untersuchers abhängig, und es wird das Fehlen der Strömungssignale bei transtemporaler Beschallung nur dann als sicheres Zeichen akzeptiert, wenn zuvor (vor Eintritt des Hirntods) dokumentiert wurde, daß eindeutig ableitbare intrakranielle Strömungssignale bestanden (gleicher Untersucher!) und daß an den extrakraniellen hirnversorgenden Arterien ebenfalls ein Kreislaufstillstand nachzuweisen ist. Weiter wird gefordert, daß die Dopplersonographie im Abstand von mindestens 30 min wiederholt werden muß.

Falsch-negative Diagnosen sind in der Auswirkung weniger gravierend, aber eher häufiger zu erwarten. Sowohl bei extra- als auch bei transkranieller Untersuchung ist eine Verwechslung von A. carotis externa (bzw. ihrer Äste) mit der A. carotis interna (bzw. ihrer Äste) möglich. Bei transtemporaler Beschallung können Signale der A. meningea media, A. ophthalmica oder retroorbitaler Äste der A. maxillaris ein falsch-positives Signal ergeben. Selbst erfahrene Untersucher [16] geben zu, daß die Anwendung der Dopplersonograpie bei der Diagnostik des zerebralen Zirkulationsstillstandes besondere Anforderungen an die Untersuchungstechnik und die Erfahrung des Anwenders stellt.

Für die Bestätigung der klinischen Zeichen des Hirntodes ist die Diagnostik mittels evozierter somatosensibler Potentiale nur unter von der Bundesärztekammer festgelegten Bedingungen zulässig. Die *frühen akustisch evozierten Potentiale (FAEP)* geben die Funktion der akustischen Bahnen des Hirnstammes wieder, d.h., sie erlauben lediglich eine Aussage über einen (wesentlichen) Teil des unteren Hirnstammes. Bei klinischem Hirntod sind die FAEP erloschen [6]. FAEP-Befunde dürfen im Rahmen der Hirntoddiagnostik nur herangezogen werden, wenn zuvor der Nachweis einer primär erhaltenen und erst im Verlauf dann erloschenen Antwort auf einen akustischen Reiz gegeben war (Dokumentation!), was beim neurotraumatologischen Patienten in praxi fast nie der Fall ist. Bei infratentoriellen Schäden ist weiterhin eine EEG-Untersuchung zwingend erforderlich, da die elektrische Aktivität der Hirnrinde den definitiven Ausfall der Hirnstammfunktion (sog. Hirnstammtod) um Tage überdauern kann.

Der irreversible Funktionsverlust des Hirnstamms darf bei nichtvorhandenen FAEP ohnehin nur angenommen werden, wenn primär supratentorielle Prozesse zum Tode führen [15]. Darüber hinaus können FAEP durch verschiedene Medikamente beeinflußt werden [11].

Die *zerebrale 4-Gefäß-Angiographie* ist eine invasive Untersuchungsmethode, die zumeist ebenfalls nicht in allen Krankenhäusern jederzeit durchgeführt wird bzw. werden kann. Die Angiographie exponiert potentielle Spenderorgane einer erheblichen Kontrastmitteldosis. Als weitere Bedenken gegen diese Methode werden Nebenwirkungen in Form eines allergischen Schocks und Blutungen an der Punktionsstelle genannt [8].

Vorteil der 4-Gefäß-Angiographie ist, daß auch noch eine minimal vorhandene Restdurchblutung im Stammhirn beurteilt werden kann. Die Frage der methodischen Leistungsfähigkeit von SPECT im Stammhirnbereich ließe sich nur durch eine große Zahl von Paralleluntersuchungen HMPAO-SPECT/Angiographie klären.

Die *zerebrale Radionuklidangiographie (RNA)* mit technetiummarkierten Radiopharmazeutika, wie technetiummarkiertem Glukonat, DTPA oder auch reinem Pertechnetat, spielte jahrelang eine Rolle in der Diagnose des Hirntodes, da sie relativ zuverlässig, nichtinvasiv und weithin verfügbar war.

Da die verwendeten Radionuklide nicht in der Lage sind, die intakte Blut-Hirn-Schranke zu passieren, wird die Diagnose des Hirntods durch das Fehlen eines intrakraniellen Flows in den großen Hirnarterien nach einer bolusartigen i.-v.-Injektion festgestellt. Nachteile waren die Notwendigkeit der Registrierung dynamischer Bilder in einer Zeitsequenz, die *fehlende Beurteilbarkeit des Flows in der Fossa posterior* und die zweifelhafte Befundinterpretation aufgrund noch vorhandener venöser Aktivität im Sinus sagittalis superior. In einer retrospektiven Studie von Lee et al. [10] konnte gezeigt werden, daß das Vorhandensein von Aktivität im Sinus sagittalis der Diagnose des Hirntodes nicht widerspricht.

Im Vergleich zur konventionellen Perfusionsszintigraphie bietet die *HMPAO-SPECT* die folgenden wesentlichen Vorteile:

- Sie ist unabhängig von der Erzeugung einer adäquaten bolusartigen Injektion. Die Qualität des i.v.-Bolus ist stets verschieden und insbesondere bei kleinen Kindern schwierig zu gewährleisten.
- HMPAO-SPECT erlaubt die Beurteilung der Perfusion in der Fossa posterior, die auch noch bei Abwesenheit jeglichen supratentoriellen Blood-Flows gegeben sein kann.
- Die Darstellung des regionalen zerebralen Blutflusses kann im Detail gezeigt werden.
- Die HMPAO-SPECT zur Bestimmung des Hirntodes ist ein einfaches, nicht-invasives und zuverlässiges Verfahren, das sowohl bei Erwachsenen wie bei Kindern jederzeit angewandt werden kann [5, 12, 17].
- Die Beurteilung der Aufnahmen ist vergleichsweise einfach.

Literatur

1. Bai K (1990) The definition of death: the Japanese attitude and experience. Transplant Proc 22:991–992
2. Brandau W, Schober O, Knapp WH (1990) Determination of brain death with technetium-99m-HMPAO. J Nucl Med 31:2075–2076
3. Buchner H, Schuchardt V (1990) Reliability of electroencephalogram in the diagnosis of brain death. Eur Neurol 30:138–141
4. Conference of Royal Colleges and Faculties. Summary of diagnosis of brain death (1976). Br Med J 2:1187
5. Galaske R, Schober O, Heyer R (1988) ^{99m}Tc-HM-PAO and ^{123}I-amphetamine cerebral scintigraphy: a new, noninvasive method in determination of brain death in children. Eur J Nucl Med 14:446–452
6. Goldie WD, Chaippa KH, Young RR, Brooks EB (1981) Brainstem auditory and short-latency somatosensory evoked responses in brain death. Neurology 31:248–256
7. Guidelines of the determination of death: report of the medical consultants of the diagnosis of death to the president's commission for the study of ethical problems in medicine and biomedical and behavioral research. (1982) Neurology 32:395–399
8. Haupt WF, Schober O, Antswurm H, Kunze K (1993) Die Feststellung des Todes durch den irreversiblen Ausfall des gesamten Gehirns – ("Hirntod"). Dtsch Ärztebl 90/45:C-2016–2019

9. Kriterien des Hirntodes (1991) Entscheidungshilfen zur Feststellung des Hirntodes. Stellungnahme des wissenschaftlichen Beirates der Bundesärztekammer. Dtsch Ärztebl 88/49:B-2855–B-2860

10. Lee VM, Hauck RM, Morrison MC, Peng TT, Fischer E, Caster A (1987) Scintigraphic evaluation of brain death: significance of sagittal sinus visualization. J Nucl Med 28:1279–1283

11. Link J, Wagner W, Rohling R, Mühlberg J (1988) Ist die cerebrale Panangiographie zur Feststellung des Hirntods überflüssig? Anaesthesist 37:43–48

12. Marohl K, Wieler H, Ebert A, Klawki P, Frößler H, Bardua R (1991) Nuklearmedizinische Hirntodesfeststellung mit Hilfe der Single Photon Emissions Computertomographie (SPECT). Der Klinikarzt 20(5):311–316

13. Rix BA (1990) Danish ethics council rejects brain death as the criterion of death. J Med Ethics 16: 5–7

14. Schober O, Galaske R, Heyer R (1987) Determination of brain death with ^{123}I-IMP and ^{99m}-Tc-HM-PAO. Neurosurg Rev 10:19–22

15. Stöhr M, Trost E, Ullrich A, Riffel B, Wengert P (1986) Bedeutung der frühen akustisch evozierten Potentiale bei der Feststellung des Hirntodes. Dtsch Med Wochenschr 11:1515

16. Von Reutern GM (1991) Zerebraler Zirkulationsstillstand – Diagnostik mit der Dopplersonographie. Dtsch Ärztebl 88/49:B-2844–2848

17. Wieler H, Marohl K, Kaiser KP, Klawki P, Frössler H (1993) Tc-99m-HMPAO Cerebral scintigraphy. A reliable, noninvasive method for determination of brain death. Clin Nucl Med 18(2):104–109

5 SPECT versus PET

K.-J. Langen und H. Herzog

Einleitung

Die Single-Photon-Emissions-Computertomographie (SPECT) und die Positronenemissionstomographie (PET) sind Verfahren, die zur dreidimensionalen Darstellung von Radioaktivitätsverteilungen im Körper eingesetzt werden. Sie unterscheiden sich wesentlich in der Art der Strahlendetektorsysteme und in den zur Anwendung geeigneten Radioisotopen und Radiopharmaka. Dieses Kapitel gibt eine Übersicht über die historische Entwicklung, die physikalisch-technischen Unterschiede und vergleicht die klinischen und wissenschaftlichen Einsatzmöglichkieten der beiden Verfahren. Es wird verdeutlicht, warum die Anzahl der PET-Standorte trotz ihrer methodischen Vorteile nur langsam zunimmt, während die SPECT sich zu dem nuklearmedizinischen Standardverfahren entwickelt hat.

Entwicklung von SPECT und PET

Die SPECT wurde ursprünglich von Kuhl und Edwards 1963 [1] beschrieben, 10 Jahre vor der ersten klinischen Anwendung der Röntgencomputertomographie durch Hounsfield 1973 [2]. Kuhl entwickelte eine Reihe von Einzelringsystemen und untersuchte das Potential der Methode bei der Darstellung des Gehirns [3–5]. Die Entwicklungen von Kuhl hatten zunächst jedoch nicht den Erfolg, der der ersten Anwendung der Röntgencomputertomographie (CT) durch Hounsfield 1973 [2] zuteil wurde. Dies lag daran, daß die frühen Rekonstruktionsalgorithmen Bilder von nur geringer räumlicher Auflösung lieferten und daß fast alle Läsionen, die mit SPECT gezeigt werden konnten, ebenfalls mit der planaren Szintigraphie sichtbar waren. Die Röntgencomputertomographie mit ihren verbesserten, von Cormack 1963 [6] entwickelten Rekonstruktionsverfahren hingegen erzeugte anatomische Bilder, die mit den Standardröntgenbildern bisher nicht erreicht werden konnten. Trotzdem verdient Kuhls Pionierarbeit im Bereich der medizinischen Tomographie eine höhere Anerkennung, als ihr bisher zuerkannt wurde.

In den frühen 70er Jahren wurden zunächst stationäre Gammakameras für die SPECT-Technik verwendet, wobei sich der Patient vor der Kamera drehte [7, 8]. Es wurde jedoch bald festgestellt, daß die Stabilität der Patientenpositionierung ein kritischer Faktor war, um Tomogramme von hoher Qualität zu erhalten. Aus diesem Grunde wurden die SPECT-Geräte so entwickelt, daß eine Gammakamera um den liegenden Patienten rotiert. Für zerebrale Anwendungen stehen auch ringförmige Anordnungen zur Verfügung, deren Empfindlichkeit der Ein-detektorkamera um ein Vielfaches überlegen ist.

Seit kurzem werden zunehmend Systeme eingesetzt, bei denen 2, 3 oder 4 Detektoren auf einem Kreisbogen mit variablen Radius montiert sind. Diese Geräte sind für Kopf- und Körperuntersuchnungen geeignet. Wegen der größeren Empfindlichkeit wird die Untersuchungszeit entsprechend kürzer bzw. kann die zu applizierende Aktivitätsmenge reduziert werden.

Insbesondere durch Dreikopfsysteme mit optimierten (z.B. Fan-beam) Kollimatoren und leistungsfähigen Rechnersystemen konnten in den letzten Jahren erhebliche Fortschritte erzielt werden. Die hohe Sensitivität und mechanische Stabilität dieser modernen Systeme ermöglichen die Reduzierung der Zeitdauer von Routineuntersuchungen von 40 min bis auf 10 min und damit eine erhebliche Steigerung der Wirtschaftlichkeit. Darüber hinaus kann die Zeit für eine einzelne Schichtaufnahme bis zu 1 min verringert werden. Auch wenn die einzelne Aufnahme keine ausreichende Bildqualität hat, sind Sequenzmessungen dynamischer Vorgänge möglich, die bisher nur mit planarer Szintigraphie oder mit der PET beobachtet werden konnten.

Tomographische Bilddarstellungen mit Positronenstrahlern wurden erstmals 1962 von Rankowitz et al. und Robertson et al. beschrieben [9, 10]. Sie ver-wendeten einen Ring mit 32 Natriumjodiddetektoren für Untersuchungen des Gehirns. Weitere Positronenemissionstomographen wurden von Anger 1973, Muehllehner et al. 1971, Todd-Pokropek 1972, Bowley et al. 1973, Tanaka 1973 und Burham et al. 1972 entwickelt [11–16]. All diese Geräte wären jedoch aufgrund der unzureichenden Rekonstruktionsalgorithmen stark limitiert, so daß auch hier erst die Einführung der CT mit seinen efffizienten Rekonstruktionsalgorithmen die weitere Entwicklung beschleunigte.

Mitte der 70er Jahre kam es zu zwei wesentlichen Entwicklungen – einer technischen und einer bio- bzw. radiochemischen –, welche die weitere Verbreitung der PET-Technik zur Folge hatten: die Entwicklung eines industriereifen Positronenemissionstomographen [17–19] und die erfolgreiche Synthese und Anwendung der 18F-Fluordeoxyglukose (FDG) [20–22]. Seit diesem Zeitpunkt kam es zu einer raschen Weiterentwicklung und Verbesserung der Hardware und Software der PET-Systeme, was zu einer ständigen Verbesserung der räumlichen Auflösung und Quantifizierungsgenauigkeit von Indikatorkonzentrationen führte.

Physikalisch-technische Grundlagen der SPECT und der PET

Während das planare Szintigramm als Projektionsaufnahme lediglich eine summarische Information über die Aktivitätsverteilung in einer Körperregion liefert, ermöglichen tomographische Verfahren die Darstellung der Aktivitätsverteilung im Körperquerschnitt. Dabei werden die aus vielen

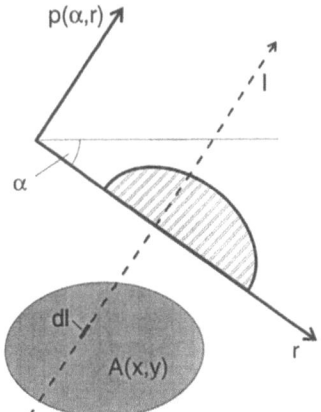

Abb. 5.1. Projektion der von der Aktivitätsverteilung A (x, y) ausgehenden Strahlung entlang Projektionslinie l. Als Resultat entsteht das Projektionsprofil p (α, r)

Blickwinkeln rings um den Körper registrierten Projektionsdaten durch geeignete Rechenverfahren in die unbekannte Aktivitätsverteilung umgerechnet. Die Projektionsdaten erhält man mit Hilfe eines Rings einzelner Detektoren oder mit Hilfe einer oder mehrerer um den Patienten rotierender Gammakameras. Die grundlegende Beziehung, mit der die außerhalb des Körpers registrierten Projektionsdaten P(r, α) und die Aktivitätsverteilung A(x, y) im Körperinnern verknüpft sind, wird durch die folgende Gleichung (1) wiedergegeben (zusätzlich in Abb. 5.1 schematisch dargestellt):

$$P(r, \ \alpha) = \int\limits_{L(r,\alpha)} A(x, \ y) \, dl(r, \ \alpha) \tag{1}$$

Diese Gleichung stellt die von dem deutschen Mathematiker Radon 1917 [23] zuerst formulierte Integralgleichung dar, mit der allgemein die Beziehung zwischen einer Verteilung A(x, y) im kartesischen Koordinatensystem und Linienintegralen P(r, α) mit Hilfe der Polarkoordinaten r und α beschrieben wird. P(r, α) ist die Summe oder das Integral aller in der Blickrichtung des Detektors registrierten Photonen während eines bestimmten Zeitraums. Die Blickrichtung des Detektors ist durch die Polarkoordinaten r und α festgelegt.

In Gl. (1) wird lediglich das mathematische Problem der Bestimmung einer unbekannten Aktivitätsverteilung A(x, y) aufgrund von gemessenen Photonen definiert. Es wird zunächst außer acht gelassen, daß die von den einzelnen Punkten der Aktivitätsverteilung ausgesandten Photonen durch die umgebende Materie geschwächt und gestreut werden. Diese Wechselwirkungen sind von den physikalischen Eigenschaften der Radioisotope abhängig. Nach Art der verwendeten Radioisotope unterscheidet man die SPECT, bei der Gammastrahler verwendet werden, und die PET, bei der Positronenstrahler verwendet werden (s. Abb. 5.1).

Bei der SPECT erfolgt die räumliche Zuordnung der registrierten Gammastrahlen mit mechanischer Kollimation durch Bleisepten, während bei der PET die räumliche Zuordnung des Strahlenereignisses mit Hilfe der sog. Vernichtungsstrahlung durch eine sog. Koinzidenzmessung erfolgt. Diese besteht

aus 2 Photonen mit einer Energie von 511 keV, die in einem Winkel von 180°
abgestrahlt werden, wenn die emittierten Positronen nach einer Flugstrecke bis zu
wenigen Millimetern mit einem Elektron interagieren und sich gegenseitig
vernichten. Werden innerhalb weniger Nanosekunden in 2 gegenüberliegenden
Detektoren Photonen dieser Energie gemessen, wird angenommen, daß der
Ursprungsort des Positrons und damit der Ort des markierten Indikators auf der
Verbindungslinie der beiden Detektoren liegt (Abb. 5.2).

Unter der Kenntnis der gemessenen Projektionsdaten p(1, α) kann die Radon-
Formel in Gl. (1) nach A(x, y) mit geeigneten Rekonstruktionsalgorithmen, z.B.
der gefilterten Rückprojektion, berechnet werden.

Da die Aktivitätsverteilung A(x, y) sich in einem strahlungsschwächenden
Medium befindet, muß bei der Anwendung von Gl. (1) auf die emissionstomographischen Verfahren SPECT und PET die Verteilung der Absorptionskoeffizienten μ(x, y) berücksichtigt werden. Im Falle von SPECT folgt dann die Gleichung:

$$P(r, \alpha) = \int_{L(r,\alpha)} A(x, y) \left[exp\left(- \int_{L(r,\alpha)} \mu(x, y)\, dl'(r, \alpha) \right) \right] dl(r, \alpha) \tag{2}$$

Diese Gleichung beschreibt die Beziehung zwischen den Projektionsdaten P(r, α)
einerseits und der Aktivitätsverteilung A(x, y) sowie der Verteilung der Absorptionskoeffizienten μ(x, y) andererseits.

SPECT   PET

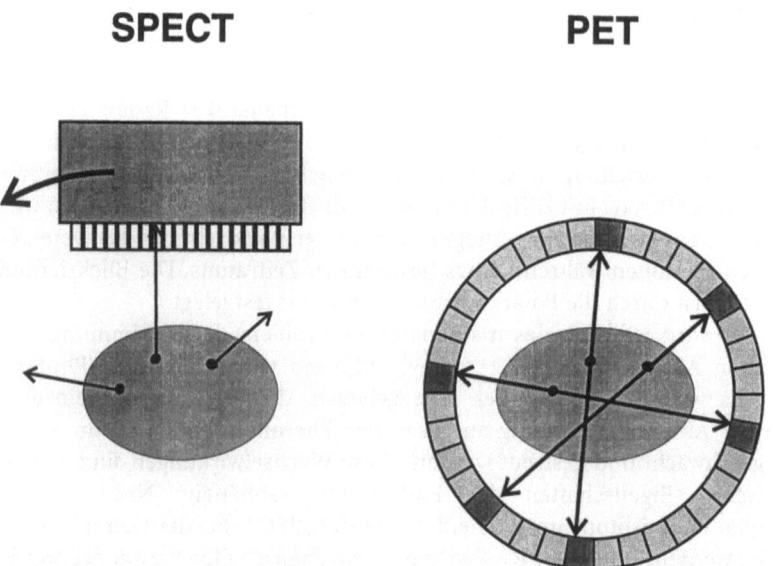

Abb. 5.2. Unterschiede der Strahlenemission bei PET und SPECT. Bei der PET entsteht bei jedem
Zerfall ein Photonenpaar, dessen Verlaufsrichtung durch die Koinzidenzmessung gegenüberliegender
Detektoren bestimmt wird. Die Richtung der einzelnen beim SPECT entstehenden Gammastrahlen
muß mit Hilfe eines Kollimators festgelegt werden

Gleichung (2) kann jedoch nicht explizit gelöst werden, auch wenn die Verteilung der Absorptionskoeffizienten $\mu(x, y)$ bekannt bzw. meßbar wäre. Mit Hilfe von vereinfachenden Annahmen wie z.B. der Konstanz des Absorptionskoeffizienten, d.h. $\mu(x, y) = \mu_o$, vereinfacht sich der Exponentialausdruck in Gl. (2) zu einem Korrekturfaktor für die Projektionsdaten, so daß dann mit Hilfe der gefilterten Rückprojektion $A(x, y)$ berechnet werden kann.

Im Falle von PET stellt sich die Berechnung der Aktivitätsverteilung aufgrund von Projektionsdaten einfacher dar. Für PET lautet die Beziehung zwischen den Projektionsdaten der Aktivitätsverteilung und der Verteilung des Schwächungsmediums folgendermaßen:

$$P(r, \alpha) = \int_{L(r,\alpha)} A(x, y)\,dl(r, \alpha) \exp\left(- \int_{L(r,\alpha)} \mu(x, y)\,dl(r, \alpha)\right) \tag{3}$$

Da das Integral über die Aktivitätsverteilung und das Integral über die Verteilung der Absorptionskoeffizienten multiplikativ miteinander verknüpft sind, lassen sich die beiden Verteilungen in 2 getrennten Schritten bestimmen. In einer separaten Transmissionsmessung wird zunächst die Verteilung der Absorptionskoeffizienten und anschließend nach der Indikatorinjektion in einer Emissionsmessung die Aktivitätskonzentration $A(x, y)$ mit Hilfe der bekannten Absorptionskoeffizienten gemessen. Gleichung (3) ist also ohne Vereinfachungen lösbar. Auf diese Weise läßt sich mit PET die absolute Aktivitätskonzentration im Gewebe bestimmen.

Ein weiterer Unterschied zwischen SPECT und PET ergibt sich hinsichtlich der Streustrahlung. Wegen der geringeren Gammaenergie der bei SPECT eingesetzten Radioisotope ist das Ausmaß der Strahlenstreuung bei SPECT größer. Der Anteil der Streustrahlen an den detektierten Gammastrahlen ist objektabhängig und in der Größenordnung von 50%. Im Vergleich beträgt der Streustrahlenanteil bei Mehrring-PET-Systemen ca. 10% und kann einfacher und genauer als bei der SPECT eliminiert werden.

Möglichkeiten und Grenzen der PET

Die PET bietet also bereits von der physikalischen Seite Vorteile hinsichtlich der absoluten Quantifizierung von Radioaktivitätskonzentrationen. Da PET-Systeme außerdem im Vergleich zur SPECT eine hohe Sensitivität aufweisen und schnelle Aufnahmesequenzen mit Intervallen im Sekundenbereich möglich sind, kann die dynamische Veränderung eines radioaktiven Indikators in dem zu untersuchenden Organ exakter gemessen werden. Wenn die so erhaltenen Meßwerte mit der zeitlichen Veränderung des in der Blutbahn angelieferten Indikators in Beziehung gesetzt werden, können mit Hilfe von geeigneten Modellen physiologische Parameter wie z.B. Umsatzgeschwindigkeiten und kinetische Transportkonstanten bestimmt werden.

Weiterhin kommt die Natur der PET dadurch zu Hilfe, daß eine Reihe von physiologisch vorkommenden Elementen wie z.B. Kohlenstoff, Sauerstoff, Stickstoff und Fluor kurzlebige positronenstrahlende Isotope besitzen. Die Positronenstrahler ^{11}C, ^{15}O, ^{13}N und ^{18}F ermöglichen die radioaktive Markierung zahlreicher physiologischer Substrate und Pharmaka, ohne die biologische Akzeptanz zu beeinträchtigen. Die PET bietet somit ein nahezu unbegrenztes Potential, die Physiologie und Biochemie in gesundem und pathologisch verändertem Gewebe in vivo zu untersuchen.

Es würde den Rahmen dieses Kapitels sprengen, die Vielzahl der bereits mit Positronenstrahlern markierten Substanzen und deren wissenschaftlichen Anwendungen wiederzugeben. Als wichtigste Entwicklungen seien erwähnt die Erfassung des regionalen zerebralen Blutflusses und Sauerstoffmetabolismus [24–26], des Glukosemetabolismus [21, 22, 27], des Glukosetransports [28], der Aminosäureaufnahme [29–31], der Dichte verschiedener Rezeptoren [32–36] sowie des Anreicherungsverhaltens von Chemotherapeutika [37, 38].

Trotz seiner Vorteile ist die PET bis heute weltweit nur an ca. 150 Stellen – überwiegend in Universitäten und Forschungszentren – verfügbar. Dies beruht im wesentlichen auf dem enormen Kostenaufwand des PET-Verfahrens, da neben den Gerätekosten von mehreren Millionen DM noch weitere Kostenfaktoren zu berücksichtigen sind. Wegen der Kurzlebigkeit der verwendeten Positronenstrahler müssen die PET-Radiopharmaka in der Regel am Ort der Anwendung mit Hilfe eines Zyklotrons und eines radiochemischen Labors hergestellt werden. Dies erfordert neben einem Zyklotron ein radiochemisches Labor mit der entsprechenden Personalausstattung. Die Investitionskosten für ein PET-System einschließlich Zyklotron und Chemie summieren sich auf 10–15 Mio. DM. Daher ist angesichts der derzeitigen Kostensituation im Gesundheitswesen in absehbarer Zukunft nicht mit einer schnellen Verbreitung der PET-Zentren zu rechnen, obwohl die vorhandenen Zentren für eine Reihe von Anwendungsmöglichkeiten nicht ausreichend sind.

Möglichkeiten und Grenzen der SPECT

Von den im Körper physiologischerweise vorkommenden Elementen gibt es praktisch keine Isotope mit einer für die Gammakamera und die SPECT geeigneten Gammastrahlung. Eine Ausnahme stellen hier lediglich die Jodisotope dar, die erstens im Schilddrüsenstoffwechsel eine wichtige Rolle spielen und zweitens in vielen stoffwechselaktiven Substanzen eine Methylgruppe substituieren können. Somit ist man bei der SPECT oft darauf angewiesen, die gewünschten Substrate mit Isotopen unphysiologischer Elemente zu markieren, die eine geeignete Gammaenergie und eine für die Strahlenbelastung des Patienten akzeptable physikalische Halbwertszeit aufweisen. Die heute gebräuchlichen Gammastrahler sind ^{99m}Tc, ^{123}J, ^{111}In und ^{201}Tl.

Eine der wichtigsten Entwicklungen für die heutige Nuklearmedizin war die Einführung des ^{99m}Tc-Generators durch Harper im Jahr 1964 [39]. Diese Generatoren sind heute in allen Abteilungen zu finden. Somit ist ein kurzlebiges

Nuklid mit einer einzelnen Gammaenergie von 140 keV ständig zu niedrigen Kosten verfügbar, was zu einer Optimierung der Gammakameras auf dieses Isotop geführt hat. Obwohl es sich bei ^{99m}Tc um ein künstliches Nuklid mit ungünstigen Komplexbindungseigenschaften handelt, ist es im Laufe der letzten 3 Jahrzehnte gelungen, eine Fülle von Radiopharmaka zu entwickeln, die für die szintigraphische Beobachtung spezifischer Organfunktionen eingesetzt werden können. Mit der Einführung der SPECT wurde es möglich, diese Organfunktionen dreidimensional darzustellen.

Die Zahl der SPECT-Anwender ist somit sehr groß, und die Detektorsysteme mit einem Preis von maximal 1 Mio DM können allein durch die Anwendungen in der Routinediagnostik finanziert werden. Durch die technische Weiterentwicklung der SPECT konnten die physikalischen Nachteile gegenüber PET zum Teil reduziert werden. Für die SPECT wurden verschiedene Verfahren der Schwächungskorrektur und Streustrahlenkorrektur entwickelt und werden weiter intensiv erforscht. Die Fehler bei der Quantifizierung der Radioaktivitätskonzentration im Gewebe können oft so weit reduziert werden, daß PET-analoge Messungen physiologischer Parameter möglich werden.

Die Übertragung vieler interessanter Untersuchungen aus der PET in die SPECT wie z.B. Untersuchungen mit Glukoseanaloga und markierten Chemotherapeutika scheitert allerdings bis heute daran, daß nach Markierung der gewünschten Stoffwechselsubstrate mit den in der Routine verfügbaren Gammastrahlern wie ^{99m}Tc, ^{123}J und ^{111}In das biochemische Verhalten des Substrats verändert wird. So ist es z.B. bis heute nicht möglich, ein mit einem Gammastrahler markiertes Glukoseanalogon herzustellen, das vom Stoffwechsel akzeptiert wird. Die Erfolge der PET haben jedoch dazu geführt, daß in den letzten Jahren die Forschung nach für die SPECT geeigneten Radiopharmaka, mit denen die PET-Ergebnisse nachvollzogen werden können, intensiviert wurde.

So stehen heute als Indikatoren für den regionalen zerebralen Blutfluß z.B. ^{123}I-Amphetamin [40], ^{99m}Tc-HMPAO [41] (Abb. 5.3) und ^{99m}Tc-ECD [42] zur Verfügung, für die Darstellung der zerebralen Dopaminrezeptoren z.B. ^{123}I-IBZM [43], für die Benzodiazepinrezeptoren ^{123}I-Flumazenil [44], für Östrogen-rezeptoren ^{123}I-Östradiol [45], für Somatostatinrezeptoren ^{123}I-Octreotide [46] und als Aminosäureanalogon ^{123}I-α-Methyltyrosin [47] (Tabelle 5.1). Die biologische Akzeptanz dieser Radiopharmaka konnte zum Teil durch direkte Vergleichsstudien mit der PET nachgewiesen werden. [48–50] (Abb. 5.4).

Obwohl noch eine ganze Reihe von Problemen speziell bei der Schwächungskorrektur und Streuungskorrektur gelöst werden müssen, um eine mit PET vergleichbare Genauigkeit der Quantifizierung zu erreichen, bietet die SPECT neben den Kostenvorteilen jedoch auch einige Möglichkeiten, die mit PET nicht realisierbar sind. So ist es mit der SPECT möglich, mehrere Isotope mit unterschiedlichen Gammaenergien gleichzeitig anzuwenden und somit die Kinetik mehrerer Substrate parallel zu beobachten. Außerdem kann aufgrund der längeren Halbwertszeit der verwendeten Gammastrahler (z.B. 13 h für ^{123}J) die Kinetik von langsam bindenden Rezeptorliganden wie z.B. des Acetylcholinrezeptorliganden ^{123}J-Jododexetemid besser beobachtet werden [52]. Es

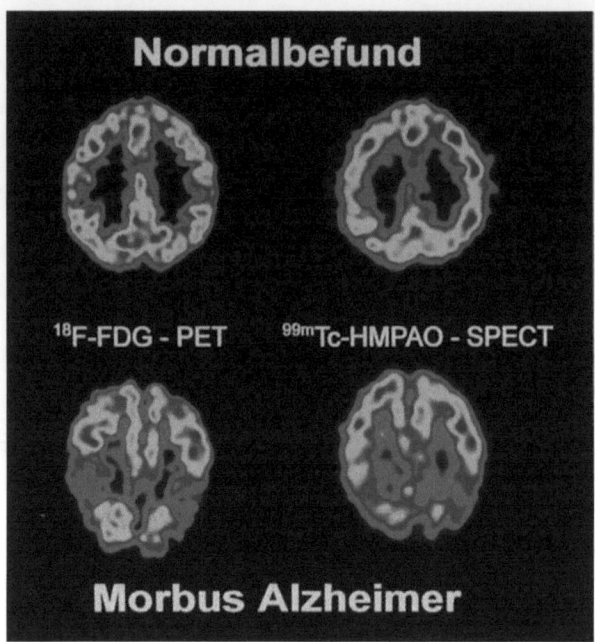

Abb. 5.3. Vergleich des zerebralen Glukoseverbrauchs (*links*), gemessen mit PET und ^{18}F-Fluordeoxy-glukose, und des zerebralen Blutflusses (*rechts*), gemessen mit SPECT und ^{99m}Tc-HMPAO. Da zerebraler Glukoseverbrauch und Blutfluß in der Regel gekoppelt sind, läßt sich mit beiden Verfahren die zerebrale Funktion darstellen (*oben*: Normalbefund, *unten*: Morbus Alzheimer)

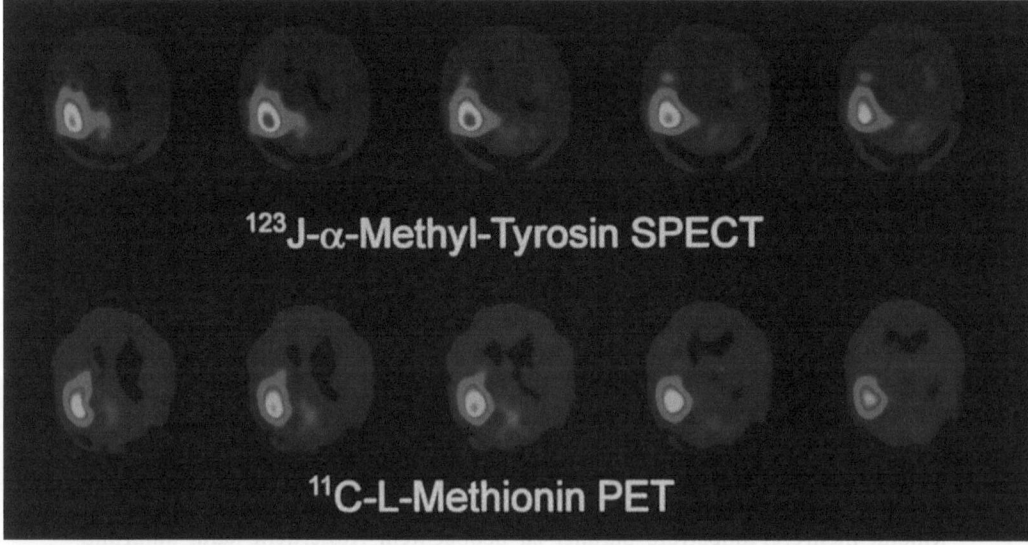

Abb. 5.4. Vergleich der Aminosäureaufnahme in einem Glioblastom, gemessen mit SPECT und ^{123}I-α-Methyltyrosin (*oben*) sowie mit PET und ^{11}C-L-Methionin (*unten*). Beide Verfahren zeigen eine identische Ausdehnung des Tumors

Tabelle 5.1. Vergleich von PET- und SPECT-Radiopharmaka, welche Tomogramme desselben Stoffwechselparameters ermöglichen. Für den am häufigsten eingesetzten PET-Indikator ^{18}F-FDG gibt es keinen entsprechenden SPECT-Vertreter, da das kleine Glukosemolekül nach der Markierung mit ^{123}I nicht mehr als Glukoseanalogon akzeptiert wird

Stoffwechselparameter	PET	SPECT
Hirndurchblutung	H_2^{15}O	^{99m}Tc-HMPAO, ^{99m}Tc-ECD
Myokarddurchblutung	H_2^{15}O, ^{13}NH$_3$	^{210}Tl, ^{99m}Tc-MIBI
Dopamin-Reuptake	^{11}C-CIT	^{123}I-CIT
Dopamin-1-Rezeptor	^{11}C-SCH-23390	^{123}I-R-TISCH
Dopamin-2-Rezeptor	^{11}C-NMSP, ^{18}F-FESP, ^{11}C-Racloprid	^{123}I-IBZM, ^{123}I-Epideprid
Muscaringer Acetylcholinrezeptor	^{11}C-Scopolamin ^{11}C-Dexetimid	^{123}I-IQNB ^{123}I-Dexetimid
Benzodiazepinrezeptor	^{11}C-Flumazenil	^{123}I-Iomazenil
Hirnglukoseverbrauch	^{18}F-FDG	?

zeichnet sich somit ab, daß sowohl die PET als auch die SPECT in der Erforschung der molekularen Vorgänge im menschlichen Körper und ihrer krankhaften Störungen zukünftig wichtige einander ergänzende Rollen spielen.

In der klinischen Routine der Hirndiagnostik wird die SPECT weiterhin die Schlüsselrolle einnehmen, obwohl sie nur bedingt in der Lage ist, ein ähnlich breites Spektrum wie die PET abzudecken.

Literatur

1. Kuhl DE, Edwards RQ (1963) Image separation radioisotope scanning. Radiology 80:653–662
2. Hounsfield GN (1973) Computerized transverse axial scanning (tomography) Part I: Description of system. Br J Radiol 46:1016
3. Kuhl DE, Edwards RQ (1964) Cylindrical and section isotope scanning of the liver and the brain. Radiology 83:926
4. Kuhl DE, Edwards RQ (1970) The mark III scanner: a compact device for multiple-view and section scanning of the brain. Radiology 96:563–570
5. Kuhl DE (1976) The Mark IV system for radionuclide computed tomography of the brain. Radiology 121:405–413
6. Cormack AM (1963) Representation of a function by its line integrals, with some radiological applications. J Appl Physiol 34:2722–2727
7. Keyes JW, Kay DB, Lees DEB, Simon W, Walters TE (1974) Applied comparison of methods for radionuclide transverse section tomography. In: Proc 1st World Congress Nuclear Medicine: 1281–3. World Federation of Nuclear Medicine and Biology, Tokyo, Japan
8. Budinger TF, Derenzo SE, Gullberg GT (1977) Emission computer assisted tomography with single-photon and positron annihilation photon emitters. J Comput Assist Tomogr 1:131–145
9. Rankowitz S, Robertson JS, Higinbotham WA, Niell AM (1962) Positron scanner for locating brain tumors. IRE Int Conv Rec 9:49–56

10. Robertson JS, Neil AM (1962) Use of a digital computer in the development of a positron scanning procedure. In: Proc 4th IBM Medical Symposium, pp 77–103
11. Anger HO (1973) Multiple plane tomographic scanner. In: Freedman GS (ed) Tomographic imaging in nuclear medicine. Society of Nuclear Medicine, New York, pp 2–18
12. Muehllehner G, Wetzel RA (1971) Section imaging by computer calculation. J Nucl Med 12:79–87
13. Todd-Pokropek AE (1972) The formation and display of section scans. In: Proceedings of the Symposium of the American Congress of Radiology, 1971. Excerpta Medica, Amsterdam, pp 545–556
14. Bowley AR, Taylor CG, Causer DA et al. (1973) A radioisotope scanner for rectilinear, arc, tranverse section and longitudinal section scanning (ASS-The Aberdeen Section Scanner). Br J Radiol 46:262–271
15. Tanaka E (1973) Multi-crystal section imaging device and its data processing. In: Proceedings of the 13th Congress of Radiology, Madrid. Excerpta Medica, Amsterdam, pp 81–85
16. Burham CA, Brownell GL (1972) A multi-crystal positron camera. IEEE Trans Nucl Sci NS-19:201–205
17. Ter-Pogossian MM, Phelps ME, Hoffman EJ, Mullani NA (1975) A Positron-Emission Transaxial Tomograph for nuclear medicine imaging (PETT). Radiology 114:89–98
18. Phelps ME, Hoffman EJ, Mullani NA, Ter-Pogossian MM (1975) Application of annihilation coincidence detection to transaxial reconstruction tomography. J Nucl Med 16:210–233
19. Hoffmann EJ, Phelps ME, Mullani NA et al. (1976) Design and performance characteristics of a whole-body positron transaxial tomograph. J Nucl Med 17:493–502
20. Ido T, Wan CN, Fowler JS et al. (1977) Fluorination with F_2. A convenient synthesis of 2-deoxy-2-fluoro-D-glucose. J Org Chem 42:2341–2342
21. Reivich M, Kuhl DE, Wolf A et al. (1979) The [^{18}F]fluorodeoxyglucose method for the measurement of local cerebral glucose utilization in man. Circ Res 44:127–137
22. Phelps ME, Huang SC, Hoffman EJ, Selin C, Sokoloff L, Kuhl DE (1979) Tomographic measurement of local cerebral glucose metabolic rate in humans with (F-18)2-deoxy-D-glucose: Validation of method. Ann Neurol 6:371–388
23. Radon J (1917) Über die Bestimmung von Funktionen durch ihre Integralwerte längs gewisser Mannigfaltigkeiten. Sächsische Gesellschaft Wissenschaft Leipzig Math Phys 69:262–277
24. Jones T, Chesler DA, Ter-Pogossian MM (1976) The continuous inhalation of ^{15}O for assessing regional oxygen extraction in the brain of man. Br J Radiol 49:339–343
25. Frackowiak RSJ, Lenzi G-L, Jones T, Heather D (1980) Quantitative measurement of regional cerebral blood flow and oxygen metabolism in man using ^{15}O and positron emission tomography: theory, procedure, and normal values. J Comput Assist Tomogr 4:727–736
26. Huang S-C, Carson RE, Phelps ME (1982) Measurement of local blood flow and distribution volume with short-lived isotopes: a general input technique. J Cereb Blood Flow Metabol 2:99–108
27. Huang S-C, Phelps ME, Hoffman EJ, Sideris K, Selin CE, Kuhl DE (1980) Non invasive determination of local cerebral metabolic rate of glucose in man. Am J Physiol 238:E69–E82
28. Feinendegen LE, Herzog, H, Wieler H, Patton DD, Schmid A (1986) Glucose transport and utilization in the human brain: Model using carbon-11 methyl-glucose and positron emission tomography. J Nucl Med 27:1867–1877
29. Hübner KF, Purvis JT, Mahaley SN Jr et al. (1982) Brain tumour imaging by positron emission computed tomography using ^{11}C-labelled amino acids. J Comput Assist Tomogr 6:544–550
30. Bergström M, Collins VP, Ehrin E et al. (1983) Discrepancies in brain tumor extent as shown by computed tomography and positron tomography using ^{68}Ga-EDTA, [^{11}C]-glucose and ^{11}C-methionine. J Comput Assist Tomogr 7:1062–1066
31. Derlon JM, Bourdet C, Bustany P, Chatel M, Theron J, Darcel F, Syrota AS (1989) [^{11}C]L-methionine uptake in gliomas. Neurosurg 25:720–728
32. Comar D, Mazière M, Gadot JM, Berger G, Sousalline F (1979) Visualization of ^{11}C-flunitracepam displacement in the brain of the life baboon. Nature 280:329–331
33. Firnau G, Chirakol R, Sood F, Garnett ES (1981) Radiofluorination with Xenon difluoride of L-6-(^{18}F) fluoro-DOPA. J Label Compds Radiopharm 18:7

34. Wagner HN Jr, Burns HD, Dannals RS et al. (1983) Imaging dopamine receptors in the human brain by positron tomography. Science 22:1264–1266

35. Huang S-C, Barrio JR, Phelps (1986) Neuroreceptor assay with positron emission tomography: equilibrium versus dynamic approaches. J Cereb Blood Flow Metabol 6:515–521

36. Wong DS, Gjedde H, Wagner HN Jr (1986) Quantification of neuroreceptors in the living human brain. I. Reversible binding of ligands. J Cereb Blood Flow Metabol 6:137–146

37. Tyler JL, Yamamoto YL, Diksic M, Théron J, Villemure JG, Worthington C, Evans AC, Feindel W (1986) Pharmacokinetics of superselective intraarterial and intravenous [^{11}C]BCNU evaluated by PET. J Nucl Med 27:775–780

38. Ginos JZ, Dhawan V, Cooper AJL, Strother SC, Halcock N, Rottenberg DA (1987) Intra-arterial versus intravenous cisplatin for treatment of malignant brain tumours: Assessment of the pharmacologic advantage of intra-arterial chemotherapy using ^{13}N-Cisplatin/PET. J Cereb Blood Flow Metabol 6[Suppl 1]:464

39. Harper PV, Beck R, Charleston D, Lathrop KA (1964) Optimization of a scanning method using ^{99m}Tc. Nucleonics 22:50–54

40. Winchell HS, Baldwin RM, Lin TH (1980) Development of I-123 labeled amines for brain studies: Localization of ^{123}I iodophenylalcylamines in rat brain. J Nucl Med 21:940–946

41. Novotnik DP, Canning LE, Cumming SA et al. (1985) Development of a ^{99m}Tc-labelled radiopharmaceutical for cerebral blood flow imaging. Nucl Med Commun 6:499–506

42. Walovitch RC, Hill TC, Garrity ST (1989) Characterization of Technetium-99m-L-ECD for brain perfusion imaging. Part I: Pharmacology of Technetium-99m-ECD in non human primates. J Nucl Med 30:1892–1901

43. Kung HF, Alavi A, Kung MP et al. (1989) I-123-IBZM: A new CNS D2 receptor agent: Biodistribution and dosimetry in humans. J Nucl Med 30:834 (Abstract)

44. Höll K, Deisenhammer E, Dauth J, Carmann H, Schubiger PA (1989) Imaging benzodiazepine receptors in the human brain by Single Photon Emission Computed Tomography (SPECT). Nucl Med Biol 16(8):757–763

45. Zielinski JE, Larner JM, Hoffer PB, Hochberg RB (1989) The synthesis of 11ß-metoxy-[16α-^{123}I]iodoestradiol and its interaction with the estrogen receptor in vivo and in vitro. J Nucl Med 30:209–215

46. Lamberts SWJ, Bakker WH, Reubi J-C, Krenning EP (1990) Somatostatin-receptor imaging in the localization of endocrine tumours. N Engl J Med 323:1246–1249

47. Tisljar U, Kloster G, Ritzl F, Stöcklin G (1979) Accumulation of radioiodinated L-α-methyltyrosine in pancreas of mice: concise communication. J Nucl Med 20:973–976

48. Langen K-J, Herzog H, Kuwert T et al. (1988) Tomographic Studies of rCBF with [^{99m}Tc]-HM-PAO SPECT in patients with brain tumors: Comparison with C^{15}O$_2$ continous inhalation technique and PET. J Cereb Blood Flow Metab 8:S90–S94

49. Langen K-J, Coenen HH, Roosen N et al. (1990) SPECT studies of brain tumors L-3-[^{123}I]Iodo-α-methyl tyrosine (^{123}IMT): first clinical results and comparison with PET and ^{124}IMT. J Nucl Med 31:281–286

50. Langen K-J, Roosen N, Coenen HH et al. (1991) Brain and brain tumor uptake L-3-[^{123}I]Iodo-α-methyl tyrosine (^{123}IMT): competition with natural amino acids. J Nucl Med 32:1225–1228

51. Langen K-J, Ziemons K, Kiwit JCW (1994) Comparison of I-123-α-methyltyrosine SPECT and C-11-L-methionine PET in patients with brain tumors. J Nucl Med 35:8P

52. Müller-Gärtner H-W, Wilson AA, Dannals RF, Wagner HN Jr, Frost JJ (1992) Imaging muscarinic cholinergic receptors in human brain in vivo with SPECT [^{123}I]4-iododexetimide and [^{123}I]4-iodolevetimide. J Cereb Blood Flow Metab 12:562–570

Sachverzeichnis

Springer-Verlag und Umwelt

Als internationaler wissenschaftlicher Verlag sind wir uns unserer besonderen Verpflichtung der Umwelt gegenüber bewußt und beziehen umweltorientierte Grundsätze in Unternehmensentscheidungen mit ein.

Von unseren Geschäftspartnern (Druckereien, Papierfabriken, Verpackungsherstellern usw.) verlangen wir, daß sie sowohl beim Herstellungsprozeß selbst als auch beim Einsatz der zur Verwendung kommenden Materialien ökologische Gesichtspunkte berücksichtigen.

Das für dieses Buch verwendete Papier ist aus chlorfrei bzw. chlorarm hergestelltem Zellstoff gefertigt und im pH-Wert neutral.

MIX
Papier aus verantwortungsvollen Quellen
Paper from responsible sources
FSC® C105338

If you have any concerns about our products,
you can contact us on
ProductSafety@springernature.com

In case Publisher is established outside the EU,
the EU authorized representative is:
Springer Nature Customer Service Center GmbH
Europaplatz 3, 69115 Heidelberg, Germany

Printed by Libri Plureos GmbH
in Hamburg, Germany